高温热浪对心脑血管疾病的影响及其机制研究

张书余 著

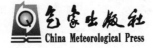
气象出版社
China Meteorological Press

内 容 简 介

本书系统介绍了高温热浪对心脑血管疾病的影响及其机制研究的成果，第 1 章系统阐述了高温热浪对人体健康影响的研究进展；第 2 章分析近 30 a 中国夏季人体舒适度指数的变化特征；第 3 章用统计学的方法研究了高温热浪对人群心血管疾病的影响；第 4～8 章系统介绍了模拟高温热浪及热浪期间强降温对高血压、冠心病及健康大（小）鼠心脑血管疾病的影响研究；第 9 章总结了项目研究成果，论述了高温热浪对心血管疾病的影响机理。本书可供从事人类生物气象研究的科技工作者及高等院校相关专业师生学习参考。

图书在版编目(CIP)数据

高温热浪对心脑血管疾病的影响及其机制研究 / 张书余著.
—北京：气象出版社，2015.7
ISBN 978-7-5029-6164-0

Ⅰ. ①高… Ⅱ. ①张… Ⅲ. ①高温－气象灾害－影响－心脏血管疾病－研究 Ⅳ. ①R54

中国版本图书馆 CIP 数据核字(2015)第 161652 号

Gaowen Relang Dui Xinnao Xueguan Jibing de Yingxiang Jiqi Jizhi Yanjiu
高温热浪对心脑血管疾病的影响及其机制研究
张书余 著

出版发行：气象出版社
地　　址：北京市海淀区中关村南大街 46 号　　　　邮政编码：100081
总 编 室：010-68407112　　　　　　　　　　　　发 行 部：010-68409198
网　　址：http://www.qxcbs.com　　　　　　　　E-mail：qxcbs@cma.gov.cn
责任编辑：张锐锐　孔思瑶　　　　　　　　　　　终　　审：阳世勇
封面设计：易普锐创意　　　　　　　　　　　　　责任技编：赵相宁
印　　刷：北京中新伟业印刷限公司
开　　本：787 mm×1092 mm　1/16　　　　　　　印　　张：16.5
字　　数：410 千字
版　　次：2015 年 7 月第 1 版　　　　　　　　　印　　次：2015 年 7 月第 1 次印刷
定　　价：68.00 元

序

随着气候变暖，中国夏季高温天气频繁出现。2002 年，中国黄淮、华北、西北东部等地出现了 10 d 左右日最高气温≥35℃的高温天气，部分地区气温达 39～43℃。2010 年入夏以来石家庄共出现 5 次热浪天气，其中 7 月 6 日的最高温度达到 41.8℃，是自 1955 年有气象数据记录以来的最高值。2013 年夏季，中国南方特别是长江流域出现了持续高温天气，历时 50 余天，其持续时间之长、范围之广、强度之强，十分罕见。高温热浪的频繁出现不仅对中国国民经济造成巨大的损失，同时也对中国国民健康构成巨大的危害，其对人体健康的影响已经成为一个严重的公共卫生问题，每次热浪的发生都会引起许多人因热暴露而入院或死亡。在众多由热浪引发的健康事件中，心脑血管疾病（包括高血压、脑卒中、冠心病、风湿性心脏病、心肌病以及肺心病等）的发生和死亡占有很大的比例。通过研究发现在热浪引起的死亡中，26％是由心脑血管疾病引起，中国老年人群在气温 32℃发生脑梗的危险性比在 27～29℃时高 66％，并且每升高 1℃危险性将增加 3.0％，热浪对心脑血管疾病死亡有显著影响。目前中国约有 2.3 亿人患冠心病、脑卒中、心力衰竭和高血压等心血管病，每年死于心脑血管疾病者近 300 万人，城乡居民的心血管病发病和死亡率较之以往呈增长趋势。并且，老龄化程度在中国不断增高，老龄人口不断增长。由此可见，日益频发的热浪将会给中国日益增加的心脑血管疾病人群和易感人群造成严重的危害。如何减少热浪对中国人群带来的危害，最有效的方法莫过于能对其做出积极有效的预防。

本书系统讨论了心血管疾病与高温热浪的关系，揭示了高温热浪及高温热浪期间突然强降温对心血管系统的影响及其机理；无论是高温热浪还是高温热浪期间突然强降温，它们通过不同的机理，最终产生了同样的结果，导致高血压、冠心病、缺血性心脏病、心肌梗死等心血管疾病的发生及加重，而且高温热浪期间强降温对心血管疾病的影响比仅仅持续的高温热浪的单一天气过程影响的更明显。本书回答了为什么有降温的热浪过程导致心血管疾病死亡人数比持续高温的热浪过程导致心血管疾病死亡人数多的原因。本书的出版极大丰富了人类生物气象学的内涵，为气象部门发布医疗气象预报提供了理论支撑，提醒老年人及心血管病人应根据高温天气预报采取足够的防暑措施及减少接触热暴露的机会。为各医疗机构根据高温天气预报采取相应的服务措施提供了科学依据，最大程度的减少由于高温热浪影响造成的心血管疾病的发生和病情发展。

李泽椿

2015 年 3 月 5 日

前　言

　　据世界卫生组织及中国国家卫生和计划生育委员会的相关报告，全球每年每三个死亡人中就有一人死于心脑血管疾病，中国每年死于该病的人数约为三百万。人类健康往往受到如经济、文化、环境等诸多因素的综合影响。天气条件是自然环境中变化最多、最快、最显著的因子，它们在为人类提供必要生存条件的同时，其变化又常常引起多种疾病的发生。有研究表明，心脑血管疾病的突发以及心脑血管病人的死亡与环境温度的剧烈变化密切相关。高温热浪及冷空气天气的持续都会导致患病率和死亡率的明显上升。南京是中国华东地区第二大城市，人口密度高，地处中纬度海陆过渡带和气候过渡带，气象灾害频发，极端天气容易造成大规模的危害。夏季，在西太平洋副热带高压的控制下，高温天气容易出现，当其连续发生时，则会形成热浪。在全球变暖的气候背景下，热浪出现的频次可能更高，危害当地居民健康。流行病学研究和统计学研究都已证实，高温热浪发生时，冠心病发病率明显增加，每次热浪期间都会有大量人群因热暴露而入院或者死亡。研究1979—1987年间极端天气与死亡的关系，发现在热浪引起的死亡中，26％是由心血管疾病引起。还发现高温天气期间，心脑血管疾病就诊人数占总就诊人数的35.1％，其中冠心病就诊率达10.8％。本书以新医学目标"预防疾病、减轻疾病痛苦"为宗旨，综合利用人类生物气象学、人群流行病学及毒理学实验等手段，分析了南京心脑血管疾病发病和死亡率与高温热浪天气的关系；针对特定人群采用心脑血管敏感指标研究高温热浪天气对心脑血管疾病的损害作用；在人工模拟气象条件下观察和分析高温热浪天气对大（小）鼠血管内皮素、一氧化氮、总超氧化物歧化酶、细胞间黏附因子、热应激蛋白60、肿瘤坏死因子、缺氧诱导因子-1等指标的影响机理。通过人群和动物实验论述了高温热浪天气对心脑血管疾病的影响及其作用机制，为深入开展心脑血管疾病气象预警及疾病预防奠定基础，探索中国人类生物气象科学发展的新途径。

　　本书是国家自然基金项目"高温热浪对心脑血管疾病的影响及其机制研究"的主要研究成果。感谢兰州中心气象台和中国气象局兰州干旱气象研究所提供的研究平台支持。罗斌、朱卫浩、田颖、张夏琨、王春玲、刘昊辰、周妍妍、况正中参加了动物科学实验及结果分析工作；王宝鉴自始至终负责项目的管理，为项目顺利实施提供了保障。景元书、于庚康及南京市疾控中心等提供了气象资料和人群病例资料。感谢他们对此科研成果做出的贡献。

张书余[*]

2015 年 1 月 28 日

＊　张书余，河北省气象局总工程师。

目 录

第 1 章

高温热浪对人体健康影响的研究进展

　　热浪是具有一定持续性的高温天气(日最高温度超过一定界限的天气过程),可造成多种疾病发病率和死亡率增加。热浪并没有统一而明确的定义,各国家和地区按自身情况依据夜间最低气温或日最高气温的持续时段和/或强度定义热浪,或根据热浪持续指数等对其定义及研究[1]。世界气象组织建议最高气温高于 32℃,持续 3 d 以上的天气过程为热浪。荷兰皇家气象研究所定义热浪为最高温度高于 25℃并持续 5 d 以上,其间至少 3 d 高于 30℃的天气。中国一般把日最高气温达到或超过 35℃称为高温天气,连续 3 d 以上的高温天气过程称为高温热浪,国内相关研究也大多以此标准定义热浪。同时,中国气象局建议各省(自治区、直辖市)气象局也可根据各自气候确定界限温度,如甘肃省气象局规定,河西地区和河东地区高温天气的界限温度分别为 34℃和 32℃。孙立勇等[2]通过研究安徽地区热浪对居民死亡率影响,建议将热浪警戒温度限值定为日平均气温 32℃,最高气温 36℃。

　　大量研究表明,高温热浪能够造成严重的健康事件,甚至死亡。早在 1743 年,北京热浪造成近 11000 人死亡。20 世纪 90 年代以来,夏季高温酷热天气频发。印度继 1998 年 2500余人在热浪中丧生后,2002 年又造成 1200 人死亡;2003 年,欧洲热浪造成人群超额死亡数达到 20000 人,法国甚至引发政治冲突;2004—2006 年,广州、中国西南地区、南非及欧美又分别遭受热浪袭击,造成大量人员死亡[3~5]。一般初夏发生的热浪及热浪前几日更易造成死亡率增加,中高纬度地区更明显,这可能与人体对热浪的适应性有关[3,6~9]。持续时间长、强度大的热浪危害也越大,危害程度不仅与个体心理身体素质有关,也与环境条件相联系:一般经济条件差、居住条件差、独居的人风险大,且城市热岛会加重热浪的影响,使城市及人口稠密地区更易受影响,夜间尤其明显[10~12]。神经紊乱、体弱、认知能力受损的人,精神病人及患有慢性疾病的人群风险大,另外,黑人比白人更易受影响。服用利尿剂、一些神经类药物、麻醉毒品等药物,酒醉及进行大量体力劳动也会增大风险[13,14]。对此,相关机构表示[13],随着全球气候变暖的发展,热浪发生频率将继续增加,且发生程度更严重、持续时间更长、范围更广,与其相关的死亡率相应增加。另外,随着城市化和人口老龄化,各国对热浪与人体健康关系的研究越来越重视,本书对这些研究进行综述,为推进热浪对人体健康影响的研究提供科学基础。

1.1　热浪对相关疾病发病率的影响

　　热浪对相关疾病发病率影响的研究比热相关死亡率少很多,且因资料等方面的限制和多种混杂因素的存在,结果不如后者精确[15,16]。研究发现,热浪期间急救车出车量、医院就诊量、入院人数都会增加,主要针对中暑、热中风、传染病、慢性病(如心脑血管疾病、呼吸道疾病)等疾病,少数人还可能出现严重昏迷、器官衰竭,但增幅不如死亡率明显[17,18]。行动受限的人(孕妇,瘫痪等)、老年人和慢性疾病患者的风险更大[9,19]。同时,高温导致大气污染物和过敏物含量增加,对人体有显著影响[20]。

1.1.1 发热和中暑

热浪期间,环境温湿变化超出人体热平衡可调节适应范围,使体温升高,导致生理功能紊乱,造成气促、发热、热痉挛,甚至中暑死亡[21,22]。王长来等[23]在南京发现连续高温高湿天气可引发大量人群中暑,Semenza等[24]指出,1995年芝加哥热浪主要引发的疾病为脱水、中暑、热衰竭。另外,热浪期间的医院死者中大都伴有发热、中暑现象[25,26]。因发热、中暑为多器官多系统疾病,能进一步对人体其他系统造成影响,可造成大量死亡,故应注意及时采取有效的防治。

1.1.2 心脑血管疾病

统计表明,高温期间,心脑血管疾病发病率仍在增加。高温刺激神经调节循环系统,使人体大量出汗,血液黏稠度和胆固醇水平增高,血管扩张、血液循环加速,心跳过速,血压变化,内脏供血不足[21,27]。同时,环境低气压使得人体氧分压低,血氧含量不足,引起心脏、大脑反射性痉挛,诱发心肌梗死、冠心病、缺血性脑卒中等急性心脑血管疾病,环境湿度大时,发病更明显[28,29]。另外,热浪期间人体心肌蛋白增加,过多时可迫害心脏[30]。热浪引起的大气颗粒物浓度增加也可引发急性心肌梗死等疾病[31]。

心脑血管疾病是研究热浪对人体发病率影响中最重要的疾病之一,相关研究全面,众多统计分析研究已取得初步结果。20世纪60、70年代,美、英热浪期间心脑血管疾病发病率、死亡率增加,相似结果在20世纪90年代费城和芝加哥等地热浪期间得到证实[24,32]。部分学者通过实验小鼠和志愿者的研究证明,高温利于冠心病和脑血管疾病发生,对心血管疾病比脑血管疾病影响更严重[29]。有研究指出,心脑血管疾病的发病风险还与年龄有关,老人更易受影响。Mastrangelo[33]等认为,这可能是因为老人身体水分更少、血管扩张能力差[29];而Loughnan等[34]研究发现对于某些心脏类疾病,65岁以下人群发病率也明显增加。在已有结果基础上,近来学者们开始关注相关机理研究,这也对今后其他类疾病的研究方法有所启示。

1.1.3 呼吸道疾病

热浪可刺激人体呼吸系统,增加呼吸道疾病的发病与死亡。Huang等[35]指出,热浪使肺气肿、急性呼吸道感染等呼吸系统疾病发病死亡数增加。也有研究表明,呼吸道疾病对高温致死最敏感[36]。同时,热浪发生时,花粉、孢子、霉菌等更活跃,易引发过敏性呼吸道疾病;臭氧增多,易引发呼吸道疾病,尤其是慢性阻塞性气管病和哮喘;空气污染加重,可吸入颗粒物、二氧化硫、二氧化氮等会增强支气管敏感度,影响肺功能,损害呼吸系统,增大对人体慢性呼吸道疾病影响,这在实验性研究和流行病学研究中都得到了证实[37]。另外,Robine[38]、Mastrangelo[33]等分别发现,64 岁以上和 74 岁以上的老人更易受影响。所以,热浪期间,心肺功能不好的人群、老人和过敏人群应更加注意防治,并保持良好的生活习惯。

1.1.4　神经系统疾病和精神病

干热天气下,太阳辐射中红外线可穿透颅骨,导致脑组织温度骤然升高,大脑皮层调节中枢的兴奋性增加,中枢神经系统运动功能受抑制,脑神经功能受损,使得反应功能迟钝、头昏、失眠、烦躁[21,39]。另外,高温中暑可以引起帕金森和小脑共济失调综合征,对所有脑区有不同程度的损伤,易于神经系统紊乱和癫痫等发病,老年人风险更大[24,40]。

高温热浪对精神疾病影响研究相对较少,意见不一,但大多研究认为热浪促发精神类疾病。Baek 等[41]研究得出,怀孕期间第 2 至 6 个月和 8 至 9 个月时发生热浪会分别增大新生男婴和女婴患精神分裂的可能性。Naughton 等[42]指出,热浪期间精神病发病增加,且年轻人更多,不过,也有研究则显示,65～74 岁老人更明显。少数学者如 Nitschke[17]等则并未发现热浪对精神类疾病发病率产生明显影响。近十年来,环境危险因素与人群精神类疾病发病率和死亡率的相关研究也越来越被重视。

1.1.5　消化系统疾病和泌尿系统疾病

热浪期间,人体皮肤血管扩张,同时,在神经系统影响下,腹腔内脏血管收缩,胃液分泌减少,胃蠕动减弱,会引起食欲不振,消化力下降及其他肠胃疾病,且耗营养多,长时间会引起营养缺乏,体重减轻,乏力[21,22]。另外,高温可以直接作用于肝脏,使肝脏同时受到缺氧、缺血、弥漫性血管内凝血、代谢性中毒的影响,出现肝细胞损伤、肝功衰竭[40]。

若不适当补水,会使尿液浓缩,加重肾脏负担,湿度高时,还会抑制出汗,若再进行体力劳动,可导致肾脏等脏器衰竭[22,28]。美国一项研究证实,高温会诱发肾结石[43]。Josseran[44],Nitschke 等[8,17]统计分析得出热浪期间,肾绞痛,肾衰竭等发病率上升,老年人更明显,而且,肾脏疾病在热浪中的发病率有上升趋势。对此,随着热浪的多发与研究的深入,此类疾病的热相关性研究应该引起各方学者注意。

1.1.6　皮肤病和传染病

热浪期间,多汗易出现痱子,破坏皮肤保护层,同时,高温度环境利于细菌繁殖、传播,空气污染和臭氧、紫外线的增加也不利于皮肤调节平衡,促进一些皮肤病(化脓性皮肤病、霉菌病、皮炎、皮肤癌等)的传播发生[45]。婴幼儿汗腺发育不全,抵抗力弱,更易受影响。

高温加快媒介昆虫的生长繁殖及细菌疾病的传播,并使昆虫体内病原体的致病力增强而利于某些传染病的流行[4]。有学者指出,最高温度、平均气压和蒸发量与乙脑的传播有关。近年,不断有学者提出,气候变化可能引起疟疾、登革热、腹泻、血吸虫病、黄热病、日本脑炎等传染病频发[5]。热浪出现时,应加强传染性疾病的预防。

不同研究表明,热浪期间,人体肌肉张力、反应能力下降,易疲劳,甚至全身乏力,并且高温会抑制免疫系统,随着高热时间延长,细胞免疫及液体免疫功能会受影响,同时高温加重肾脏负担,使机体对化学物质毒性作用的耐受度、免疫降低,抗病能力下降[21,22,40]。高温热浪间接引起的空气污染还可影响生殖系统,甚至致癌[46]。另有统计显示,全球高温天气增多使两性自杀率都有提高[47]。

1.2　热浪对相关死亡率的影响

自 20 世纪六七十年代以来,一些国家地区开始对热浪与死亡率关系进行研究[32,48]。除少数研究外,大多学者认为热浪期间,人群总死亡率增加,日死亡人数与每日温度呈非线性相关,并存在地域性[5]。此非线性关系一般是"V"或"U"型,也有研究得出是"J"形,当温度高于一定界限之后,死亡率随温度的上升而上升,并在较高温度有一个陡峭的变化[49,50]。Matzarakis[51],孙立勇[2],Páldy[52] 等分别对 1987 年雅典热浪、1987—1989 年间安徽热浪和 1970—2000 年间布达佩斯热浪进行研究,结果表明热浪期间人群总死亡率明显上升,死亡高峰与高温曲线峰值相吻合。也有学者指出,因相关的统计学定义难以确定,热相关死亡率应更高[27]。

热浪可诱发多种疾病而导致死亡,对健康的影响也与个体有关,中老年人、体弱及心脑疾病等慢性疾病人群风险更大。Flynn 等分别对不同时期亚洲、大洋洲、欧洲一些城市发生的热浪进行分析,结果显示呼吸系统疾病、心脑血管病是热浪期间主要致死疾病,热诱导败血症、消化系统疾病等疾病的死亡率也与热浪有关[2,8,53~55]。2003 年,Simón 等学者分别在欧洲多国发现,热浪期间,死亡率或超额死亡率上升,且多数为老人[49,56]。而且,发生在夜间或常年气候较冷地区的高温,易引起更高的死亡率,但不同强度的高温主要引发的疾病有所不同[4,49,57],所以在热浪相关研究中,确定合理的界限温度是一个难点问题。

大气污染因素与气象因素的交互作用对人体健康的影响不容忽视。从 20 世纪 90 年代中期开始,国内外流行病学研究学者们用不同模型对污染物与温度的关系进行探讨,证实可吸入颗粒物、臭氧、一氧化碳、二氧化硫、光化学烟雾等污染物常在高温条件下与死亡率有关,可引发心血管疾病、心肺疾病等疾病,微粒物浓度越高,颗粒越细小,热相关死亡率越大,并存在地区差异[27,31,46,55,58~60]。另外,克罗地亚、法国、澳大利亚的相关研究显示,热浪期间臭氧含量和高温度协同使死亡率增加,尤其对老年人和心血管疾病等慢性病患者人群影响更大[4,55,58]。近年来,随着气候和环境问题的突出,将热浪等天气现象与空气污染联合研究逐渐成为一个新的热点。

1.3　热浪对人体健康影响的流行病学特征

1.3.1　年龄特征

人体受热浪影响程度与年龄有关,尽管 Vaneckova 等[55]认为不同人群风险接近。

Nitschke 等[17]发现 15～64 岁的人群受影响更明显,但大多研究表明,老年人和婴幼儿热调节机能较差,对热应力及相关的空气污染更敏感,所以易受影响[19,31,61]。众多学者对近 30 年间美国、中国、日本、欧洲的不同城市热浪研究证实:随年龄增长,热浪相关死亡率增长,64 岁以上人群增加最显著[5,25,36,57,62,63]。Weisskopf[64]等还指出,64 岁以上人群中随年龄增长,受热浪影响程度增长更迅速,且主要引发的疾病也在变化[32]。另有学者分别研究得出 15 岁以下儿童、5 岁及以下儿童、0～1 岁婴儿更易受热浪影响[27,48]。

1.3.2　性别特征

国内外有关热浪对性别影响的观点尚存分歧,不能确定男、女性对热应力敏感性有差异。Yu[65]等认为热应力对女性影响更大,Trigo[66]等研究得出这种性别差别在一定年龄以上的人群中才体现。也有结果显示,在受热浪影响较大人群(65 岁以上)中,男女死亡率均等,但在其余人群中,男性死亡比例几乎是女性的 5 倍[3]。Fouillet 等[26]对 2003 年热浪研究表明,在 0～1 岁及 35～44 岁人群中,仅男性受到明显影响。Conti 等一些学者则表示热浪对男女影响差异不大[35,67,68]。对此,有关热浪对人体影响的性别因素仍需进行系统的研究。

1.3.3　"滞后效应"和"收获效应"

大多数研究证实,热浪期间人群死亡率存在"滞后效应",即温度不仅影响当日的死亡人数,还可能影响其后几天的死亡人数,说明了热浪持续天数的累积作用[5]。许多研究发现热浪对死亡率的影响有 0～1 d 的滞后,还有学者认为滞后可达 1～3 d 或 5 d,且对心脑血管疾病影响更久,老年人尤甚[16,69,70]。

高温热浪及空气污染与流行病学死亡率或发病率的"收获效应"已经过几种方法研究证实,即热浪期间死亡人数的增加可以被随后期间内死亡人数的暂时减少而得到补偿,使一些最易感的人群提前几天死亡,所以又称"死亡位移"[27]。

1.4　研究方法简介

热浪研究方法有多种,截止至 20 世纪末,各国学者对热浪研究方法较为简单,通常是将医学资料与气象资料进行相关分析,建立气象条件与人类疾病的统计学关系[71]。具体采用的方法因所选用资料的类型而异:

(1)指标法。包括仅考虑温度的单因素指标,一般以最低气温、最高气温、平均气温为依据;考虑温湿的双因素指标及综合温度、湿度、风、云量、降水、辐射、空气状况、热连续天数、人体热量平衡等因素的多因素指标。通过指标值分析热浪对人体影响程度,各地需按自身情况选用适宜的指标。

(2)天气分型法。由 Sheridan 等综合考虑多项气象因素而首次提出,即对某地逐日天气进行分类,确定对人类健康有负面影响的高危险天气类型。Kalkstein 等进一步对此法进行开发,首先对天气分类,再把当日天气从资料库中选取天气类型进行相似性比较,从而确定天气类型,进行预报[3]。

(3)多元回归分析法(多种因子建立回归方程)。将逐日天气特点和逐日死亡率资料比较用于分析,常用来研究热浪与超额死亡率的关系。根据不同的研究要求和各地的气候特点,又常采用不同的方法。近年来,许多学者采用的时间序列方法、病例交叉研究等均用此法进行相关分析。

1.5　小结

(1)国内外很多研究表明,热浪对健康影响显著,已有研究主要针对热浪对死亡率及发热、心脑血管疾病、呼吸道疾病的发病率的影响,对其他相关疾病发病率缺少系统的研究。同时,各研究对从热浪的定义到热相关死亡率的统计学定义等方面观点尚不统一。

(2)总体来讲,热浪期间人群总死亡率明显上升,死亡高峰与高温曲线峰值相吻合,主要造成发热中暑、心脑血管疾病、呼吸道疾病发病率增加,同时引起神经系统疾病、精神病、消化系统疾病、泌尿系统疾病、传染病等多种疾病发病增加,影响程度不仅与热浪发生特征及地理位置有关,还受社会因素影响。

(3)热浪对婴儿儿童、老年人和本身患病人群更易造成影响,但性别因素的影响仍需进行系统研究。而且,值得注意的是,年龄和性别因素对于不同的疾病的影响程度可能不同,甚至相反,对此,我们应在研究热浪时详细地针对不同种疾病分别作相关研究才更有说服力和指导意义。

(4)高温热浪加剧空气污染,可对人体健康产生不利影响,尤其易引发心血管疾病和呼吸道疾病。近些年,热浪及其引发的空气污染的协同作用对人体的间接影响也吸引更多学者做深入的研究,但相关研究大多集中于对可吸入颗粒物、臭氧、紫外线的影响,且多统计学研究,今后,应结合流行病学研究和毒理学研究方法探讨其他污染成分在高温条件下对人体的影响。

(5)热浪对人体的影响存在收获效应和短暂的滞后效应,一般可滞后 0～1 d、1～3 d 或5 d 不等,不同地区的滞后天数还有待进一步研究。了解其滞后效应对预防热浪的危害具有实际指导意义。

(6)热浪的相关研究方法过于简单,一般为指标法、天气分型法、多元回归分析法,集中使用气象资料和医疗资料相关分析,并且由于缺少界定标准,资料统计可能存在误差。研究热浪与健康的关系时,应综合考虑热浪发生的多气象要素特征、地理位置及其他社会因素、行为因素,运用气象学与流行病学、病理学结合的方法,利用人群和动物实验进一步进行机理研究。对此,需进一步加强气象学和医学相关人员合作。

参考文献

[1] Unkašević M,Tošić I. An analysis of heat waves in Serbia[J]. Global and Planetary Change，2009，**65**(1－2):17-26.

[2] 孙立勇,任军,徐锁兆.热浪对炎热地区居民死亡率的影响[J].气象,1994,**20**(9):54-57.

[3] 刘建军,郑有飞,吴荣军.热浪灾害对人体健康的影响及其方法研究[J].自然灾害学报,2008,**17**(1):151-156.

[4] 余兰英,刘达伟.高温干旱对人群健康影响的研究进展[J].现代预防医学,2008,**35**(4):756-757.

[5] 李芙蓉,李丽萍.热浪对城市居民健康影响的流行病学研究进展[J].环境与健康杂志,2008,**25**(12):1119-1121.

[6] Kalkstein L S,Sheridan S C,Kalkstein AJ. Heat/Health Warning Systems:Development,Implementation,and Intervention Activities[J]. Biometeorology for adaptation to climate variability and change,2009,**1**(1):33-48.

[7] Muthers S,Matzarakis A,Koch E. Summer climate and mortality in Vienna-a human－biometeorological approach of heat－related mortality during the heat waves in 2003 [J]. Wiener klinische Wochenschrift,2010,**122** (17－18):525-531.

[8] Nitschke M,Tucker G R,Bi P. Morbidity and mortality during heatwaves in metropolitan Adelaide [J]. Medical Journal of Australia,2007,**187**(11－12):662-665.

[9] Nicholls N,Skinner C,Loughnan M,*et al*. A simple heat alert system for Melbourne, Australia [J]. International journal of Biometeorology,2008,**52**(5):375-384.

[10] D'Ippoliti D,Michelozzi P,Marino C,*et al*. The impact of heat waves on mortality in 9 European cities: results from the EuroHEAT project[J]. Environmental Health,2010,**9**:37.

[11] 张书余.医疗气象预报[M].北京:气象出版社,2010:52-53.

[12] Gabriel K M,Endlicher W R. Urban and rural mortality rates during heat waves in Berlin and Brandenburg,Germany[J]. Environmental Pollution,2011,**159**(8－9):2044-2050.

[13] Luber G,McGeehin M. Climate Change and Extreme Heat Events[J]. American Journal of Preventive Medicine,2008,**35**(5):429-435.

[14] Hajat S O'Connor M,Kosatsky T. Health effects of hot weather from awareness of risk factors to effective health protection[J]. The Lancet,2010,**375**(9717):856-863.

[15] Xun W W,Khan A E,Michael E,*et al*. Climate change epidemiology:methodological challenges [J]. International Journal of public health,2010,**55**(2):85-96.

[16] Åström D O,Forsberg B,Rocklöv J. Heat wave impact on morbidity and mortality in the elderly population: a review of recent studies[J]. Maturitas,2011,**69**(2):99-105.

[17] Nitschke M,Tucker G R,Hansen A L,*et al*. Impact of two recent extreme heat episodes on morbidity and mortality in Adelaide, South Australia:a case－series analysis [J]. Environmental Health,2011,**10**:42.

[18] Kovats R S, Hajat S,Wilkinson P. Contrasting patterns of mortality and hospital admissions during hot weather and heat waves in Greater London,UK[J]. Occupational and Environmental Medicine,2004,**61**(11): 893-898.

[19] 袁晓瑛,秦文卓,戚平.浅谈高温热浪及其健康影响[J].中国科技博览,2010(27):99.

[20] 廖妙婵,孙雅坤.论极端气候事件及其影响[J].重庆科技学院学报(社会科学版),2011(3):59-60,66.

[21] 刘云红.高温影响人体健康的生理机理及营养素的补充[J].辽宁师专学报,2006,8(2):66-67.

[22] 徐井芳.暑热高温对人体的危害[J].中国气功,2002(8):11.

[23] 王长来,茅志成,程极壮.气象因素与中暑发生关系的探讨[J].气候与环境研究,1999,4(1):40-43.

[24] Semenza J C,McCullough J E,Flanders W D,et al. Excess hospital admissions during the July 1995 heat wave in Chicago[J]. American Journal of Preventive Medicine,1999,16(4):269-277.

[25] Henschel A,Burton L L,Margolies L,et al. An analysis of the heat deaths in St. Louis during July,1966[J]. American Journal of Public Health Nations Health,1969,59(12):2232-2242.

[26] Fouillet A,Rey G,Laurent F,et al. Excess mortality related to the August 2003 heat wave in France [J]. Int Arch Occup Enciron Health,2006,80(1):16-24.

[27] Basu R. High ambient temperature and mortality:a review of epidemiologic studies from 2001 to 2008 [J]. Environ Health,2009,8(40):11.

[28] 王安来.热浪袭来伤"心"损"脑"[J].医药保健杂志,2003(08A):13.

[29] Cheng X,Su H. Effects of climatic temperature stress on cardiovascular diseases[J]. European Journal of Internal Medicine,2010,21(3):164-167.

[30] Hausfater P,Doumenc B,Chopin S,et al.Elevation of cardiac troponin I during non-exertional heat-related illnesses in the context of a heatwave[J]. Critical Care,2010,14(3):R99.

[31] Li G,Zhou M,Cai Y,et al. Does temperature enhance acute mortality effects of ambient particle pollution in Tianjin City,China[J]. Science of the Total Environment. 2011,409(10):1811-1817.

[32] Mastrangelo G,Hajat S,Fadda E,et al. Contrasting patterns of hospital admissions and mortality during heat waves:Are deaths from circulatory disease a real excess or an artifact [J]. Medical hypotheses,2006,66(5):1025-1028.

[33] Mastrangelo G,Fedeli U,Visentin C,et al. Pattern and determinants of hospitalization during heat waves:an ecologic study[J]. BMC Public Health,2007,7:200.

[34] Loughnan M E,Nicholls N,Tapper N J. When the heat is on:Threshold temperatures for AMI admissions to hospital in Melbourne Australia[J]. Applied Geography,2010,30(1):63-69.

[35] Huang W,Kan H,Kovats S. The impact of the 2003 heat wave on mortality in Shanghai,China [J]. Science of the Total Environment,2010,408(2):2418-2420.

[36] Ishigami A, Hajat S, Kovats R S,et al. An ecological time series study of heat-related mortality in three European cities[J]. Environ Health,2008,7:5.

[37] Curson P. Climate and chronic respiratory disease in Sydney the case of asthma [J]. Climatic Change,1993,25(3-4):405-420.

[38] Robine J M,Cheung S L,Le Roy S,et al.Death toll exceeded 70,000 in Europe during the summer of 2003[J]. Comptes Rendus Biologies,2008,331(2):171-178.

[39] 谈建国,黄家鑫.热浪对人体健康的影响及其研究方法[J].气候与环境研究,2004,9(4):680-686.

[40] 陈忠,朱剑琴.高温中暑的病理生理学研究进展[J].国外医学:生理病理科学与临床分册,1997,17(4):373-375.

[41] Bark N M,Krivelevich I. Heatwaves during pregnancy as a risk factor for schizophrenia [J]. Schizophrenia Research,1996,Volume 18(2):105.

[42] Naughton M P, Henderson A, Mirabelli M C, et al. Heat-Related Mortality During a 1999 Heat Wave in Chicago[J]. American Journal of Preventive Medicine,2002,**22**(4):221-227.

[43] 钱颖骏,李石柱,王强,等.气候变化对人体健康影响的研究进展[J].气候变化研究进展,2010,**6**(4):241-247.

[44] Josseran L, Caillère N, Brun－Ney D, et al. Syndromic surveillance and heat wave morbidity:a pilot study based on emergency departments in France[J]. BMC Medical Informatics and Decision Making,2009,**9**(1):14.

[45] M Llamas-Velasco, A García-Díez. Climatic Change and Skin Diagnostic and Therapeutic Challenges[J]. Actas Dermo-Sifiliográficas (English Edition),2010,**101**(5):401-410.

[46] 车瑞俊,袁杨森.大气颗粒物致突变性及对人体健康的危害[J].资源与产业,2006,**8**(1):105-109.

[47] Preti A, lentini G, Maugeri M. Global warming possibly linked to an enhanced risk of suicide Data from Italy,1974-2003[J]. Journal of Affective Disorders,2007,**102**(1－3):19-25.

[48] Schuman S H. Patterns of urban heat-wave deaths and implications for prevention:data fromNew York and St. Louis During July,1996[J]. Enviromental Reseach,1972,**5**(1):59-75.

[49] 杨晓峰,郑有飞,温兴平,等.热浪对人体健康的影响及应对措施[OL].2008,http://www.paper.edu.cn(中国科技论文在线):1-6.

[50] Patz J A, Campbell－Lendrum D, Holloway T, et al. Impact of regional climate change on human health[J]. Nature,2005,**438**(7066):310-317.

[51] Matzarakis A, Mayer H. The extreme heat wave inAthens in July 1987 from the point of view of human biometeorology[J]. Atmospheric Environment,1991, **25**(2):203-211.

[52] A Páldy, J Bobvos, A Vámos, et al. The Effect of Temperature and Heat Waves on Daily Mortality in Budapest,Hungary,1970－2000[J]. Extreme weather events and public health responses,2005,part2:99-107.

[53] Liu L, Breitner S, Pan X, et al. Associations between air temperature and cardio-respiratory mortality in the urban area of Beijing,China:a time-series analysis[J]. Environmental Health,2011, **10**:51.

[54] Flynn A, McGreevy C, Mulkerrin EC. Why do older patients die in a heat wave? [J]. QJM,2005,**98**(3):227-229.

[55] Vaneckova P, Beggs P J, de Dear R J, et al. Effect of temperature on mortality during the six warmer months in Sydney, Australia, between 1993 and 2004[J]. Environmental Research. 2008,**108**(3):361-369.

[56] Simón F, Lopez－Abente G, Ballester E, et al. Mortality in Spain during the heat waves of summer 2003[J]. Euro Surveillance,2005,**10**(7):156-161.

[57] 何权,何租安,郑有清.炎热地区热浪对人群健康影响的调查[J].环境与健康杂志,1990,**7**(5):206-211.

[58] Alebić－Juretić A, Cvitaš T, Kezele N, et al. Atmospheric particulate matter and ozone under heat-wave conditions:do they cause an increase of mortality in Croatia? [J]. Bulletin Environmental Contamination Toxicology,2007,**79**(4):468-471.

[59] Francis X V, Chemel C, Sokhi R S, et al. Mechanisms responsible for the build-up of ozone over south east england during the August 2003 heatwave[J]. Atmospheric Environment,2011,Article in Press,

Corrected Proof:1-11.

[60] 周家斌,徐永福,王喜全,等. 关于气象与人体健康研究的几个问题[J]. 气候与环境研究,2010,**15**(1)：106-112.

[61] Ebi K L,Paulson J A. Climate change and child health in theUnited States [J]. Current Problems in Pediatric and Adolescent Health Care,2010,**40**(1):2-18.

[62] Hutter H P,Moshammer H,Wallner P,et al. Heatwaves in Vienna:effects on mortality [J]. Wien Klin Wochenschr,2007,**119**(7－8):223-227.

[63] Nakai S,Itoh T,Morimoto T. Deaths from heat stroke in Japan:1968—1994 [J]. International Journal of Biometeorology,1999,**43**(3):124-127.

[64] Weisskopf M G,Anderson H A,Foldy S,et al. Heat wave morbidity and mortality,Milwaukee,Wis, 1999 vs 1995:an improved response? [J]. American Journal of Public Health,2002,**92**(5): 830-833.

[65] Yu W,Vaneckova P,Mengersen K,et al. Is the association between temperature and mortality modified by age,gender and socio-economic status? [J]. Science of the Total Environment,2010,**408** (17):3513-3518.

[66] Trigo R M,Ramos A M,Nogueirac P J,et al. Evaluating the impact of extreme temperature based indices in the 2003 heatwave excessive mortality in Portugal [J]. Environmental science and policy,2009,**12** (7):844-854.

[67] Conti S,Meli P,Minelli G,et al. Epidemiologic study of mortality during the Summer 2003 heat wave in Italy[J]. Environmental Research,2005,**98** (3):390-399.

[68] 李永红,陈晓东,林萍. 高温对南京市某城区人口死亡的影响[J]. 环境与健康杂志,2005,**22**(1):6-8.

[69] Tobias A,de Olalla P G,Linares C,et al. Short-term effects of extreme hot summer temperatures on total daily mortality in Barcelona,Spain[J]. International Journal of Biometeorology,2010,**54** (2): 115-117.

[70] Ha J,Shin Y,Kim H. Distributed lag effects in the relationship between temperature and mortality in three major cities in South Korea[J]. Science of the Total Environment,2011,**409** (18):3274-3280.

[71] 郑有飞. 气象与人类健康及其研究[J]. 气象科学,1999,**19**(4):424-428.

近 30 a 中国夏季人体舒适度指数的变化特征分析

人体舒适度指数(Comfort Index of Human Body,以下简称为 I_{CHB})是日常生活中较为常用的表征人体舒适度的方法,它主要取决于气温、湿度与风速 3 个指标;气温是判断气候舒适度的主要指标;湿度和风速是辅助指标[10]。人类在大气环境中活动,经受着气象要素的综合作用,人们通常用气温高低来表示环境冷热[12],人体感觉不舒适,则就会导致相应的应激反应。能量交换在人类与大气环境之间无时无刻地进行着,人体通过自身体温调节中枢使体温维持恒定。人体舒适度正是以人类机体与近地大气之间的热交换原理为基础,从气象学角度评价人类在不同天气条件下舒适感的一项生物气象指标,其在城市环境气象服务中具有重要地位[13]。冠心病作为常见的心脑血管疾病之一,其危险因素常被分为三类:可改变的危险因素、不可改变的危险因素和新型危险因素。其中气象要素对不可改变的危险因素影响较小,然而,对于气象因子可能会影响的危险因素,针对性研究较少[14~16],所以进行全面彻底的研究很有必要。

2.1 资料与方法

所用资料为全国 756 个观测台站 1981—2010 年的逐日气象资料,包括日平均温度(以下简称温度)、日平均相对湿度(以下简称湿度)和日平均风速(以下简称风速)三项要素。地区划分标准为华北:晋、冀、京、津、蒙;东北:黑、吉、辽;华中:豫、鄂、湘;华东:苏、浙、皖、赣、鲁、闽、沪;华南:粤、桂、琼;西北:陕、甘、青、宁、新;西南:川、渝、贵、滇、藏。四季划分标准为:春季为每年的 3—5 月、夏季 6—8 月、秋季 9—11 月、冬季当年 12 月至次年 2 月。

2.2 结果分析

2.2.1 全国各区人体舒适度指数的时空演变特征

从 1981—2010 年全国各区的 I_{CHB} 变化(图 2.1a)可以看出,在近三十年中,中国年平均 I_{CHB} 存在着较为明显的年际变化,尤其是从九十年代中期开始,年际振荡的周期基本为 5~6 年。从 I_{CHB} 的总体演变特征上看,中国的年均 I_{CHB} 呈现极显著的上升趋势,线性趋势达到了 0.08/年,通过了 95% 的信度检验。

由图 2.1b 可知,全国各区的年均 I_{CHB} 在数值上存在一定差异,华南地区最大、东北最小,平均相差 26 左右,线性趋势分别为 0.03/年和 0.08/年;华中和华东地区数值相差不大,线性趋势为 0.08/年和 0.10/年;其他地区如西南、华北和西北地区,I_{CHB} 指数介于东北和华东之间,线性趋势分别为 0.08/年、0.05/年和 0.08/年。尽管 I_{CHB} 区域差异较为明显,但七个地区的年际变化整体上较为一致,存在着显著的上升趋势,且通过了 95% 的信度检验。

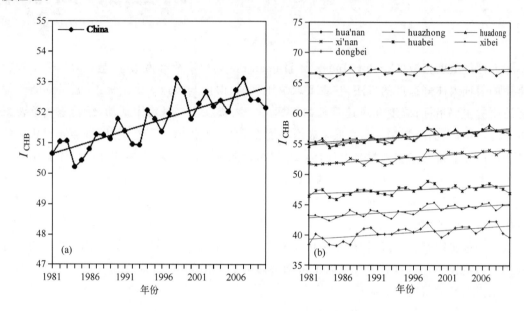

图 2.1 1981—2010 年全国(a)以及各区(b)人体舒适度指数的历年变化

比较 1981—2010 年全国四季 I_{CHB} 的变化趋势(图 2.2a),可以看出,春、夏、秋、冬四个季节的 I_{CHB} 变化范围分别是:50～54、66～69、50～55、31～38。显而易见,夏季 I_{CHB} 最高,而冬季 I_{CHB} 最低。通过对四个季节 I_{CHB} 总体演变趋势的比较,结果表明,四个季节的 I_{CHB} 均有显著的上升趋势,其中冬季上升趋势最为明显,线性趋势达到了 0.09/年,春季次之,而夏季最低,为 0.05/年,均通过了 95% 的信度检验。四个季节的 I_{CHB} 的时间序列都存在显著的年际变化,其中夏季波动幅度最小,而冬季,尤其是 1996 年以后,波动幅度明显大于其他三个季节,同时,在 1984 年出现明显的低谷。

图 2.2b 是全国各区四季的 I_{CHB} 比较,可以发现,全国七大区域的四季 I_{CHB} 年际变化特征与全国总体趋势相似。各区之间的差异比较明显,各季节之间的差异也十分显著。通过比较可以看到,各区之间 I_{CHB} 的数值存在差异,夏季最小,为 15 左右,冬季最大,达到了近 50。春、秋两季各区的 I_{CHB} 变化特征与各区的年 I_{CHB} 变化特征相一致。同时,通过比较夏季各区的 I_{CHB} 值,可以发现,西北地区的 I_{CHB} 最低,而华南地区的 I_{CHB} 四季均处于高值。

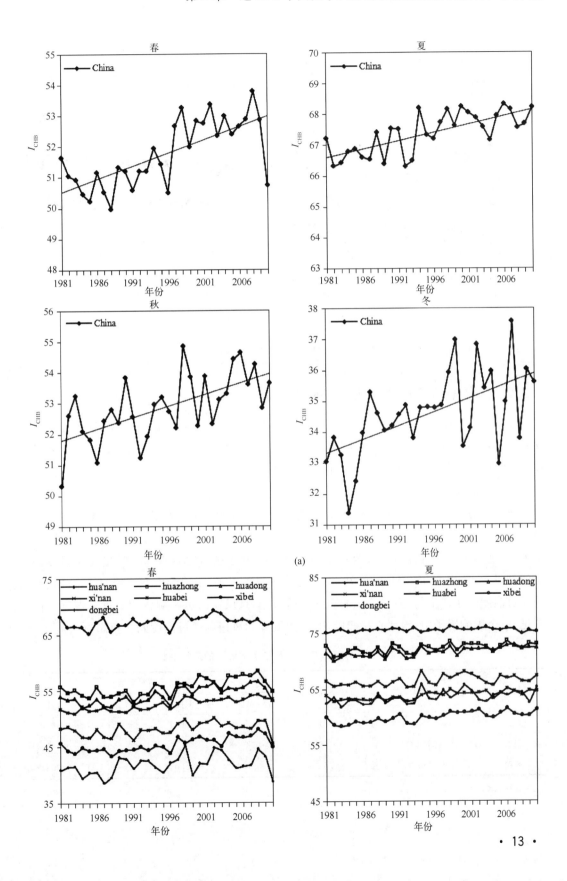

(a)

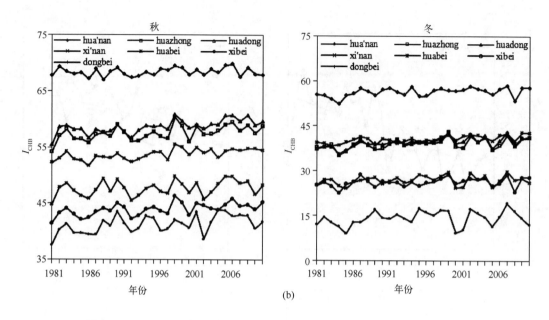

图 2.2　1981—2010 年全国(a)以及各区(b)四季人体舒适度指数的历年变化

2.2.2　人体舒适度指数影响因子权重分析

从表 2.1 可知,温度、湿度和风速与 I_{CHB} 之间存在着极显著的相关关系,且各因素之间又相互促进或相互制约,因此,须采用通径分析法对温度、湿度、风速与 I_{CHB} 之间的关系进行比较,以估算每一个影响因子对 I_{CHB} 的直接影响以及一个影响因子通过另一个影响因子对 I_{CHB} 产生的间接影响[1~5]。

进一步分析表 2.1,结果显示,I_{CHB} 与温度存在极显著的正相关关系,而与湿度和风速呈极显著的负相关关系。温度的直接通径系数最大,达到了 0.9853,说明温度对 I_{CHB} 的正影响最大;湿度和风速的直接通径系数较小,且为负值,但通过温度对 I_{CHB} 的间接通径系数的绝对值却很大,分别为 0.4051 和 0.7016,均达到了显著水平,说明湿度和风速对 I_{CHB} 的负影响是通过温度间接产生的,而对 I_{CHB} 的直接影响较小,且风速的负影响作用略大于湿度。由此可见,三个影响因子中,温度直接影响 I_{CHB},而湿度和风速则通过温度间接负影响 I_{CHB}。

表 2.1　人体舒适度指数与各影响因子的通径系数

I_{CHB}	与 I_{CHB} 的相关系数	直接通径系数	间接通径系数			
			温度	湿度	风速	合计
温度	0.9853**	0.8831**	—	0.0041	0.0981	0.1022
湿度	−0.4701**	−0.0089	−0.4051*	—	−0.0561	−0.4612**
风速	−0.8292**	−0.1235	−0.7016**	−0.0041	—	−0.7057**

** $P<0.01$, * $P<0.05$;$r_{0.01}=0.4487$,$r_{0.05}=0.3494$。

2.2.3　全国及各区夏季人体感觉偏热天数的特征分析

人们在不同的季节,对环境气候的感受自然是不同的。夏季是人们出行的高峰期,同时也是人体对舒适度最为敏感的季节。所以以夏季 6、7、8 三个月为例,结合 I_{CHB} 的划分等级,对这三个月人体感觉偏热的情况进行分析。

图 2.3a 中的三幅图给出了我国夏季 6、7、8 三个月人体感觉偏热(舒适度等级为 6 级)的天数的时间序列,从图中可以明显地看到,近三十年来,除 2002 年、2005 年以及 2009 年以外,全国 6 月份平均偏热天数均在 10 天以下。全国 7、8 月份平均偏热天数相当,均为 16 天,其中偏热天数≥15 天的年份分别占到了 53.33% 和 73.33%,可见 7 月份的波动幅度比 8 月份大;从上升趋势上看,8 月份年际变化趋势不是十分明显,未达到显著性水平,而 6、7 月份的年际变化特征则呈现了一定的上升趋势,其中 7 月份全国的偏热天数历年变化达到显著水平,而 6 月份偏热天数的历年变化则达到了极显著水平。

比较全国各区夏季三个月的人体感觉偏热(舒适度等级为 6)天数的年变化(图 2.3b),可以看到,各区之间的差异相当明显。6 月份刚入夏,各区的偏热天数年际波动较为规律。华南地区分别在 1982 年、1987 年、2000 年以及 2010 年出现低谷,但其值仍然高于其他各区。华东、华中地区呈极显著的上升趋势,但年际波动较大。西南地区 6 月份上升趋势达到极显著水平,但上升幅度较小,年际波动较为平缓。华北地区上升趋势未达到显著水平。东北和西北地区偏热天数历年来一直处于零值附近。进入 7 月份以后,各区历年偏热天数曲线特征出现变化。华南地区偏热天数始终处于高位,一个月几乎全都处于偏热等级。华东、华中地区偏热天数均超过了 20 天,年际波动比较明显。华北、东北地区,波动幅度较大,1993—1994 年之间出现了明显的跳跃现象。西南、西北地区波动变化较为平缓,其中西北地区的年均偏热天数最少,平均仅有 1 天左右,这与全国各区夏季的年际变化特征相一致。8 月份的变化特征与 7 月份类同,各区差异依旧明显,华南地区依旧处于高值,但整体偏热天数呈下降趋势,西北地区偏热天数进一步减少。

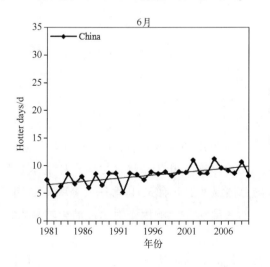
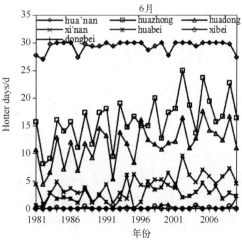

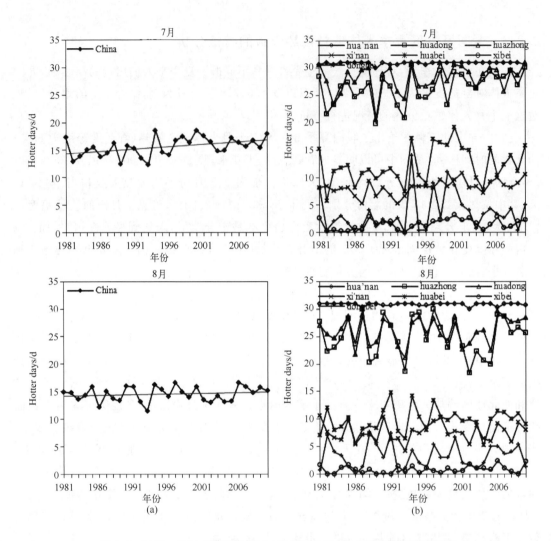

图 2.3 1981—2010 年夏季全国(a)及全国各区(b)人体感觉偏热的天数

2.3 讨论与小结

(1)中国地势西高东低,东西跨度有 60 多个经度,南北跨度近 50 个纬度,沿海内陆以及南北地区都存在着一定的气候差异。通过对全国各区年均 I_{CHB} 数值的比较,可以得出,华南地区人体感觉偏热的天数较多,而东北地区人体感觉偏冷的天数较多;在华中和华东地区人体舒适度感觉相当;其他地区人们感觉舒适的天数介于东北和华东地区之间。从整体上看,I_{CHB} 呈现上升的趋势,这可能与全球变暖造成的总体温度上升有关,段海霞[6]等就 2011 年全国夏季的气温进行了分析,比同期偏高 $1\sim4\,℃$,而气温这一影响因子对 I_{CHB} 的影响最大(通过权重分析得出),进而使 I_{CHB} 数值增大。

(2)夏季的 I_{CHB} 在四个季节中是最高的,虽然其值范围未达到偏热等级,但是由于中国幅员辽阔,南北温差大,全国平均水平可能达不到总体偏热的水平,但在一定程度上说明了夏季人体感觉偏热的天数较多;冬季 I_{CHB} 最低,则说明人体感觉偏冷的天数较多;春、秋两季的 I_{CHB} 较为适中,意味着人体感觉舒适的天数较多。故从研究结果来看,用 I_{CHB} 表征人体舒适度的研究结果与实际生活体验较为吻合。

(3)全国各区四季的 I_{CHB} 数值差异较大,造成这种差异的原因主要是,在夏季,全国气温普遍较高,而气温对 I_{CHB} 的贡献最大,所以夏季全国各地区的差异较小;而在冬季,由于我国主要受到西伯利亚和蒙古高原冷空气自北向南的入侵,移动过程中也有一定的衰减,所以造成我国北方地区与南方地区降温幅度差异较大,从而致使冬季南北地区的 I_{CHB} 数值差异较大。西北地区由于其特殊的地理位置和气候环境,其夏季人体舒适度比其他地区更适宜。贾海源[10]等就曾利用 I_{CHB} 指数对甘肃省 1961—2008 年的气象要素分析,研究表明,地处西北地区的甘肃省全省表现为冷到舒适的平均舒适度水平,没有热不舒适时间。而华南地区,由于其地处热带或亚热带区域,常年温度高于国内其他地区,从而造成四季 I_{CHB} 较于其他地区都要高。

(4)夏季是旅游出行的旺季,柏秦凤等[11]基于我国 20 座主要旅游城市的逐日数据,分析了近 50 多年来各旅游城市的舒适月份以及旅游度假的适宜时间和地点。也有学者[7]进一步提出了"宜人频率"的概念。本文结合 I_{CHB} 并对夏季三个月的偏热天数进行分析,我国夏季前两个月的偏热天数呈显著上升的趋势,这可能也与全球变暖有关,造成夏季高温的提前到来。其中,西北、东北这两个地区的人们在 6 月份几乎没有感觉偏热的时候,而 7、8 月份西北地区是全国人体感觉最舒适的地区。故夏季出行,西北地区不失为较为理想的避暑佳地。

通过讨论可得出如下结论:

本文以全国近三十年的气象资料为基础,通过计算出各地区各时段的 I_{CHB},研究在全球变暖的大背景下[8,9],全国以及全国各地区人体舒适度的时空分布特征。通过对 I_{CHB} 的研究,进一步了解我国各地区的人体舒适度感觉,提示人们根据各地气象要素的变化采取相应有效的防范措施,为进一步研究"火炉城市"——南京提供一些背景值参考。

(1)1981—2010 年,我国年均 I_{CHB} 上升趋势达到极显著水平,线性趋势为 0.08/年,通过了 95% 的信度检验,且从 20 世纪 90 年代中期开始,存在着较为明显的年际振荡周期。各区之间的年均 I_{CHB} 虽然在数值上存在着一定差异,但整体变化特征仍较为一致,线性趋势较为明显,也存在着显著的上升趋势,且通过了 95% 的信度检验。

(2)全国四季 I_{CHB} 均有显著的上升趋势,其中冬季上升趋势最为明显,线性趋势达到了 0.09/年,春季次之,夏季最低。夏季的波动幅度最小,而冬季,尤其在 1996 年以后,波动幅度明显大于其他三个季节。各区之间 I_{CHB} 数值差异比较明显,夏季最小,为 15 左右,冬季最大,达到了近 50。

(3)温度、湿度和风速与 I_{CHB} 之间存在着极显著的相关关系,温度对 I_{CHB} 的正影响最大,而湿度和风速对 I_{CHB} 的负影响主要是通过温度的间接作用,直接作用影响比较小,且风速的负影响作用略大于湿度。

(4)近三十年来,全国 6 月份几乎所有年份平均偏热天数均在 10 天以下,7、8 月份平均偏热天数相当,均为 16 天。其中 6、7 两个月全国的偏热天数历年变化达到显著水平,而 8 月份年际变化趋势并不是十分明显。从各区三个月的历年变化来看,华南地区偏热天数最多,西北地区最为舒适。

参考文献

[1] 敬艳辉,邢留伟.通径分析及其应用[J].统计教育.2006(2):24-26.

[2] 何凤华,李明辉. Excel 在通径分析中的应用[J]. 中国卫生统计. 2005(5):331-332.

[3] 林德光.通径分析法在腰果播种中的应用——兼论通径分析的 SAS 实施[J]. 热带作物学报. 2001(3):34-39.

[4] 张琪,丛鹏,彭励.通径分析在 Excel 和 SPSS 中的实现[J].农业网络信息.2007(3):109-110.

[5] 张天伦,崔艳超,徐恒玉.通径分析在 EXCEL 上的实现[J].农业网络信息.2004(8):36-37.

[6] 段海霞,王素萍,冯建英.2011 年夏季全国干旱状况及其影响与成因[J].干旱气象.2011(03):392-400.

[7] 陈胖军,樊高峰,郭力民.浙江海岛休闲旅游适宜时段研究[J].气象科技.2006(6):719-723.

[8] 牟尧,牟新之.地壳隔热密封破坏——近百年气候与环境变化"发病机制"的数学验证[J].干旱气象.2011(03):383-391.

[9] 刘吉峰,王金花,焦敏辉,等.全球气候变化背景下中国黄河流域的响应[J].干旱区研究.2011(5):860-865.

[10] 贾海源,陆登荣.甘肃省人体舒适度地域分布特征研究[J].干旱气象.2010(4):449-454.

[11] 柏秦凤,霍治国,贺楠,等.中国 20 座旅游城市人体舒适度指数分析[J].生态学杂志.2009(8):1607-1612.

[12] 张书余. 医疗气象预报[M]. 气象出版社,2010.

[13] 李树岩,马志红,许蓬蓬.河南省人体舒适度气候指数分析[J].气象与环境科学.2007(4):49-53.

[14] 熊一力,邬堂春.高温对大鼠热应激蛋白的影响[J]. 中华航空医学杂志.1995(4):202-204.

[15] 王灿,王悦妮,刘大为,等.高温对大鼠血管活性物质含量及脂质过氧化的影响[J].工业卫生与职业病.2004(01):32-35.

[16] 何丽华,张金良,张颖,等.高温对大鼠血压及血管活性物质的影响[J].北京大学学报(医学版).2005(4):448-449.

第3章
高温热浪对人群心血管疾病的影响

　　高温热浪可对人体健康造成严重影响,引发多类疾病的发病率及死亡率上升,对居民生活、社会经济构成威胁。联合国政府间气候变化专门委员会(IPCC)第四次评估报告指出,随着全球变暖,热浪——这一世界范围内频发的极端性灾害天气发生的频率、强度仍会继续增加。此外,由于社会经济的发展与城市化水平的提高,城市热岛效应也日益明显。在气候变暖与热岛效应的双重作用下,高温热浪造成的影响愈发引起政府间及众多科研组织机构的重视。

　　南京地处中纬度海陆过渡带和气候过渡带,气候灾害频发,同时也是我国华东地区第二大城市,人口密度高,所以该地区的极端天气容易造成大规模的危害。夏季,在西太平洋副热带高压的控制下,高温天气容易出现,当其连续发生时,则会形成热浪。在全球变暖的气候背景下,热浪出现的频次可能更高,危害当地居民健康。张国存等[1]运用R/S方法分析预测南京夏季的平均气温仍会上升。缪启龙等[2]通过分析1951—2006年南京气温变化特征指出,进入21世纪,南京夏季的极端最高气温和热积温较前50年呈明显的上升趋势,其中热积温是一个表示炎热程度的高温指数。孙燕等[3]发现,自20世纪90年代,南京高温天气发生相对偏多,而高温日数多发往往伴随着南亚高压异常向东、向北偏移,副热高异常偏向西向和北向,使得南京地区形成上高下高的形势,经向环流弱、冷空气活动受阻,当地受高压控制,盛行下沉气流,对流很弱,从而导致高温天气出现。2003年高温热浪袭击了欧洲,热浪事件造成了约22000~45000人死亡[4]。尤其在法国,热浪达到了50年来最高值,受热浪的影响,法国13个城市从8月1日至8月20日超额死亡人数约为14800[5]。流行病学研究发现,某些特殊群体,因为许多潜在的生理和环境因素,更容易受到热浪的影响。特别是老年人群,比年轻人更容易引发中暑的危险,死亡率随着年龄的增长而急剧增加。分析1980年在美国孟菲斯的热浪发现,所有超额死亡率中的人都是在60岁以上的[6]。Belmi J在2003年热浪影响中发现,75岁以上的老年人占总死亡率的69%[7],热浪造成老年人死亡可能是由于在高温环境里,体温调节机制暂时发生障碍而发生体内蓄积,导致中暑。对于患有心脑血管及高血压的人群,由于人体排汗受到抑制,心肌耗氧量增加,使心血管处于紧张状态。闷热还导致血管扩张、血液黏稠,易发生心梗脑梗或脑出血[8~10],对老年人群的健康造成威胁。许遐祯[11]、吴凡[12]等发现,南京地区的高温热浪会引起人群热相关疾病发病率及死亡率不同程度的增长。程义斌等[13]通过对比不同纬度、不同典型气候条件的3个城市广州、南京、哈尔滨夏季居民健康情况发现,高温期间,南京居民发生中暑、失眠、疲劳、原有疾病加重的情况最为严重。

心脑血管疾病是危害人类生命健康的常见病之一，流行病学研究和统计学研究都已证实，高温热浪发生时，冠心病发病率明显增加，每次热浪期间都会有大量人群因热暴露而入院或者死亡[14]。Kunst 等[15]通过研究 1979—1987 年间极端天气与死亡的关系，发现在热浪引起的死亡中，26%是由心血管疾病引起。陆晨等[16]发现，高温天气期间，心脑血管疾病就诊人数占总就诊人数的 35.1%，其中冠心病就诊率达 10.8%。中国心血管病报告[17]指出目前中国约有 2.3 亿人患冠心病、心力衰竭、高血压等心血管疾病，其中心血管疾病已成为威胁老年人生命健康主要疾病之一，每年因心血管疾病死亡的人数近 300 万，而且该病的发病和死亡率仍呈增长趋势。因此，研究城市高温热浪的特征及其与冠心病的关系，探讨热浪对人体的影响机制，对防治高温热浪这一极端灾害性天气对人体健康引发的危害具有重要意义。本章以南京为研究区域，分析高温热浪的发生特征及对当地居民心血管疾病的影响。

3.1 资料与方法

3.1.1 资料

气象资料选取为南京站 2001—2010 年(6—8 月)的逐时气温、气压、湿度、风速等数据。江苏省疾病预防控制中心提供了南京某区域 2005—2008 年、2010 年(7—8 月)逐日死亡数据，2010 年(7—8 月)逐日急诊数据，包括总死亡人数(急诊人数)、死因(病因)等信息

3.1.2 高温热浪

根据中国气象局的相关定义以及华东地区现有研究方法定义[21]：日最高气温大于等于 35℃即为高温天气(高温日)，大于等于 38℃即为危害高温日，大于等于 40℃则达到极端高温日标准；连续大于等于 3 d 日最高气温大于等于 35℃的天气过程称为高温热浪，持续时间达到 5 d 日最高气温大于等于 35℃的为强高温热浪，持续 3 d 日最高气温达到 38℃的过程为极端高温热浪。

3.1.3 统计分析方法

3.1.3.1 滑动平均法

滑动平均法是一种平滑和滤波的数据处理方式，通过滑动平均后，可滤掉数据中频繁随机起伏，显示出平滑的变化趋势。文中使用 7 日滑动平均对数据进行处理。

3.1.3.2 超额死亡(急诊)率

超额死亡率是指死亡率升高超过一定的正常临界水平。本文研究的高温热浪超额死亡率是，首先筛选出每年夏季高温热浪过程，统计高温热浪期间逐日死亡的人数，把非高温日的平均人群死亡数作为正常日均死亡数，根据谈建国[19]的研究，则高温热浪超额死亡率为

$$EM = (D - D_{NH})/D_{NH}$$

其中 EM 为高温热浪超额死亡率；D 为高温热浪逐日死亡数；D_{NH} 为夏季非高温日的平均死亡数。超额急诊率的计算方法与超额死亡率类似，公式如：

$$EEI = (E - E_{NH})/E_{NH}$$

其中，EEI 表示超额急诊率，E 是当日急诊人数，E_{NH} 为当月非高温日的平均急诊人数。

3.1.3.3　建立模型

本研究中居民逐日死亡数据属于时间序列数据，数据之间存在自相关，并且存在混杂因素。广义相加模型可以通过非参数平滑最大限度的减少时间序列数据间的自相关、灵活的控制混杂因素。

每日死亡人数近似服从 poisson 分布。

$$Log[E(Yi)] = \alpha + S(dow, df) + S(ap, df) + S(rh, df) + S(ws, df) + S(lag_j, df)$$

$E(Yi)$ 是热浪时期老年人死亡人数的预期值；α 是截距；S 是非参数平滑函数；df 是自由度；dow 是星期哑元变量，控制星期效应；ap 是观察日当天的平均气压；rh 是观察日当天的平均相对湿度；ws 是观察日当天的平均风速；lag_j 是第 j 天前的日最高温度，当 $j=0$ 时指观察日当天的最高温度。利用 2005—2008 年夏季气象数据与老年人群死亡的时间序列建立广义相加模型。在控制了"星期几效应"的基础上，将温度、湿度、气压和风速等气象因素纳入模型中。

为明确老年人在夏季高温的死亡风险，引入每日老年人死亡的相对危险度（relative risk RR）[20]。$RR = exp(\beta \times IQR)$，并计算 RR 的 95％ 置信区间（95％ CI），即 $RR = exp(\beta \pm 1.96 SE) \times IQR$。其中 β 为回归系数，SE 为标准差，IQR 为四分位距。

3.1.3.4　相对变率

变率是一个表征事件发生频数稳定性的量，反映了数列平均变动的程度，气象上，用变率体现一定时段内该气象值的变化程度。高温日与热浪相对变率的大小可以反映高温日及热浪发生频次的变化，变率越大，表示高温天气或热浪发生的频次变化越大，稳定性越差。计算公式如（1）[12,19]：

$$\overline{V}_a = \frac{1}{n} \sum_{i=n}^{n} \frac{|x_i - \overline{X}|}{\overline{X}} \tag{1}$$

其中，$\overline{V}_a$ 代表高温或热浪的相对变率，n 为研究年数，$\overline{X}$ 表示 n 年内高温或热浪发生频次的年平均数，X_i 是第 i 年研究事件发生的频数。

3.2　南京高温日及热浪发生特征

2001—2010 年，十年间南京夏季共出现高温日 153 d，如图 3.1 所示，平均15.3 d·a^{-1}，其中，2010 年最多，当年高温日达到 19 d，其次为 2001、2003、2004、2005 年，前三者热日数均达到 18 d，而 2005 年夏季共发生高温日 17 d，高温情况发生最少的年份是 2008 年和 2002 年，热日发生天数分别是 8 d 和 11 d。另外，各年高温日平均最高气温的变化趋势大体上与高温日数的变化趋势相似,最大值出现在 2003 年,高温日平均最高气温可以达到 36.92℃,其次为 2007、2001 和 2010 年,平均最高气温分别为 36.65℃、36.57℃ 和 36.42℃,最小值出现在 2008 年,高温日平均最高温度 35.62℃。所有高温日中,危害高温日数共计 12 d,主要集中发生在 2002、2003、2004 年,其中,2003 年还出现了 1 d 极端高温日,如图 3.2 所示。

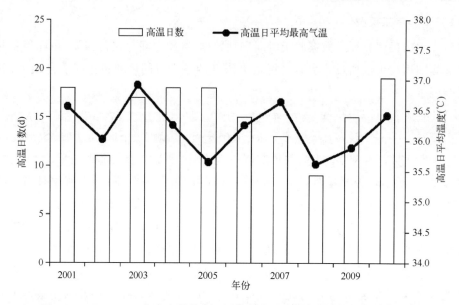

图 3.1　2001—2010 年南京夏季高温日数及高温日平均最高气温的分布情况

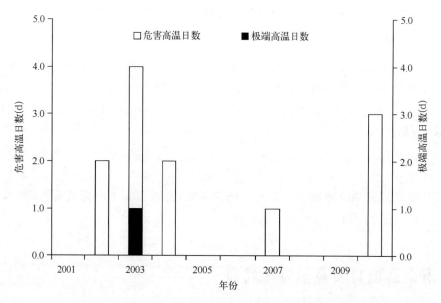

图 3.2　2001—2010 年南京夏季危害高温日数和极端高温日数分布情况

由图 3.3、图 3.4 可见，南京市 2001—2010 年间夏季(6—8 月)，共发生热浪 20 次，平均 2 次·a^{-1}，其中，2001、2004、2005 和 2006 年热浪发生频率较高。强热浪共计发生 9 次，接近热浪总数的一半，2007、2009、2010 年虽然热浪发生的次数较少，但是强度均达到强热浪级别。总体上讲，热浪过程的持续时间为 3 d 到 11 d 不等，平均为 5 d·次$^{-1}$，持续天数为 6 d 的热浪发生次数最多，占总热浪次数的 35%，持续时间小于等于 6 d 的热浪过程占绝大部分，其中，持续时间最长的热浪发生在 2003 年，为期 11 d，其次为 2007 年，持续时间长达 9 d。

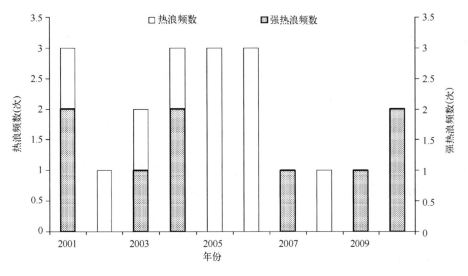

图 3.3　2001—2010 年南京热浪及强热浪发生频数的分布情况

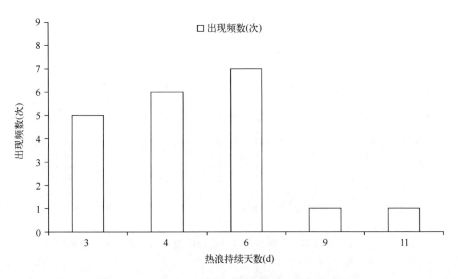

图 3.4　2001—2010 年南京热浪持续天数的分布情况

热浪的平均持续时长最长的出现在 2007 年,其次为 2003 年,分别为 9 d·次$^{-1}$和 7 d·次$^{-1}$。而热浪过程平均最高温度最高的是 2002 年,达到 38.7℃,其次为 2010 年和 2007 年,分别是 38.15℃、38.1℃,如图 3.5 所示。图 3.6 展现了各年热浪发生时的高温时段特征,可见,各年热浪过程中,气温超过 35℃ 的时段平均在 4.25~6.83 h·d^{-2},高温时段持续最长的是 2010、2001 和 2007 年,分别达到 6.83 h·d^{-2}、6.5 h·d^{-2}、6.1 h·d^{-2},高温时段的平均温度最高的为 2002、2010 和 2001 年,温度值分别是 36.88℃、36.44℃、36.25℃,而各热浪过程的平均温度最高的依次为 2010、2001 及 2002 年,温度值分别为 32.46℃、32.43℃、32.37℃。图 3.5、图 3.6 提示,类似于高温日频数与高温日平均最高气温的关系,热浪过程的平均最高温度的变化趋势与热浪持续天数的变化趋势也相似,而热浪的平均温度、高温时段平均温度的变化趋势与其对应的高温时数的变化趋势亦相似,同时,这几个指标较高的年份发生强热浪频数也较高。另外,2001—2010 年 10 年的高温日与热浪的相对变率 $\overline{V}_a$ 分别为 0.176 和 0.4,均比对应的 1961—2000 年间各 10 年的高温日、热浪 $\overline{V}_a$ 明显减小[12],说明南京夏季出现高温日和热浪的频数偏向稳定。由以上结果可见,南京地区高温、热浪天气发生频次多、强度大,而热浪这一灾害性天气过程对人体健康可能造成严重影响,尤其对冠心病等疾病的患者、老年人群影响更为严重,探讨热浪的影响及其影响机理很有必要。

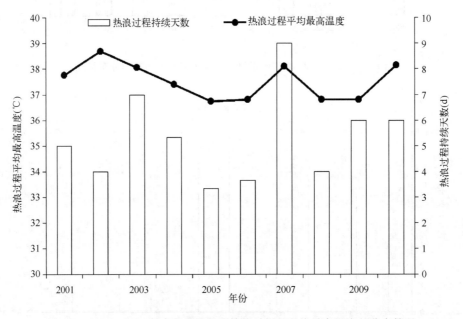

图 3.5　2001—2010 年南京热浪过程持续时间及平均最高温度的分布情况

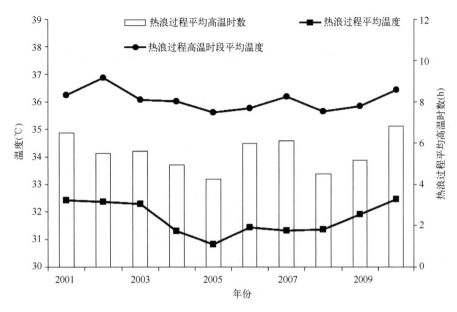

图 3.6　2001—2010 年南京热浪过程平均高温时数、平均温度及高温时段平均温度分布情况

3.3　高温热浪期间突然气温下降的降温等级划分标准

　　应用江苏省南京市 2001 年至 2010 年 6—8 月份逐时气温，研究制定高温热浪期间突然气温下降的降温等级划分标准。关于高温期间温度骤降的概念在气象上还没有一个明确的定量规定，因此，为了便于研究，本文参考 GB/T 20484—2006 冷空气等级国家标准，根据历史气象数据的统计分析，制定了高温天气下降温的等级划分标准。划分的原则采用高温天气背景下，一定时段内持续降温幅度来具体划分降温等级。高温天气下降温判别标准：以 1 h、2 h、4 h、6 h、8 h 连续降温幅度（$\Delta T1$、$\Delta T2$、$\Delta T4$、$\Delta T6$、$\Delta T8$）大于等于 6℃ 为标准。将降温等级分为弱降温、中等降温、较强降温、强降温和气温骤降五个等级。详见表 3.1。

表 3.1　高温天气下降温度等级划分标准

等级（level）	统计标准（Statistical standards）
弱降温（Weak cooling）	6℃≤$\Delta T6$≤8℃；6℃≤$\Delta T8$≤10℃
中等降温（Ordinary cooling）	6℃≤$\Delta T4$≤8℃；8℃≤$\Delta T6$≤10℃；$\Delta T8$≥10℃
较强降温（Stronger cooling）	6℃≤$\Delta T2$≤8℃；8℃≤$\Delta T4$≤10℃；$\Delta T6$≥10℃
强降温（Strong cooling）	6℃≤$\Delta T1$≤8℃；8℃≤$\Delta T2$≤10℃；$\Delta T4$≥10℃
温度骤降（Abrupt temperature drop）	8℃≤$\Delta T1$≤10℃；$\Delta T2$≥10℃

$\Delta T1$、$\Delta T2$、$\Delta T4$、$\Delta T6$、$\Delta T8$ 分别表示 1 h、2 h、4 h、6 h、8 h 连续降温幅度。

3.4 南京高温对人群死亡(心血管疾病急诊)的影响分析

3.4.1 南京高温对人群心血管疾病影响的急诊分析

从表3.2可以看出,高温对人群心脑血管疾病急诊的影响也非常显著。其中2010年7月发生的高温热浪天气对人群心脑血管疾病急诊人数造成相当可观的影响,平均超额急诊率达到51.5%,受到高温影响最为严重的高血压和冠心病两类疾病在该月高温期平均超额发病率分别高达103.9%和111.3%,总心脑血管疾病的超额急诊率为92.4%,但是8月份高温期各类疾病的超额急诊率影响较小,甚至出现了负增长。其中对高血压影响较明显,超额急诊率为20.9%~62.6%,对冠心病的急诊影响主要在热浪持续的第二天才出现正的超额影响,但是对总的心血管疾病超额影响均为正增长。

表 3.2　2010年(7—8月)高温过程及相应的超额急诊率

日期	高血压		冠心病		脑血管病		总心血管病		总发病数	
	EE	EEI	EE	EEI	EE	EEI	EE	EEI	EE	EEI
2010.7										
1	103.63	177.5	20.04	143.5	15.81	129.8	141.85	152.3	1170.82	107.8
2	143.63	246.1	50.04	358.4	14.81	121.6	221.85	238.1	1158.82	106.7
2010.8										
5	9.5	20.9	−5.19	−39.3	2.75	26.8	2.75	3.3	−38.88	−3.7
6	28.5	62.6	7.81	59.2	7.75	75.6	46.75	56.8	−5.88	−0.6
10	17.5	38.5	−3.19	−24.2	−2.25	−22.0	10.75	13.1	105.13	10.1
11	18.5	40.7	0.81	6.2	−3.25	−31.7	13.75	16.7	103.13	9.9

3.4.2 南京高温对人群死亡影响的特征分析

3.4.2.1 南京市基本人口的变化特征

从表3.3可以看出,2005—2008年南京市总人口呈逐年增多趋势,年死亡率也总体呈上升趋势。从性别来看,男性总人口数大于女性总人口数,但两者的差距逐年缩小。从年龄段来看,0~14岁年龄段人口所占比例逐年减少,15~64和≥65岁人口所占比例逐年增加,说明人口老龄化越来越严重,国际上通常把≥65岁老年人口占总人口的7%作为这个国家或地区的人口处于老龄化社会的评定标准,南京2005—2008年≥65岁老年人口占总人口数均超过7%(分别为8.84%、8.91%、8.98%、9.05%),说明南京市正处在老龄化社会中。

表 3.3　南京市 2005—2008 年总人口变化特征分析（万人）

年份	总人口	女性				男性				年死亡率
		0—14	15—64	≥65	总人数	0—14	15—64	≥65	总人数	（‰）
2005	595.8	36.23	228.6	25.68	290.55	38.06	240.17	26.98	305.25	5.35
2006	607.23	35.26	235.12	26.45	296.83	36.88	245.87	27.66	310.40	5.15
2007	617.17	34.12	241.16	27.16	302.47	35.49	250.91	28.26	314.70	5.56
2008	624.46	32.83	246.43	27.79	307.08	33.93	254.70	28.72	317.38	5.60

3.4.2.2　南京市基本人口夏季死亡率特征分析

表 3.4 描述了南京市 2005—2008 年夏季人口死亡变化情况。从表 3.4 可以看出，从性别上看，男性死亡人数多于女性，平均多 10.76％，其中 2007 年男性比女性死亡的最多，为 11.94％，2008 年最少，为 10.64％。从年龄上看，≤14 岁幼儿儿童死亡率占总死亡率平均为 1.225％，15～64 岁青壮年人死亡率占总死亡率平均为 25.42％，≥65 岁死亡人数最多，≥65 岁老年人死亡率占总死亡率的 73.21％，占了绝大部分。所以我们研究高温热浪对人死亡的影响，选择老年人（≥65）更具有代表性。

表 3.4　南京市 2005—2008 年夏季人口死亡率特征分析

类别	时期			
	2005	2006	2007	2008
监测的天数	92	92	92	92
死亡的人数	3759	4260	4213	4438
平均每天死亡人数	40.86	46.30	45.79	48.24
不同性别死亡的比率：				
女性	45.12％	44.15％	44.03％	45.18％
男性	54.88％	55.85％	55.97％	54.82％
不同年龄的死亡比率：				
≤14 岁	1.46％	1.24％	1.19％	1.01％
15—64 岁	25.22％	25.68％	25.89％	24.88％
≥65 岁	73.32％	73.08％	72.92％	74.11％

表 3.5 是南京市 2005—2008 年夏季心脑血管死亡人数情况分析，其中心脑血管死亡人数年际变化呈增长趋势，除 2008 年以外男性多于女性，≥65 岁死亡人数是主体，占 72.92％～74.11％。

表 3.5　南京市 2005—2008 年夏季心脑血管死亡特征分析表

类别	时期			
	2005	2006	2007	2008
监测的天数	92	92	92	92
死亡的人数	1389	1483	1622	1706
平均每天死亡人数	15.10	16.12	17.63	18.54
不同性别死亡的比率：				
女性	49.39%	49.56%	48.46%	50.94%
男性	50.61%	50.44%	51.54%	49.06%
不同年龄的死亡比率：				
≤14 岁	1.58%	1.15%	1.17%	0.99%
15—64 岁	24.98%	23.94%	25.65%	23.45%
≥65 岁	73.43%	74.92%	73.18%	75.56%
高温热浪日数（≥35℃）	21	18	16	11

表 3.6 是 2005—2008 年南京市夏季热浪过程及主要疾病死亡人数统计情况表，四年有 8 次天气过程达到了高温热浪天气标准，其中有 4 次属于持续高温热浪过程，分别是 2005 年 8 月 10—12 日、6 月 22—25 日、2006 年 7 月 28 日至 8 月 1 日、8 月 12—15 日。过程平均气温与总死亡人数呈正相关，其中 2006 年 8 月 12—15 日过程平均气温最高为 31.8℃，日均总死亡人数和心脑血管死亡人数均最多，分别为 54 人和 19 人。2005 年 6 月 22—25 日过程平均气温最低为 30.1℃，日均总死亡人数和心脑血管死亡人数均最少，分别为 42 和 14 人；4 次属于高温热浪突然降温的天气过程，分别是 2005 年 8 月 15—17 日、2006 年 6 月 18—21 日、2007 年 7 月 25 日至 8 月 2 日、2008 年 7 月 4—7 日。其中 2006 年 6 月 18—21 日属于骤降温天气过程，降温幅度最大，日均总死亡人数最多为 58 人，2007 年 7 月 25 日至 8 月 2 日属于较强降温天气过程，降温幅度最小，日均总死亡人数最少为 47 人。把持续高温热浪与高温热浪突然降温的天气过程比较分析，可以发现无论是总死亡人数还是日均死亡人数，无论是心脑血管死亡人数还是日均死亡人数，还是心脑血管死亡人数占总死亡人数的比例，均是高温热浪突然降温的天气过程高于持续高温热浪天气过程死亡的人数及比例。可见在高温热浪天气发生过程中突然出现强降温进一步加剧了热浪天气对人体健康的影响。

表 3.6　2005—2008 年南京市夏季热浪过程及主要疾病死亡人数统计

过程	持续日数（d）	过程平均气温（℃）	过程平均最高气温（℃）	总死亡人数		心脑血管疾病死亡人数		心脑血管死亡占总死亡的比例
				死亡人数	日平均数	死亡人数	日平均数	
持续高温热浪过程								
2005 8.10—8.12	3	31.2	35.9	133	44.33	50	16.67	37.59%
2005 6.22—6.25	4	30.1	36.1	169	42.25	58	14.5	34.32%
2006 8.12—8.15	4	31.8	37.2	217	54.25	78	19.5	35.94%
2006 7.28—8.1	5	31.4	35.9	252	50.4	89	17.8	35.32%
合计	16			771	48.19	275	17.19	35.67%

（续表）

过程		持续日数（d）	过程平均气温（℃）	过程平均最高气温（℃）	总死亡人数		心脑血管疾病死亡人数		心脑血管死亡占总死亡的比例
					死亡人数	日平均数	死亡人数	日平均数	
有降温的热浪过程及强度									
2005 8.15—8.17	强降温	3	30.7	36.6	150	50	55	18.33	36.67%
2006 6.18—6.21	温度骤降	4	30.4	36.6	233	58.25	74	18.5	31.76%
2008 7.4—7.7	强降温	4	31.3	36.1	208	52	78	19.5	37.5%
2007 7.25—8.2	较强降温	9	31.5	37.3	430	47.78	167	18.56	38.84%
合计		20			1021	51.05	374	18.7	36.63%

如表 3.7 所示,2005—2008 年南京市夏季持续高温热浪天气过程中心脑血管疾病导致的死亡总人数为 275 人,其中脑血管疾病占 55.3%,心血管疾病占 44.7%,脑血管疾病比心血管疾病导致的死亡人数多 10.6%。按病种划分导致死亡人数由多到少依次排序是脑梗塞 25.1%、冠心病 22.9%、脑颅内出血 18.2%、高血压 4.7%。高温热浪突然降温的天气过程中心脑血管疾病导致的死亡总人数为 374 人,其中脑血管疾病占 57.8%,心血管疾病占 42.2%,脑血管疾病比心血管疾病导致的死亡人数多 15.6%。按病种划分导致死亡人数由多到少依次排序是脑梗塞 28.1%、冠心病 22.5%、脑颅内出血 21.1%、高血压 6.1%。两种热浪天气过程比较,高温热浪突然降温比持续高温热浪天气过程导致的脑血管疾病死亡人数比例高 2.5%,可见高温热浪突然降温对脑血管疾病影响更明显。

表 3.7　2005—2008 年南京市夏季热浪过程及心脑血管死亡人数统计

热浪过程		心脑血管总死亡	心血管				脑血管			
			冠心病	高血压	其他	合计1	颅内出血	脑梗塞	其他	合计2
持续高温热浪过程	2005 8.10—8.12	50	13	2	11	26	4	11	9	24
	2005 6.22—6.25	58	11	0	10	21	16	17	4	37
	2006 8.12—8.15	78	21	8	10	39	10	20	9	39
	2006 7.28—8.1	89	18	3	16	37	20	21	11	52
	合计	275	63	13	47	123	50	69	33	152
有降温的热浪过程	2005 8.15—8.17	55	12	4	8	24	8	16	7	31
	2006 6.18—6.21	74	17	5	11	33	21	14	6	41
	2008 7.4—7.7	78	17	3	11	31	15	25	7	47
	2007 7.25—8.2	167	38	11	21	70	35	50	12	97
	合计	374	84	23	51	158	79	105	32	216

综合分析南京 2005—2008 年热浪对心脑血管疾病导致死亡人数的影响,如表 3.8 所示,心血管和脑血管疾病死亡人数占比分别为 43.3% 和 56.7%,对脑血管疾病影响显著。按疾病分类分别为冠心病 52.31%、脑梗塞 47.26%、脑颅内出血 35.06%、高血压 12.81%。对栓塞性疾病影响更明显。

表 3.8　2005—2008 年南京夏季热浪过程期间心、脑血管疾病死亡统计

心脑血管疾病死亡					
心血管疾病死亡 43.30%			脑血管疾病死亡 56.70%		
冠心病	高血压	其他	脑梗塞	颅内出血	其他
52.31%	12.81%	34.88%	47.28%	35.06%	17.66%

　　2005—2008 年夏季 8 次高温热浪天气过程期间共有 649 人死于心脑血管疾病,如图 3.7 是热浪期间死亡人数的年龄段分布,其中 75～85 年龄段死亡人数最多为 219 人,占总死亡人数的 33.74%,其次是 65～75 岁年龄段为 153 人,占比为 23.57%,65 岁以上老年人死亡 480 人,占 73.96%。老年人是受热浪影响最明显的群体。

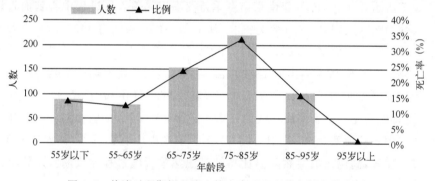

图 3.7　热浪过程期间心脑血管疾病死亡人数年龄段分布图

　　图 3.8 是日死亡率与平均最高气温的关系图,其中实线为拟合线,点画线为拟合曲线 95% 置信区间,随着平均最高温度的升高,死亡率呈增加趋势。而且平均最高气温在 30℃ 以上,尤其是大于 35℃ 时,死亡率增加更明显。

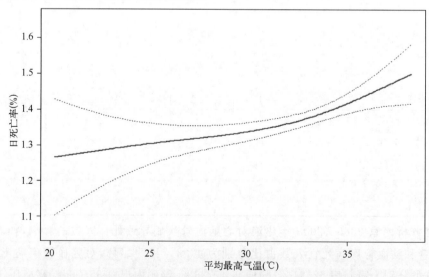

图 3.8　通过平滑曲线拟合得到的日死亡率与平均最高气温的关系

(实线为拟合线,点画线为拟合曲线 95% 置信区间)

3.4.3　南京高温对人群死亡影响的变化分析

3.4.3.1　最高气温与老年人死亡率分析

从图 3.9 可以看出,老年人死亡率的变化趋势与最高气温变化趋势基本一致。随着最高气温的上升,每日死亡率随之上升。在最高气温达到最大时,往往死亡率也上升达到最高峰。但同时,也发现在高温热浪后出现强降温时,老年人死亡人数也随着温度的下降而增加,如图 3.9(a)和(c)中 8 月 13—23 日和 7 月 29 日至 8 月 13 日,这种现象有待以后进一步分析。

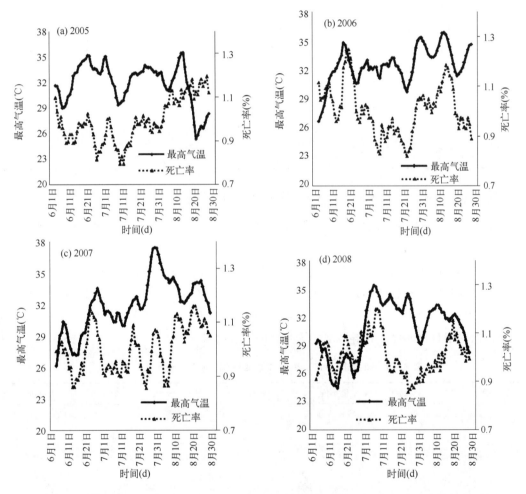

图 3.9　南京市 2005—2008 年夏季(6—8 月)每天的老年人死亡率*与最高温度的关系图

(*死亡率＝每天的死亡人数/(6,7 和 8 月)平均死亡人数)

3.4.3.2　超额死亡率

从表 3.9 可以看出热浪过程持续的天数基本都在 3～4 天,仅有 2007 年 7 月 25 日至 8 月 2 日热浪过程持续了 9 天,远远高于其他热浪过程。在热浪发生过程中,导致老年人死亡的超额死亡率均为正值,这说明高温热浪比非高温热浪天气更容易导致老年人死亡。从表中还可以看出,超额死亡率并不随着热浪持续天数增加而增加。2006 年 6 月 18 日至 6 月 21 日和 8 月 12 日至 8 月 15 日,两次热浪过程都持续了 4 天,超额死亡率分别高达 30.7% 和 30.6%,而 2007 年 7 月 25 日至 8 月 2 日的一次热浪持续高达 9 天,平均最高气温达到 36.9℃,超额死亡率只有 13.3%。

表 3.9 2005—2008 年老年人群在热浪过程中的超额死亡率

年份(年)	热浪过程(月/日)	持续天数(d)	极端最高气温(℃)	平均最高气温(℃)	平均超额死亡率(%)
2005	6/22—6/25	4	37.1	36.1	6.1
	8/10—8/12	3	36.6	35.8	10.2
	8/15—8/17	3	36.9	36.3	19.2
2006	6/18—6/21	4	37.1	36.6	30.7
	7/28—8/1	5	36.9	35.9	16.6
	8/12—8/15	4	37.8	37.0	30.7
2007	7/25—8/2	9	38.2	37.2	13.3
2008	7/4—7/7	4	37.3	36.1	12.5
	7/15—7/18	4	35.9	35.5	3.9

3.4.3.3 气象要素对老年人死亡影响的综合分析

如表 3.10 是南京市 2005—2008 年夏季气温、湿度和老年人死亡的统计分析表。从表中可以看出,相对湿度和死亡数标准差较大,并且在高温日中的相对湿度和死亡数标准差比非高温日大。说明在高温日相对湿度和死亡数起伏比非高温日分散,起伏大。其中相对湿度在非高温日中最小值为 15%,最大值为 99%,相差 84%。死亡数在高温日中最小为 19人,最大为 53 人,相差 34 人。也就是说随着温度、湿度的升高,老年人死亡人数显著增加,而且高温热浪日比非高温日导致老年人死亡的更加明显。

表 3.10 南京市 2005—2008 年夏季气温、湿度和老年人死亡情况

指标	标准差	最小值	P_{25}	P_{50}	P_{75}	最大值
高温日						
气温(℃)	3.5018	22.9	28.20	30.70	34.30	38.1
相对湿度(%)	16.471	16	52.00	66.00	81.00	96.00
死亡数	7.478	19	30.50	35.00	40.00	53
非高温日						
气温(℃)	3.536	15	24.60	26.90	29.50	34.9
相对湿度(%)	14.433	15	66.00	79.00	87.00	99
死亡数	6.544	17	28	32	37	48

如表 3.11 是南京市 2005—2008 年夏季气压、风速和老年人死亡的统计分析表。从表中可以看出,气压和风速标准差较小,并且在高温日中的气压和风速标准差比非高温日小,其中气压在高温日中最小值为 993.1 kPa,最大值为 1011.6 kPa,相差 14.2 kPa。风速在高温日中最小为 0 m/s,最大为 11.8 m/s,相差 11.8 m/s,无论是气压还是风速变差均很小。与表 3.11 中死亡人数的变化相比,只要气压、风速有微小的变化就可以引起死亡人数较大的变化。也就是说随着气压下降、风速的减小,老年人死亡人数显著增加,而且在气压和风速变化相同的条件下,高温热浪日比非高温日导致老年人死亡人数更加明显。

表 3.11　南京市 2005—2008 年夏季气压、风速和老年人死亡情况

指标	标准差	最小值	P_{25}	P_{50}	P_{75}	最大值
高温日						
气压(kPa)	2.7754	997.4	1002.50	1004.70	1006.90	1011.60
风速(m/s)	1.3138	0	1.10	1.80	2.70	11.8
死亡数	7.478	53	40.00	35.00	30.50	19
非高温日						
气压(kPa)	3.4646	993.1	1002.60	1005.30	1007.60	1014.50
风速(m/s)	1.4542	0	1.40	2.20	3.30	11.9
死亡数	6.544	48	37	32	28	17

表 3.12 是广义相加模型的分析结果,气压、湿度和风速在夏季高温热浪天气中都影响着老年人死亡数的上升。其中气压和湿度对老年人死亡风险相近,温度每升高 1℃,老年人死亡风险增加分别为 11.3%(95%CI:1.016~1.098)和 12.5%(95%CI:1.009~1.037),风速对老年人死亡风险影响小于气压和湿度,为 7.7%(95%CI:0.993~1.038),综合考虑气压、湿度和风速,温度每升高 1℃,老年人死亡风险增加 26.6%(95%CI:1.100~1.154)。综合表 3.10、3.11、3.12 三表分析结果可知,在气压低、风速小、湿度大的条件下,随着气温的升高,老年人死亡的风险将明显增加。

表 3.12　最高温度每升高 1℃ 与气象因素对老年人死亡的模型拟合结果

气象因素	β	RR	95%CI
气压	0.271	1.113	1.016~1.098
湿度	0.280	1.125	1.009~1.037
风速	0.244	1.077	0.993~1.038
气压+湿度	0.354	1.235	1.050~1.099
气压+风速	0.301	1.153	0.758~0.841
湿度+风速	0.297	1.145	1.045~1.066
气压+湿度+风速	0.383	1.266	1.100~1.154

采用文献[12]提出的模型,分析了最高温度对老年人死亡人数的滞后效应。如表3.13是模型分析的结果,滞后1 d、4 d和6 d的日最高温度对老年人死亡的β影响较大,其中最大的β值是滞后4 d,为0.3072,其次为滞后1 d,为0.2984,滞后6 d相对较小,为0.2564。可见高温热浪对老年人死亡的影响存在明显的滞后性,一般为1～6 d。

表3.13 热浪日期最高温度对老年人群死亡滞后效应的模型拟合结果

变量	β	SE	t 值	95%CI
常数	35.900	4.558	7.875	26.965～44.835
最高温度(lag0)	0.094	0.146	0.645	0.766～0.971
最高温度(lag1)	0.298	0.181	1.641	0.885～1.091
最高温度(lag2)	−0.149	0.182	−0.820	0.713～0.831
最高温度(lag3)	0.172	0.182	0.947	0.842～0.941
最高温度(lag4)	0.307	0.182	1.684	1.010～1.235
最高温度(lag5)	0.063	0.182	0.351	0.761～0.918
最高温度(lag6)	0.256	0.146	1.747	0.083～0.993

3.4.3.4 结论与讨论

南京位于海陆相变作用带及气候变化带上,由于其特殊的地理位置,夏季容易受到副热高、南亚高压等大气环流作用,使得当地发生高温天气,甚至热浪过程发生频繁,对居民健康造成伤害。2001—2010年10年间,南京市共发生高温日数153 d,其中,危害高温日数12 d;热浪20次,其中,强高温热浪9次。各年年平均高温日频数的变化趋势与高温日平均最高气温的变化趋势相同,年平均热浪的平均最高温度与持续天数的变化趋势也相同。高温热浪期间人群急诊率显著增加,对冠心病、高血压的影响十分严重,所以冠心病等疾病患者在热浪发生时更应减少活动,加强防护。同时还发现发生在夏季初的高温热浪比后期发生的热浪会造成的危害更大,这可能与人体的适应性有关。当最高温度在35℃以上时,南京城区人口死亡数随着温度的上升增加显著,热日与非热日的人口死亡比可达1.17,老年人作为易感人群,在高温热浪中死亡的风险更大,夏季的南京≥65岁的老年人死亡率占总死亡率的73.21%,男性比女性死亡率高。而且在高温热浪天气过程中,老年人超额死亡率在3.9%～30.7%之间,平均达到15.91%,同时还发现高温热浪持续时间长短对超额死亡率影响较小。

人体在外界高温环境的刺激下,会进行适应性反应,通过排汗、皮肤血管扩张,增加散热以保持体温,同时为满足机体活动和代谢增加的需求,肌肉供血量增加,血液循环加快,迫使心率上升、心脏排血量增大,心脏活动增强,心血管负荷加重,可能引起冠状动脉痉挛,因此易造成冠心病、心肌梗死的发生,也更易导致本身有心脑血管功能障碍的人群发病。有学者研究发现,高温天气可以迅速对人体健康造成影响,这种影响会在1 d时间内体现出来,比冷空气的影响更快。另外,高温天气大量出汗也会伴有机体水分、盐流失,严重时可导致电解质紊乱,出现心律失常,循环功能障碍。当大气环境湿度较大时,不利于汗液蒸发,使得机体体温升高,严重时可造成中暑、热痉挛等情况发生。所以,高温高湿的环境极易诱发冠心病。

　　时间序列广义相加模型(Generalized Additive Model GAM)是有时间序列广义线性模型(Generalized Linear Model GLM)的进一步扩展,可以实现不同形式函数的加和。本研究以南京市老年人群为基础,作为时间序列数据的逐日死亡都是小概率事件,其实际分布一般可认为接近 Poisson 分布。以南京市老年人群逐日死亡人数作为因变量,建立时间序列的广义相加模型来研究高温热浪对老年人死亡的影响。在高温的基础上考虑气压、湿度、风速,更能准确地反映老年人群受气象因素影响死亡的风险。综合气象因素分析结果表明,在气压低、风速小、湿度大的条件下,随着气温的升高,老年人死亡的风险将明显增加。滞后模型结果表明,南京地区老年人死亡的滞后效应主要受滞后 1 d、4 d 和滞后 6 d 的影响,其中影响最大的为滞后 4 d 存在的滞后效应。

参考文献

[1] 张国存,查良松.南京近 50 年来气候变化及未来趋势分析[J].安徽师范大学学报:自然科学版,2008,**31**(6):580-584.

[2] 缪启龙,潘文卓,许遐祯.南京 56 年来夏季气温变化特征分析[J].热带气象学报,2008,**24**(6):737-742.

[3] 孙燕,濮梅娟,张备,等.南京夏季高温日数异常的分析[J].气象科学,2010,**30**(002):279-284.

[4] Kosatsky T. The 2003 European heat waves[J]. Euro Surveill,2005,**10**(7):148-149.

[5] Vandentorren S,Suzan F,Medina S *et al*. Mortality in 13 French cities during the August 2003 heat wave[J]. Am J Public Health,2004,**94**(9):1518-1520.

[6] Applegate W B,Runyan J W Jr,Brasfield L,*et al*. Analysis of the 1980 heat wave in Memphis[J]. J Am Geriatr Soc,1981,**29**(8):337-342.

[7] Belmi J. The consequences of the heat wave in August 2003 on the mortality of the elderly[J]. Press Med,2003,**32**:1591-1594.

[8] 张书余.医疗气象预报[M].北京:气象出版社,2010.

[9] 李芙蓉,李丽萍.热浪对城市居民健康影响的流行病学研究进展[J].环境与健康杂志,2008,**25**(12):1119-1121.

[10] Cheng X,Su H. Effects of climatic temperature stress on cardiovascular diseases[J]. European Journal of Internal Medicine,2010,**21**(3):164-167.

[11] 许遐祯,郑有飞,尹继福,等.南京市高温热浪特征及其对人体健康的影响[J].生态学杂志,2011,**30**(12):2815-2820.

[12] 吴凡,景元书,李雪源,等.南京地区高温热浪对心脑血管疾病日死亡人数的影响[J].环境卫生学杂志,2013,**3**(4):288-292.

[13] 程义斌,金银龙,李永红,等.不同城市夏季高温对居民健康状况影响[J].医学研究杂志,2009,**38**(6):17-20.

[14] 田颖,张书余,罗斌,等.热浪对人体健康影响的研究进展[J].气象科技进展,2013,**3**(2):49-54.

[15] Kunst A E,Looman C W N,Mackenbach J P. Outdoor air temperature and mortality in the Netherlands:a time-series analysis[J]. American Journal of epidemiology,1993,**137**(3):331-341.

[16] 陆晨,李青春.北京 2002 年夏季高温天气心脑血管疾病调查报告(C).中国气象学会 2003 年年

会,227.

[17] 中国血管病报告 2010[R].中国卫生部心血管病防治研究中心,北京.

[18] 张尚印,张德宽,徐祥德,等.长江中下游夏季高温灾害机理及预测[J].南京气象学院学报,2005,**28**(6):480-486.

[19] 谈建国.气候变暖,城市热岛与高温热浪及其健康影响研究[D].南京:南京信息工程大学,2008.

[20] 张秉玲,牛静萍,曹娟,等.兰州大气污染与居民健康效应的时间序列研究[J].环境卫生学杂志,2011,**1**(2):1-6.

[21] 李永红,陈晓东,林萍.高温对南京市某城区人口死亡的影响[J].环境与健康杂志,2005,**22**(1):6-8.

第4章
实验室的设计及实验标准研究

　　动物实验(animal experiment)是指在实验室内,为了获得有关生物学、医学等方面的新知识或解决具体问题而使用动物进行的科学研究。在 20 世纪 30 年代,英、美、法、德、澳大利亚、加拿大、苏联等国在人工气候室内就开始进行了有关的研究。

　　1969 年,美国的 P. D. Altland 利用动物实验研究了气压对小鼠体内血液中血浆酶、血糖、皮质脂酮等的影响,选取 300～350 g 的大鼠放入减压箱内,不断调节箱内气压并给大鼠抽血化验。结果得出,当大鼠在适应了低气压后再回到正常气压时,会对其体内血液中的血浆酶、血糖、皮质脂酮等产生负面影响[1]。

　　应用现代分析生物学技术,从更微观的层面开展气象因素对人体健康影响的研究。1978 年,Bhartendu 和 IA. Menon 等,将 4～6 月大体重在 20～26 g 老鼠的肝脏取出,并把肝脏暴露于含有一定量负氧离子的空气,测量肝脏细胞在不同含量负氧离子的空气中的耗氧量。结果发现,当负氧离子含量是正常值的 1～9 倍时,耗氧量增加 14%;当负氧离子含量是正常值的 10～99 倍时,耗氧量增加 9%;当负氧离子含量是正常值的 100～999 倍时,耗氧量增加 38%[2]。2009 年,伦敦的 Francois Ballouxl 和 Lori－Jayne Lawson Handley 等,通过测定全球不同气候特征下不同区域人群的 DNA 序列,发现受气候影响的自然选择对目前人类的线粒体 DNA 的分布有着重要的影响[3]。

　　国外早在 20 世纪 60 年代就开展了利用动物实验来研究气象条件对人体健康的影响,并涉及人体的多个系统,获得了较好的科研成果。本章利用人工气候箱模拟了高温热浪天气过程,以此来探讨热浪天气过程中及热暴露结束后对动物产生的可能影响,并总结出最佳的实验方案和实验手段。

　　针对以上研究目的,本章的主要研究内容包括:依据国家动物实验的标准和要求建设标准的动物实验室,使动物的饲养房和实验室的温度、噪音、光照、湿度等都要能满足动物实验的要求。根据实验的要求选择合适的实验动物的模型,确定实验的具体流程;作为动物实验的基础性工作,首先确定如何进行适应性饲养,包括适应性饲养过程中的温度、光照、湿度等。其次,确定具体的实验方式。如:动物的麻醉方式的确定;采血方式的确定;测量动物血压方式的确定,以及如何进行麻醉、测血压和采血等。结合心脑血管疾病的特点,选择几种具有代表性的指标,并通过在热浪天气全过程的多个不同时间点依次从气候箱中取出各组大鼠,并对其进行采血检测,得出相关检测指标的最佳检测时间点;由于酶联免疫吸附实验(ELISA)的高敏感性,ELISA 法的实验结果受多种因素的影响。文章根据实验的多次实验性操作经验,就 ELISA 法实验操作中的质量控制要点进行了阐述,明确了实验操作的规程。

4.1　实验室的设计类别、选址、组成及布局

环境是生物赖以生存的外部条件。影响实验动物的环境因素有很多,这里主要阐述实验动物饲养室的环境因素,包括饲养室内气温、相对湿度、光照和噪声等。

4.1.1　实验室的设计类别及选址

根据实验的要求及对微生物的控制程度,实验室建成开放系统类型的实验室。开放系统是饲养普通动物的场所,对其建筑结构与设备虽无特殊要求,如空气净化设备等,但需要保证饲料和饮水不被污染,饲养室有防野鼠和蚊蝇的措施。

在建造实验室时,要注意环境因素对动物的影响。实验室最好选择在远离工业区、锅炉房、家禽家畜饲养场等的地区,避免各种环境污染对实验动物的影响。周围环境力求安静,有绿化带,以减少尘土。实验室的设施应与其他建筑有一定的距离,以免相互干扰。

4.1.2　实验室的组成及布局

1. 设施的组成

(1)饲养室　为饲养和实验观察用的房间,是动物实验设施的主体。饲养室的结构按照净化级别而定。对于屏障系统或半屏障系统的饲养室,由于有通风设施,为保持室内的压力和洁净度,原则上不设窗,门应为密封门,有清洁走廊和污染走廊。而普通的饲养室不仅应有窗户,还应安装具有定时装置的排风扇。

(2)洗刷消毒室　为饲养动物用笼器具的洗刷、消毒用房。本实验室将洗刷与消毒设在同一房间内,内有洗涤槽。消毒槽、高温消毒器、通风设备等。

(3)仓库　动物实验设施的仓库用来存放饲料、笼器具、垫料等。仓库有防鼠、防虫、防火设备,仓库保持清洁与干燥。

(4)工作人员用房　包括办公室、更衣室、休息室、卫生间等。

(5)实验室　实验室的主要任务是完成老鼠血压的测定、麻醉、采血及摘取心脏和大脑等工作。

此外,配电室、废弃物处理等。

2. 实验室的布局

实验室的布局的原则是有利于防止疾病的传播,方便工作人员操作,人员、动物、物品等均应按单行线移动(见图 4.1)。

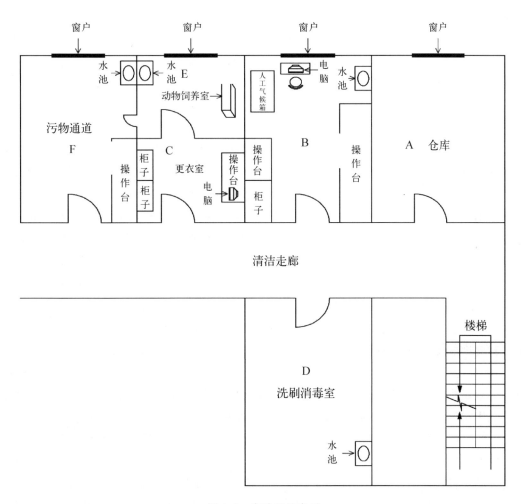

图 4.1　实验室的布局

(A 一般用品库:用来堆放饲料、动物笼具、垫料。有防火,防虫设备,并保持清洁与干燥。B 实验室:用来完成老鼠血压的测量,解剖、采血等。C 更衣室。D 洗刷消毒室。E 动物饲养室。F 废弃物污物处理室。)

4.2　动物饲养室的建设及主要实验设备

4.2.1　动物饲养室的建设

饲养室作为实验前动物适应性饲养的场所和实验观察用房需要控制的环境因素主要有以下几个方面:

(1)环境温度　大鼠属于恒温动物,具有在一定温度范围内保持体温相对稳定的生理调节功能。但如果环境气温过高或过低,或温度变化过于激烈,超出了大鼠自身的体温调节能力,就会对实验动物的健康产生不利影响。另外,大鼠的摄食量也随着温度的变化而有所改变,在低温情况下,摄食量会增加,在高温下减少,呈负相关。这是由于在低温下动物散热量增加,机体需要产生大量热量来维持正常生理活动,食物是热量的来源之一。气温过低或过高均能导致动物抵抗力下降,易患疾病,甚至死亡。环境温度的变化还会影响大鼠的生理状况,并且能够进一步影响到实验的结果。有人观察到环境温度在10～30℃之间时,ICR小鼠的生理反应。结果表明随着气温的升高,小鼠的脉搏数,呼吸数,发热量都呈直线下降。这表明小鼠的心跳、呼吸、产热等生理反应对环境气温的变化都是很敏感的,这也意味着环境气温的变化将会影响生理实验的结果。

(2)环境湿度 饲养室的空气相对湿度与动物体温调节机能有着密切的关系。当环境气温逐渐升高接近大鼠的体温时,动物依靠蒸发作用降低体温。然而,若环境湿度过高,动物机体的蒸发作用减弱,会影响大鼠的体温,甚至影响动物健康。显然,高温高湿对动物体温调节不利。不仅如此,环境湿度过高还有助于微生物的繁殖,动物群体易发生传染病。与环境湿度过高对大鼠的影响一样,若环境湿度过低,也会影响动物的健康。低温干燥时,大鼠会发生尾根部坏死,称尾症。当环境湿度过低时,这种病的发病率非常高,但不同的品系的大鼠坏尾症的发生率不等。在干燥的情况下,还会发生大、小鼠母鼠吃仔的现象。

一般认为饲养室的相对湿度控制在40%～70%之间是比较适宜的。由于实验室所在地兰州的空气中的相对湿度较低,必要时需要用加湿装置对环境空气进行加湿,以满足饲养室对相对湿度的要求。

(3)环境噪声 噪声是影响一些实验动物健康的重要环境因素。大鼠当然也不例外。噪声一般是指频率高、声压大,带有冲击性或具有复杂波形,给人或动物心理或生理方面带来不利影响的声压。实验室的噪声来源有室外环境噪声(如交通噪声等)、室内噪声(设备的噪声、空调等)。噪声对大鼠的影响主要有:对大鼠繁殖的影响,噪声可以妨碍受精卵的着床,从而使动物的繁殖率下降。对大鼠的生理也有一定的影响,噪声过强或持续不断,可发生母鼠吃小鼠的现象。大鼠在持续性的噪声环境中会产生烦躁不安的现象,食欲也会减退。噪声还会对大鼠的心血管系统产生影响,有人发现在电钻的噪声下,小鼠血糖值有明显差异;我国规定动物饲养室内环境的噪声不得超过50 dB。

为了有效控制实验过程中噪声,我们一方面对实验室房间的隔音效果进行了提升,将窗户的窗帘改为带有吸音功能的窗帘。并在房间的隔断上加有隔音泡沫板,以减少外界的环境噪声。另一方面对人工气候箱进行了改造,将气候箱上的空气压缩机、真空泵和温控装置都移置室外,并与实验室保持一定的距离,有效减少了因机械工作而产生的噪声和机械振动。在气候箱的内部还贴上了吸音海绵。通过实际的监测发现,这些措施能够使得在气候箱工作的情况下箱体内的噪声控制在50 dB以下。有效地避免了因噪声使动物产生的不利影响,确保了实验的准确性。

(4)光照 光照对调节动物的生理机能有重要意义。在自然状态下,动物的各种生理机能有明显的昼夜节律,尤其是像大鼠这样的在午夜比白昼活跃得多。光照时间对大鼠的生殖生理有明确的影响。人工光照能调节实验动物的生殖过程,包括发情、排卵、交配、分娩、泌乳和育仔全过程。持续的黑暗可使大鼠子宫和卵巢减轻,从而抑制其生殖过程。相反,过度的光照则会刺激生殖系统,有多数卵泡达到排卵前期,但不形成黄体。光的颜色(波长)和光照时间对大鼠的生殖生理也有影响:用蓝光照明时大鼠的发情要比红光照明时早 3 d,12 h 黑暗和 12 h 的光照可以使大鼠的发情呈现最稳定的 4 d 周期。此外,大鼠在 2000 Lux 的光照下,几小时后会出现视网膜障碍,连续暴露 2 d 尚有恢复的可能,如果暴露 8 d 以上就不能恢复了,即使在 60 Lux 照度下,连续照射 13 周,大鼠也会出现视网膜的退行性变化。光照对不同种或不同品系的动物的影响不一样,不同性别的动物对光照的敏感性也有所不同。

通常在开放式饲养室,光照采用自然光照。而封闭式饲养室采用人工照明,照明周为 12 h 光照,12 h 黑暗;光照的强度为:150~300 Lux。

由于实验是在 6 月份进行的,兰州的白天时间已比夜间要长,因此在实验过程中,我们采取轮班制,每天由一人负责对饲养室的光照时间进行人工控制,确保 12 h 光照,12 h 黑暗的照明周期。

(5) 气流、通风量和换气次数 为既能满足实验动物的生理需要,也要使实验动物饲养环境在温度、湿度、空气洁净和氨浓度等方面达到国家标准,饲养室内的环境通风量和换气次数既不能多,也不能少,通常采用空调机组实现这一目的。饲养室用空调机组具有通风、温湿调节和空气净化的功能,是清洁级以上实验设施的主要设备。饲养室内的气流速度主要影响到实验动物的皮肤表面蒸发和对流散热。当室内温度较高时,气流有助于降低动物体温,但若室内温度较低时,则对动物不利。大多数动物的体重与体表面积的比值较大,故对气流速度比较敏感。在封闭式动物饲养室内,规定气流速度为 0.13~0.25 m/s。

4.2.2 饲养室的主要饲养设备

(1)笼具 笼具是实验动物的长期生活环境,笼具的质量直接关系到实验动物的生长、发育与健康。因此,笼具应具备满足实验动物的健康需要,笼具应具有舒适、通风、坚固耐用、操作方便、易于清洗、可消毒、经济等特点。

(2)饮水用具 实验动物的饮水用具主要有传统的饮水瓶和现代的自动饮水装置。饮水瓶具有价格低廉、容易获得、易于清洗等特点,是最常用的饮水用具。饮水瓶有玻璃和聚乙烯塑料两种,玻璃瓶易破而有刺伤人的可能,聚乙烯塑料水瓶比较好。

(3)空气净化和温湿调节设备 实验动物设施的空气净化与温湿度调节设备主要由送风机、加湿器、制冷机、空气过滤器等部件组成。

4.2.3 主要实验设备

人工气候箱:购于天津普林特科技有限公司。该人工气候箱的温压湿能同时交变工作,并能在保证压力和温度的前提下提供新鲜的空气,以满足多组小白鼠的呼吸需求。其仪表能准确地记录每 10 s 的温压湿的数值,并以曲线的形式直观地显示出来。温度范围:−30~120℃;温度波动度:±0.5℃;温度均匀度:±0.2℃;升降温速率 0.01~1.3℃/min;湿度范围:30%~98%;升降湿速率:0.1%~1%/min;湿度波动度±3%RH(≥75%RH 时),±5% RH(<75%RH 时);气压变化范围:±1200 Pa;箱体内风速设定为 5.0~6.0 m/s;箱体内容

积：500 L，800 mm×700 mm×900 mm。

智能无创血压计—鼠仪：购于北京软隆生物科技有限公司。该血压计可以为测量大/小鼠创造一个适温、低干扰的环境，运用红外线传感技术精确地检测脉搏振动波，准确测量大/小鼠的心率、收缩压、平均压，并自动通过计算得到扩张压。测量的重复再现率非常高。自动判断测量鼠血压的变化，进入可测量状态时自动开始测量。并能根据设定的次数自动进行多次测量。

Millipore 密理博实验室纯水系统：不仅可以为大鼠提供饮用水，还可以提供手术用的超纯水，用来配制麻醉药品和 0.9% 的生理盐水。

另外还有高压灭菌锅、鼠用电子天平和离心机等。

实验用的手术用具主要有：手术刀、手术剪、骨钳、止血钳、采血针和真空采血管等。

药品试剂：福尔马林（4%中性多聚甲醛的配制）；戊巴比妥钠；试剂盒等。

4.3 实验方法的确定及实验过程

4.3.1 动物的麻醉

在本实验中，需要对动物进行采血和解剖，因此手术前必须对动物进行麻醉，使动物在采血中减少疼痛，保持安静，以保证实验的顺利进行。良好的麻醉效果是实施动物实验的一个关键，其中最为重要的是采用何种麻醉和采取什么样的麻醉方式，以及麻醉药的选择都是动物实验中的重要环节。在对实验动物进行手术操作前，必须首先对动物进行理想的麻醉，从而才能保证实验的顺利进行和获得准确的实验结果。麻醉药的种类繁多，作用的原理也不尽相同，这些麻醉药除能抑制中枢神经系统外还能使呼吸道分泌物增多引起呼吸障碍，严重时还会使呼吸中枢麻痹，以及分泌物的增多而引起窒息。影响动物麻醉的因素很多，同一种麻醉药物在相同的剂量下，取不同剂量浓度会有不同的麻醉效果。如低浓度下生效相对缓慢，但对动物生理上不会造成大的影响；高浓度生效快，但同时也加大了麻醉的副作用和死亡率。理想的麻醉药物及麻醉方式应该具备以下几个条件：麻醉完全，实验过程中动物无抽搐、动弹或鸣叫现象，麻醉的时间大致满足实验要求；对动物的毒性较小；对所观察的指标影响不大。基于上述内容，通过本节的论述，旨在通过几种常见的麻醉药和麻醉方式的比较，再集合本实验的要求进行综合的评价，筛选出一种最佳的麻醉药物和麻醉方式。

4.3.1.1 几种麻醉方式的对比

在预实验中对比了四种麻醉的方式：吸入麻醉、皮下注射麻醉、腹腔注射麻醉和静脉注射麻醉。

吸入性麻醉的药物最常用的是乙醚。具体操作：把用 5%～10% 乙醚浸过的脱脂棉或纱布铺于透明的容器。将实验动物放置于容器内，并将容器加盖。20～30 min 动物即可进入麻醉状态。

皮下注射麻醉：皮下注射的部位选择在左侧下腹部或后肢外侧皮下。注射时轻轻提起注射部位的皮肤,将注射针头刺入皮下,一般先沿纵轴方向刺入皮肤,再沿体轴方向将注射针头推进 1 cm,若左右摆动针头很容易,则表明已刺入皮下,轻轻回抽无回流物,即可缓慢注射药物。注射完成拔出针头后,稍微用手指压一下注射部位,防止药物外漏。

腹腔注射麻醉:大鼠腹腔注射时,操作人员左手固定住大鼠,使其头部向下、腹部向上并伸展,右手持连有 5~6 号针头的注射器,在距下腹部腹中线左侧 2 mm 的位置刺入皮下,沿皮下向前推进 3~5 mm,然后以 45 度刺入腹腔,针尖穿过腹肌后有落空感,固定针头,缓慢注入药物。每次腹腔注射药物量为 1~2 ml/100g 体重。

静脉注射麻醉:大鼠的静脉注射通常选择尾静脉。大鼠的尾部血管与小鼠类似,在背侧、腹侧及左右两侧均有集中分布。背侧和腹侧各有一根动脉,两侧各有一根静脉,两侧尾静脉比较容易固定。大鼠尾部皮肤呈鳞片状角质化,因此注射前需要用乙醇棉球擦拭,使血管扩张和表皮角质软化,然后将尾部向左或向后边拧 $90°$,使一侧尾静脉朝上,用左手拇指和食指捏住鼠尾两侧,用中指从下面托起尾巴,用无名指和小指夹住鼠尾末梢,右手持连有 5号针头的注射器从尾下 1/4 处进针,刺入后先推注少量药液,如无阻力,表明针头已进入静脉,可继续注射。

4.3.1.2　几种麻醉药物的对比

乙醚吸入法麻醉起效快,麻醉作用好,麻醉时间较短,麻醉对大鼠的影响较小,麻醉时大鼠较为安静,麻醉后大鼠睡得很安稳,呼吸心跳等均表现如常,醒来后很快就恢复了正常的行动,所以乙醚是一种较缓的麻醉药品,只能用于做短时间的实验,且在做实验时还可能需要不断地追加用药,以延长麻醉期。而且乙醚的毒性并不小,在预实验中就有由于给药时间过长,吸入过量乙醚而导致大鼠死亡的现象。

非吸入性麻醉药戊巴比妥钠,这种麻醉药较为常用。药物为白色粉末,价格较贵。用时配成 $3\%~5\%$ 的溶液腹腔注射,放置容器中较易结晶,结晶后不易回抽到注射器内,因此需即配即用。预实验观察到 3% 的戊巴比妥钠药效快,麻醉作用效果显著,麻醉时间长,麻醉时大鼠较为安静,据有关资料说明,戊巴比妥钠这种麻醉药能抑制大鼠的呼吸及循环,在麻醉期间大鼠的代谢较微弱,体温下降明显,所以,在麻醉时必须做好保暖工作。同时麻醉时间过长也会对大鼠的健康造成影响,注射过量戊巴比妥钠的大鼠醒来后比较迟钝,反应不够灵敏,需要较长时间才能恢复正常。

非吸入性麻醉水合氯醛,这种麻醉药为无色的结晶粉末,易溶于水,价格比较便宜。使用时配成 10% 溶液。同样也是进行腹腔注射。实验中观察到 10% 的水合氯醛药效比戊巴比妥钠还稍微快些,但麻醉作用时间不如戊巴比妥钠作用时间长,麻醉后对大鼠进行采血时大鼠偶尔有抽搐的反应,稳定性不如戊巴比妥钠好,配好的溶液放置空气时间长了就会使药性下降,影响麻醉效果。

通过对比实验,得出采取腹腔注射的方式并且选取戊巴比妥钠能够获得最佳的麻醉状态。

4.3.1.3　麻醉效果的观察

动物的麻醉效果直接影响实验的进行和实验的结果。如果麻醉过浅,动物会在手术的过程因疼痛而挣扎,影响手术的进行。麻醉过深,则可能出现死亡。因此,在麻醉过程中,需要判断麻醉程度,观察麻醉效果。判断麻醉程度的指标有以下几个方面:

(1)呼吸:大鼠呼吸加快或不规则,说明麻醉过浅,可追加一些麻醉药,如果呼吸由不规则转变为规则且平稳,说明已经达到麻醉深度适宜。若大鼠呼吸变慢,且以腹式呼吸为主,说明麻醉过深,有生命危险。

(2)反射活动:主要观察大鼠的角膜反射,注射麻醉药后用手轻触大鼠的眼睛,如大鼠的角膜反射灵敏,说明麻醉过浅,若大鼠的角膜反射迟钝,麻醉程度适宜。若大鼠的角膜反射消失,并且有瞳孔的放大,说明麻醉过深有生命危险。

(3)肌张力:麻醉后用手轻牵拉大鼠的后腿,若肌张力亢进,说明麻醉过浅,若肌肉松弛,表示麻醉适宜。

(4)皮肤夹捏反应:麻醉后可以用止血钳夹捏大鼠的皮肤,若反射灵敏,说明麻醉过浅;若没有反应,则表示麻醉适宜。

综合考虑以上四点,认真仔细观察麻醉效果,只有在动物麻醉适宜的状况下才能将手术顺利地进行下去。

影响麻醉效果的因素还有很多,如同样是腹腔注射,注射速度的快慢也关系到效果的好与差。注射麻醉药时,前1/3剂量需快速注射,这样可以快速度过兴奋期;后2/3剂量则应缓慢注射,并密切观察动物的状态、呼吸的频率及深度和角膜反射。在预实验中发现麻醉药剂量和注射速度不太好掌握,导致了实验动物的死亡。因此,实验操作过程中一定要准确把握好给药的剂量、认真换算,注意注射的速度,否则会因给药剂量不足而麻醉不全,或者因给药剂量过大导致动物死亡,影响实验的进行。

4.3.2　动物血压测定

4.3.2.1　动物血压测定方式的对比

大鼠的血压用大鼠尾部的收缩压来表示(尾压)。在测血压过程中实施了麻醉后测量大鼠血压的方法:随机各选取一只相同周龄、品系的健康大鼠和高血压大鼠,予以3%的戊巴比妥钠(30 mg/kg)腹腔注射麻醉,麻醉诱导10 min后,每隔5 min测量各自的血压直到完全苏醒,每次测量3次取平均值,如图4.2所示;从健康大鼠和高血压大鼠的整个血压的变化过程来看都是先下降,后随着时间的推移大鼠逐渐苏醒,血压逐渐上升。对于这样一个持续变化的血压过程来说,较难把握准确的测量时间。因此,虽然麻醉后减少了测量血压过程的捉拿对动物的刺激,但由于测量时间点的不确定,因此不宜采取麻醉后测量大鼠的血压,而应选直接测量的方法。为了减少直接测量过程中实验人员的捉拿对动物的刺激,在适应性饲养过程中,每天都对大鼠进行捉拿训练,让大鼠熟悉实验人员的捉拿,减少因测量血压过程捉拿刺激对大鼠血压的影响。确保测得准确的血压值。

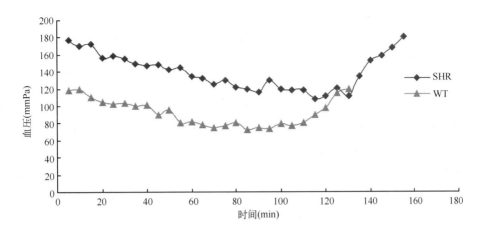

图 4.2　健康大鼠和高血压大鼠麻醉后血压的状况

4.3.2.2　如何测量动物血压

测量血压时,要在人少且安静的场所进行。测量的位置要避开空调设备等的风口。将大鼠放入鼠袋的时间不宜太长,以免老鼠会抵制入袋。因此要尽可能快速地将其装入鼠袋。根据动物的大小选用鼠网和鼠袋。标准大小的保温筒可以选用三种大小的鼠袋;稍大的大鼠可以选用大的鼠袋,较小的大鼠可以在大鼠网的内侧加入一个小的鼠网,这样可以防止大鼠在里面打滚;动物的大小不合适时,鼠网固定不住其头部,大鼠在鼠袋内打滚或是转头的话,就无法安静下来。这时可以前后移动鼠袋内的保温筒,调整贴布至正好裹住大鼠;一直无法安静下来的大鼠,开始时鼠袋可以固定的稍紧一些,安静下来后,可以稍松开一点。注意不要让大鼠脚露在鼠袋外面,不然大鼠很难安静下来;多做将大鼠放入鼠袋的练习,最好在 15~20 min 内达到可测量状态。大鼠经过训练也会渐渐习惯;这样可以又快又好地测得大鼠的血压。

4.3.3　动物的采血

4.3.3.1　几种采血方法方式的对比

在预实验中对比了断尾采血、眼球采血、断头采血和腹主动脉采血这几种采血方法。由于本实验中大部分分析指标都来自于血液的检测,因此采血过程尤为重要,对实验者的操作要求较高,要做到万无一失,否则将会影响实验的结果。

断尾采血:先固定好大鼠露出鼠尾,把鼠尾放到 45 ℃ 温水中浸泡数分钟,使尾部血管扩张。将鼠尾擦干,剪去尾尖,血会从尾尖流出,让血液滴入容器内。如果是间隔一定的时间,多次采取鼠尾尖的血液,每次采血时,将鼠尾剪去很小一段,取血后,先用棉球压迫止血并立即用 6% 液体火棉胶涂于尾巴伤口,使伤口外结一层火棉胶薄膜,保护伤口。也可采用切割尾静脉的方法采血,3 根尾静脉可交替切割,并自尾尖向尾根方向切割,每次可取 0.2~0.3 ml 的血液,切割后用棉球压迫止血。这种方法每次取血量较小,但可以在较长时间内连续采血,适合用于实验过程中大鼠血常规的检测。

断头采血:适合用于取较大血量,而又不需继续保存动物生命时采用此法。左手拿稳大鼠,使其头略向下倾,右手持剪刀剪掉鼠头,让血液流入容器内。此方法比较容易操作,但容易将动物的毛发混入血液中造成溶血现象发生,影响实验的结果。

摘眼球采血:这种采血方法能比断尾采取更多的血量,一般可取 4‰~5‰鼠体重的血液量,可以避免断头采血中毛发混入造成溶血的现象。操作时先把大鼠倒置,用弯头眼科钳迅速摘取眼球,眼眶内即可很快流出血液。

腹主动脉采血:麻醉达到稳定后,将大鼠仰卧在解剖板上,并固定好四肢。用酒精对皮肤进行消毒后,先剪开皮毛,再沿腹部中线自耻骨向上剪至胸骨,在切口的两端向左右各横剪一刀,将腹壁翻向左右两侧,使腹腔充分暴露。用左手食指自右向左轻轻推移肠管,显露出腹后壁,清理腹膜和脂肪组织,即可于脊柱前清晰地看到腹主动脉与腹主静脉。静脉色暗红、粗大,动脉色粉红、有光泽、较细。仔细辨识腹主动脉分成左右髂动脉,在此分叉处的向心端 1~3 mm 处为最佳穿刺点。一名实验人员右手持穿有 0.55 号的采血针,针尖斜面朝下,入针角度约 30°,朝向心端方向刺入,深度以 5 mm 左右为宜,当阻力骤减时,即可见红色血液自塑料管显现。另一名实验人员将采血针插入真空管内,即顺利采血。

如果刺透动脉或采血针脱出,可用止血钳夹住动脉,用纱布吸净视野中的血液后,沿向心端移数毫米,再行穿刺。要注意拔针的顺序,否则真空管将失效,无法再行采血。

腹主动脉采血具有取血量大、干净彻底的特点。400 g 左右的大鼠可以采血 10 ml 左右,由于本实验还需摘取动物的心脏和脑组织,腹主动脉采血可以使得动物的组织内没有残留的血液,因此比较好清洗,这样也方便了组织切片的观察。称量器官也能得到较准的结果。腹主动脉采血还不会出现因操作不当造成的气栓和瘀血等,同样也有利于病理组织学的检查。

综上所述,腹主动脉采血法是最适合本实验的采血方法,但由于操作难度较大,实验前操作人员需要进行大量的操作训练,以保证实验过程的顺利进行。

4.3.3.2 血液样本的采集

优质的血液标本是检验结果准确性的首要保证,一次性封闭式真空采血管内壁已作防粘静电处理,管内无菌,因此,最好用真空采血管。腹主动脉采血时所用的真空管在采血时还需注意采血量,如 2 ml 的真空管只能采血 1.8 ml,因真空管中带有 0.2 ml 的抗凝剂,采血过多会导致抗凝剂过少而失效,影响抗凝效果。在分离血清时,离心速度需达到 3000 r/min以上,采血管中的凝胶就会自动将血清与血细胞层分开,且血清层在上,这样保证了血清的高质量,避免了传统方法中血细胞容易混在血清中而影响到测试的结果。在采集常规用血时,真空管中已加入了一定量的液体 ETDA,这样血液与它可以迅速地混匀,不会发生凝血现象,而传统的采集方法则是手工在小试管中加入液体 EDTA,等其干燥后使用。手工加入量的多少与血液混合的快慢及是否均匀都会影响到测定的结果。这种方法比传统腹主动脉采血法有方便、快捷、准确、不易凝血、不易溶血且无须实验前的清洗等优点。

4.4　ELISA 法检测过程中的质量控制

本次实验检测指标中的血脂和全血黏度分别由兰州大学医学院和甘肃中医学院负责检测，NE 和 ANGⅡ自行在兰州大学医学院实验室完成检测。

酶联免疫吸附检测法（ELISA）是一种常用的固相酶免疫测定方法，自 20 世纪 70 年代建立以来的一种非放射性标记免疫技术，具有灵敏度高、特异性强、重复性好，所用试剂稳定、易保存，实验操作简便、结果判断客观等特点，逐渐替代放射免疫分析法。该方法在医学检测、生物制品研究等方面得到了极其广泛的应用。由于 ELISA 法的高敏感性，ELISA 法的实验结果易受到多种因素的影响，为了得到准确的实验结果，必须严格遵守操作规程，加强实验质量控制。因此，质量控制是保证实验结果准确性的关键。

4.4.1　ELISA 实验前质量控制要点

ELISA 实验前的准备工作是实验顺利进行、实验结果准确的保证，因此，一定要确保做好实验前的准备工作。由于 ELISA 法实验跟一般生化实验有所区别，实验过程中受到各种因素的影响。为此，对检验人员而言，一定要树立起高度的工作责任心，强化检验质量控制的意识，在具体实验过程中每一步都要非常谨慎。以下内容就 ELISA 法整个操作过程进行了分析和探讨。

4.4.1.1　实验人员

实验应由专业人员进行操作，操作人员必须经过培训、考核、熟悉本实验的专业技术知识及相关知识，如工作原理、实验意义、仪器的性能及维护、检测技巧、数据处理等。实验前需模拟检测的操作，如加样、洗板等过程。整个实验操作由两人配合，自始至终由一人操作，另一人在旁边负责监视全过程，防止出错。

4.4.1.2　试剂盒的采购

试剂盒的质量直接影响到结果的准确与否。因此，要选择灵敏度高、准确度高和特异性强的试剂盒。可以通过同行对试剂盒使用的反馈以及卫生部门临床检测中心对试剂盒实际使用情况进行综合评价。在此基础上我们选择的是 USCN LIFE。试剂盒在使用过程中，应注意试剂批号及有效期。为保证检测的准确性，不要使用接近保质期的试剂盒，更不能使用已过期的试剂盒。ELISA 试剂盒的有效期是根据酶结合物的稳定性来确定的，酶结合物是实验的核心部分，因此要防止反复冻融。同时，试剂从冰箱中取出后，应先平衡至室温后再使用。试剂盒购买后要注意储存条件，一般分冷藏和冷冻保存两种。ELISA 试剂盒出厂前均通过批检合格，但是，不同厂家、不同批次的试剂盒之间也会存在差异。因此，分批购买时最好购买同一厂家生产的试剂盒。

4.4.1.3　标本的质量控制

标本的质量对于结果也有着直接的影响。本实验 ELISA 的标本为血清，血液标本要充分离心,标本采集时应尽量避免溶血。ELISA 的灵敏度高,要避免标本间的污染,影响检测的结果。标本一般保存在 2～8℃ 的冰箱中,最长不超过 1 周完成检验,如需保存 1 周以上则放在 ≤−20℃ 的低温冰箱中,溶解时应充分混匀。标本需要检测几种指标时,可用小容量的道夫管分装标本,这样可以避免反复的冻融,提高检测的准确性。

4.4.1.4 ELISA 实验所用仪器的质量控制

ELISA 法中运用到不少仪器,优良的仪器也是 ELISA 检测的重要方面。对实验结果起关键作用的仪器包括加样器、恒温箱和酶标仪等均需要进行计量,要在每次检测之前进行仪器设备的计量检查。建立维护和校正的标准操作规范,使仪器处于最佳的工作状态。加样器:ELISA 样品用量很少(5～100 μl),其准确性直接影响到检测的结果,为此购买日本立洋加样枪,精确度较高;恒温箱:经常检查箱体内的温度,开箱放取物品应尽快并关严;酶标仪:经常维护其光学部分,可以用无水乙醇擦拭,防止滤光片发霉,定期检测校正。

4.4.2 ELISA 实验过程中的关键点控制

ELISA 实验的操作过程和最终的检测结果也有着密切的关系,每个步骤包括加样稀释、温育、洗板、显色以及酶标仪读数,均应认真负责才能充分发挥 ELISA 的高灵敏度、强特异性的特点。

4.4.2.1 加样与稀释

加样时采用微量加样器进行加样,干吸头应预先在所加物中润吸两次,尽可能做到慢吸快放,加样时吸头不能靠壁加样,应深入微孔 2/3 处悬空加样,注意不能将液体溅出或产生气泡。注意更换吸头,每次加样应更换吸头,避免交叉污染,影响检测结果。微量加样器的准确性直接影响到实验结果,应定期对加样器进行自检或请技术监督部门进行年检。

对于稀释液的加注我们也是使用加样器进行稀释,有些试剂盒采用的是滴瓶滴加,这样滴瓶离容器的距离不同所加的液体量也不同,就可能造成稀释倍数的不一致。至于稀释的方式,我们是在孔内加入稀释液再加标本,同时用加样器吸吹三次以混合好。

4.4.2.2 温育与洗板

孔内加好样后需对酶标板上加盖密封。温育时我们采用的是恒温箱进行温育,温度设定为 37℃,根据不同试剂盒和检测指标的时间要求放入恒温箱内进行温育。温度过高或过低都会影响到检测的效果。此时还应注意加好样的酶标板在放入恒温箱内前要将其放入密闭的且不透光的盒子内。

洗涤在 ELISA 实验过程中虽不是一个反应步骤,但却是决定着实验成败的重要步骤。ELISA 就是靠洗涤来达到分离游离和结合的没标记物的目的,通过洗涤以清除残留在板孔中没能与酶结合的物质,以及在反应过程中非特异性吸附于固相载体的干扰物质。若洗涤不充分,有时会造成酶结合物的非特异性吸附,当加入显色剂后,会使整个板浑浊不清,导致无法判断最终的检测结果。洗板可以用手工洗也可以用洗板机进行洗涤,我们采用的是手工的洗涤,手工洗板时要注意洗板的次数、加液量及浸泡时间。每次洗板时应先将板中液体快速甩出,拍干后再加洗涤液,确保每次加洗涤液前都要将孔板拍干。手洗时还应注意避免孔间的交叉反应。洗板的次数也不是越多越好,应根据检测的要求确定最佳的洗涤次数。

4.4.2.3　显色和读数

目前大部分 ELISA 试剂盒的色原底物常为 A、B 两种液体,一种为一定浓度的过氧化氢,另一种为四甲基联苯胺,由于 A、B 两种液体的不稳定,使用保存不当易产生颜色,使用时发现颜色时就不宜再使用;显色时应先加入 A 液,后加入 B 液,时间必须严格按照说明书进行,终止反应后须在 15 min 内比色,否则随着时间的推移,吸光度会有所下降,导致检测结果不准。

显色终止后,酶标板要在 30 min 内读数,酶标仪做好日常维护,防止滤光片霉变,并且应定期进行仪器的校正,确保实验的顺利进行。

ELISA 实验的影响因素有很多,每一步操作及所用试剂均可能影响到最终的实验结果。因此,在进行 ELISA 实验操作过程中,一定要严格执行 ELISA 的操作规程,不得随意改动或更换所用试剂,一旦出现异常现象必须及时查找原因。但是,ELISA 操作规程也不是一成不变的,要根据实验条件适时变动温育时间、标本浓度、显色试剂及显色时间等。

4.5　结论与展望

城市是人类生产生活的主要区域,随着城市化进程的加剧,人们越来越关注身体的健康问题,气象与人体的健康也开始进入人们关注的范畴。目前国内对医疗气象方面的研究在各种系统的疾病中开展起来,研究的方面主要集中在气象与呼吸系统疾病、循环系统疾病、消化系统疾病以及内分泌系统的关系。天气变化对人体健康影响的研究方法大多集中在统计学上,其究竟如何对人体健康造成影响的,以及影响的机理机制还有待研究。作为国内医疗气象学研究新的研究手段,本章运用动物实验的方法,探讨了热浪天气对心脑血管疾病影响的研究方法。

文章从动物实验室的建设到具体的实验过程进行了详细论述,并得出了以下几点结论:

(1)在进行具体实验之前,需根据动物实验室的要求建设动物实验室,要求使动物的饲养房和实验室的温度、噪音、光照、湿度等都要能够达到实验的要求。并且要选择合适的实验动物的模型即自发性高血压大鼠。

(2)作为动物实验的基础性工作,应确定好如何进行适应饲养,包括适应性饲养过程中的温度、光照、湿度等控制。其次,确定具体的实验方式:动物的麻醉采用腹腔注射戊巴比妥钠的方法来麻醉;用腹主动脉采血的方法来采取动物的血液标本;动物血压的测量应采用直接测量的方法进行测量,以及熟练掌握麻醉、采血和测血压中的动作要领。

(3)在实验效果评估的基础上,选择了几种具有代表性的指标,并通过在不同时间点的采血检测,得出最佳的采血时间点。提出应根据不同的冷空气模型设计不同的分组方式,确保在最佳时刻测得大鼠体内的各种激素水平。

(4)对试剂盒检测 ELISA 法的实验前质量控制和实验过程中的质量控制的每一个环节

进行了论述,提出在操作过程一定要严格注意 ELISA 法操作规程以确保检测结果的准确性。

另外,实验中所使用的人工气候箱具有温、压、湿气象要素同时交变工作的性能,能够自动控制环境温度、相对湿度和气压,降温迅速,并能在保证压力和温度的前提下提供新鲜的空气,以满足多组大鼠的呼吸需要。其仪表能每隔 10 s 记录一次温、压、湿的数值,并以曲线的形式直观地显示出来。在此条件下观察遗传背景、基础病变、饲养环境均一致的大鼠,在不同冷空气模型冷刺激后与心脑血管疾病相关的各种激素水平的变化情况,可以客观评价不同冷空气模型对大鼠心脑血管疾病发病的影响,并且使实验易重复,不受季节限制,为研究心脑血管疾病提供了可靠的实验平台。

由于国内医疗气象学的研究起步较晚,经过前辈们多年的努力,我国的医疗气象取得了长足的进步,但与国际水平相差还比较大,目前我国主要的研究方法主要集中于统计学方法,而医疗气象学更需要运用气象学与流行病学、毒理学相结合的方法,解释和探索天气气候与疾病、健康之间的因果关系。因此提出几点展望:

(1)由于医疗气象是一门跨学科的边缘学科,因此需要进一步加强气象工作人员与从医人员之间的合作。

(2)尽管天气条件与疾病之间的关系已经有了很多研究,但多以描述和统计相关性的研究,缺少机理的研究,气象条件是如何来改变人体生理、内分泌、免疫等系统的,需要进一步研究。

(3)利用气象条件对疾病病理研究的结果可为医疗气象预报做好服务,做好疾病的预防。总之,进一步加强医疗和气象两学科的深入研究和合作,医疗气象学将为人类的健康做出更大的贡献。

参考文献

[1] P. D. Altland, B. Highman M. P. Dieter. Reduced Exercise Performance of Rats at Sea Level after Altitude Acclimatization:Changes in Serum Enzymes, Glucose,Corticosterone anVd Tissue Structu're[J]. Int. J. Biometeor, 1969,**13**(2):173-181.

[2] Bhartendu, I. A. Menon. Effects of Atmospheric Small Negative Ions on the Oxygen Consumption of Mouse Liver Cells[J]. Int J Biometeor 1978,**22**(1):43-52.

[3] Francois Ballouxl, Lori—Jayne Lawson Handley, Thibaut Jombart, *et al*. Climate shaped the worldwide distribution of human mitochondrial DNA sequence variation[J]. Proc. R. Soc. B . 2009,**276**:3447-3455.

第5章
动物实验研究方案及实验关键问题

炎热夏季,气温的上升带来了许多健康问题,引起死亡和发病率增加[1~3]。除中暑外,心血管和呼吸系统疾病也有显著增加[4,5]。在心血管系统的死因中,受影响比较显著的病常见于心梗和缺血性心肌病,尤其是有既往心血管疾病的人群和老年人群[6,7]。热刺激时,机体通过增强心肌收缩、增加心输出量、扩张外周血管进行散热。有研究表明,热刺激后血液中儿茶酚胺类激素水平增加[8,9]。尽管如此,这类激素的活性在受到热刺激时减弱[10],但能够与心肌组织的 β1 受体结合从而使心肌收缩加强,输出血量增加,利于散热。研究还发现,热刺激后血液中的舒血管物质增加,主要为 NO,它介导了血管的扩张[11]。在此过程中,内脏组织的供血量减少,而外周血量增加,从而利于机体的散热[12]。但是在病理情况下,如 AS(动脉粥样硬化)病人。AS 主要表现为血管内皮功能障碍而促发粥样硬化的形成(形成冠心病的基本原因),这过程导致了血管舒缩功能异常,即维持血管舒张的 NO 和收缩的 ET 平衡被破坏。收缩力学实验表明,AS 血管的舒张能力较正常血管少 38% 左右。AS 导致血管内皮重构,一方面导致血管狭窄,另一方面重构造成 NO 减少或者活性减弱,从而引起血管的反常收缩。若造成冠状动脉 AS,则在热刺激下会出现管腔狭窄甚至因心肌收缩增强而造成血管痉挛和梗塞,从而使得心梗和缺血性心肌病的死亡和发病增加。此外,扩张功能受到损害的血管还可能导致 AS 病人散热效率降低,造成机体温度升高快和降温慢,从而进一步加重热刺激对机体的损害。尽管如此,此机理还未得到有利的证实。由此本研究将会选择 Apoe-/-AS 小鼠作为研究对象,通过对其进行热刺激进而证实上述假说。另外,考虑到老年人群更易受到热刺激的影响[6]其机制或许也与由其血管舒缩功能减退而造成的散热效率减少有关。由此,本研究还将选择老年小鼠作为研究对象从而探讨老年人群更易受到热刺激影响的机制。此外,通过利用高温过程刺激健康大鼠和高血压大鼠,并检测其体内心脑血管危险因子的变化,以此来推导高温天气对心脑血管疾病的危险。

5.1 研究计划

本项目首先通过收集南京市近 10 年的气象资料,分析其高温热浪发生特征,并结合一定的人群资料,探讨南京热浪对当地居民健康的影响,尤其是对冠心病疾病急诊率及死亡率的影响;然后,在已有的统计学分析基础上,选择大、小鼠作为研究对象,模拟两次实际热浪过程对小鼠进行刺激,通过检测若干心血管危险指标的变化情况,探讨热浪对心血管疾病影响的相关机制。

5.1.1　研究的主要内容

（1）AS机体和老年机体散热效率研究

假说：AS和老年小鼠的散热效率小于健康成年小鼠，而NO促进物BH4能使AS和老年小鼠散热效率增加。

研究的设想：统计流行病学研究表明热刺激对心血管系统的影响主要见于心血管疾病人群和老年人群。高温条件下机体主要表现为外周血管扩张，心排血量增加，从而加速散热。然而，AS粥样硬化血管和老年血管的舒张能力受到严重的损害，在热刺激下会导致机体散热效率减慢，造成的损害将小于对健康机体的损害。由此可见，通过利用AS和老年小鼠模拟经历热刺激过程并监测血压、心率和体温的变化，以此探讨热刺激AS机体和老年机体的散热状况，从而为流行病学现象提供依据。此外，通过给予动物NO生成物BH4探讨NO的生成增加是否有利于增加AS和老年机体散热从而减少热刺激的危害。

（2）热刺激对AS和老年机体心血管系统的影响

假说：热刺激可能会引起AS机体和老年机体心肌缺血及心肌细胞的坏死，通过上调α1受体、β1受体增强冠脉收缩和心肌收缩，而增加ET分泌及减少NO分泌从而增强热刺激程度。通过给予能够促进NO合成的BH4可能会减轻这种损害。

研究的设想：儿茶酚胺和α1、β1受体结合分别收缩内脏血管（包括冠脉）和加强心肌收缩，从而使心肌耗氧量增加、心排出血量增加。热刺激时它们的上调使外周血量增加，从而有利于机体散热。由于AS和老年机体血管舒缩功能受到损害和退化，它们的散热受到障碍，机体为适应这种变化使得心肌收缩加快，这或许是使得它们在热刺激条件下更易受到影响的原因。本研究通过使AS、老年和健康小鼠经受热刺激，检测和比较α1受体、β1受体、HIF-α、NO、ET及心肌组织的病理变化，从而探讨热刺激造成老年和心血管疾病人群更易受影响的原因，并给予BH4治疗以寻找减轻热刺激带来的心血管系统损害的物质，从而为热刺激对心血管疾病人群和老年人群带来的负面影响提供预防措施。

（3）高温热浪发生发展时，突然强降温对心血管系统的影响

假说：夏季强对流天气的降雨降温能使心脑血管疾病危险性增加，而BH4促NO生成物能够减少这种损害。

研究的设想：强降水过程中高温会突然降低，这种降温可能会引起心脑血管疾病的危险性增加。AS导致血管处于收缩状态，温度的急剧下降可能造成血管收缩加剧，严重造成冠状动脉发生痉挛，从而造成心肌缺血。由此本研究将探讨这种急剧的温度转换是否能够加重高温天气对心血管系统的影响，从而为人群在高温环境下的预防保健提出理论支持。

（4）高温热浪对健康大鼠和高血压大鼠心脑血管疾病危险性研究

探讨高温热浪对心脑血管疾病危险因子的影响。通过对南京10年高温热浪天气进行分析，并统计高温天气中的平均大气温度和时间。利用此高温过程对大鼠进行刺激，并检测心脑血管疾病危险因子如血脂、血黏度等。

5.1.2　关键问题

为排除如社会经济、居住条件、地理环境、行为因素、是否服用相关药物以及是否采取保护措施等外界因素的影响,毒理学实验的方法是用来研究热浪对相关疾病影响机理的最合理方法。而质量控制是实验的关键,选择什么样的实验动物,由哪些检测指标入手十分重要,而准确的实现天气过程的模拟以及指标的检测是关乎实验成果的关键环节,避免混杂因子干扰实验结果、保证试验仪器的精度以及合理的实验设计与规范的操作是实现研究意义的必要。为保证研究的真实性和可靠性,实验过程中的关键问题和难点如下:

(1)热浪过程的准确模拟:大量的研究提示气象因子中与心血管疾病的发生、发展关系最为密切的是气温,而预防医学及气象领域内已有的相关实验研究大多是通过对动物或者人群进行一定时间的某恒定高温刺激实现的,这并不能反映自然界的实际天气过程对机体的刺激,对此,实现模拟变温过程很有必要,同时,要保证试验仪器完成模拟的准确度。

(2)实验动物及相应的心血管功能因子的合理选择,以及检测指标的准确检验。

5.1.3　研究区域

本文选择南京地区作为探讨热浪对冠心病影响机理的研究区域。南京的地理坐标位于 $118°22'E$ 至 $119°14'E,31°14'N$ 至 $32°37'N$ 之间,属于典型的北亚热带季风气候区域,容易受到冬、夏季风的交替影响,四季变化分明,冬冷夏热,季节温差较为明显而有规律,且夏季较长,素有"火炉"之称。已有研究通过分析当地高温天气的持续时间、日最高气温以及 14 h 相对湿度的特征,将南京夏季的高温分为以下类型(见表 5.1):持续型闷热、持续型干热、间断型闷热、间断型干热、突发型闷热和突发型干热[13]。南京距离太平洋海岸线仅 300 公里,常年空气湿度较高,该地区发生的高温过程多为闷热型高温天气,夏季,常持续处在西太平洋副热带高压及大陆高空暖高压脊的控制下,在大气环流及海气相互作用的影响下,持续型高温,即热浪发生频繁。

表 5.1　南京夏季高温天气分型[13]

	高温闷热	高温干热
持续型	高温日持续 3 天及以上; 14 时相对湿度≥45%	高温日持续 3 天及以上; 14 时相对湿度<45%
间断型	任意两个高温日之间存在一个非高温日; 14 时相对湿度≥45%	任意两个高温日之间存在一个非高温日; 14 时相对湿度<45%
突发型	高温日只持续两天,且前后 48 小时以上未达到高温标准;14 时相对湿度≥45%	高温日只持续两天且前后 48 小时以上未达到高温标准;14 时相对湿度<45%

另外,南京作为我国人口密度较大的主要城市之一,城市化水平较高,并且随着社会经济的不断发展,城市规模及人口数量仍在发展。热浪对当地人民健康影响严重,尤其是对心脑血管疾病患者及老年人群有更大的威胁。已有研究表明,在全球变暖的大背景下,近几十年来,南京夏季的气温也在不断增高[14],虽然增速不及全国平均水平,但考虑到其特殊的地理条件与气候背景,加之日益明显的城市热岛效应,研究南京夏天高温、热浪天气过程的发生及其对居民健康可能造成的影响很有意义。

5.1.4 研究的技术路线

如图 5.1 是本项目动物实验研究的技术线路图。围绕研究四个方面的内容,确定监测的生化指标,通过这些指标的分析,揭示高温热浪对心血管疾病的影响及机制。

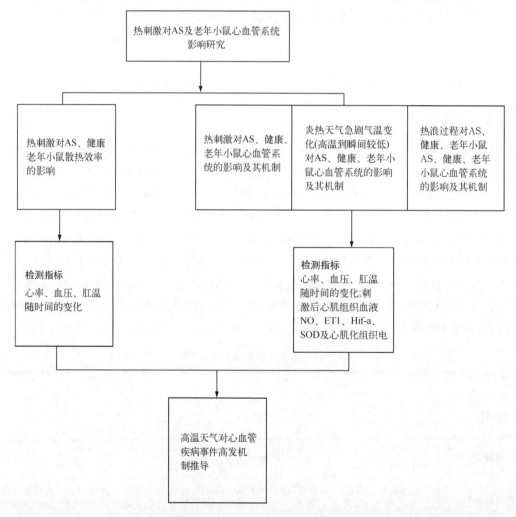

图 5.1 高温热浪天气对心血管疾病影响的研究技术线路图

5.2　动物实验设计

5.2.1　实验场地

拥有适宜的环境对实验动物的饲养十分重要,实验场地的选取及设计关系到实验成果。实验动物饲养室的气温、湿度、光照及噪声都需严格控制。本文实验场地设在中国气象局兰州干旱气象研究所医疗气象实验室,实验室布局如图 4.1 所示。其中,A 是仓库,用于存放动物饲养所需的器具、饲料和垫料等材料,具备一般的防火、防虫设施;B 是实验操作室,内有人工气候箱及操作台,设有消毒槽、紫外消毒灯、高速离心机、低温冰箱、恒温器、通风设备、相关药品及器械等。主要的实验操作大多在此进行,包括:热浪过程的模拟,实验动物体重、肛温的监测,小鼠血浆和心脏组织匀浆的采集等;C 为更衣室;D 为消毒室;E 是实验动物适应空白期以及对照组动物的饲养室,具有通风和消毒设施,并可控制达到实验要求的噪声标准及光照时间;F 为废弃物等污染处理通道。

5.2.2　实验对象选取

生理学实验是探讨气象因素对机体造成病理影响的重要手段,已有的科学研究中,最为常用的实验动物有青蛙、家兔、小鼠、大鼠、豚鼠、犬、猫和猪等。其中,鼠类具有体型小、繁殖周期短、易于饲养、与人类基因结构相似等特点,因此,是医学实验中最为常用的实验动物[15]。国内外多数气象与心脑血管疾病关系的实验研究均采用鼠类作为研究对象。其中,小鼠的体温调控能力强,对气温变化最为敏感,因此,我们选用小鼠作为本次热浪实验的研究对象。另外,统计学研究结论表明,热浪对心血管疾病等慢性病患者以及老年人的影响更剧烈,这是否与心血管疾病患者内皮功能受损、血管舒张能力下降,老年人血管功能减弱而造成的机体散热效率下降有关,又是否与其他一些心血管疾病危险因子在热应激下的变化有关? 对此,本次实验选择采用 ApoE-/-动脉粥样硬化模型小鼠作为探讨冠心病的疾病模型鼠。载脂蛋白 E(Apolipoprotein E,ApoE)是血浆中多种脂蛋白的重要组成部分,可以通过结合脂质及其受体,与脂质代谢过程密切相关,同时也是参与激活水解脂肪的酶类,与免疫调节及神经组织的再生有关,所以 ApoE 的基因多态性与血脂水平、动脉粥样硬化的形成与发展程度紧密相关。缺少 ApoE 会造成血浆中脂质清除障碍,使得脂质物质堆积,严重时可导致血管粥样硬化的发生。C57BL/6J――KO(ApoE)小鼠因剔除 ApoE 基因,表现出异常高血脂症状,在 3 月龄时即出现动脉脂肪堆积,并且随着月龄增加会出现大量类似动脉粥样硬化前期的损伤,17 月龄时小鼠脑内出现脂瘤性纤维瘤,同时还有脂质小球和泡沫细胞。ApoE 基因作为目前国内外研究的热点之一,与冠心病、高脂血症、脑梗塞及慢性乙型肝炎等疾病相关,而且基因敲除小鼠所致的高脂血症和动脉粥样硬化模型是缘于遗传因素损伤,其病变特点更接近人类,所以 ApoE 基因剔除小鼠是比较公认的研究多种相关疾病的重要模型。同时,本研究还选用 8 周龄 C57BL/6J 健康小鼠和 15 月龄 C57BL/6J 老年小鼠作为研究对象,共同研究机体在热浪中受到高温影响的机制。因此,本实验研究对象为 ApoE-/-小鼠和健康、老年的 C57BL/6J 小鼠。

5.2.3 指标筛选

热浪作为环境刺激的一种,对机体的影响主要通过神经系统活动进行调控,尤其是交感神经系统。动物实验发现,热刺激时,机体可通过增强心肌收缩、增加心输出量及扩张外周血管进行散热,引起肛温、体重发生变化[16]。可见,血管的收缩舒张在机体热应激反应中至关重要。血管内皮素-1(ET-1),是调节心血管功能的重要因子,对维持基础血管张力与心血管系统稳态起重要作用,有利于血管的收缩,而 NO 的作用通常与 ET-1 相反,主要通过促进血管扩张,减少血栓的形成,对心血管系统具有保护作用。关于高温环境对两者表达含量影响的相关研究较少,有研究认为,高温刺激可以使得实验动物体内 ET-1 水平降低,但是也有实验证明 ET-1 含量在高温刺激后并无明显变化[17]。而热刺激后,血液中以 NO 为主的舒张血管物质会有所增加,介导血管扩张[18]。此过程中,内脏组织供血量减少,外周血量增加,从而有利于机体散热[19]。可见,机体可通过改变 ET-1 和 NO 的含量,调节血管扩张,增加机体散热,适应热环境。而老年机体及病理情况下,如发生动脉粥样硬化时,由于机体血管舒张能力或内皮功能下降,体内 NO、ET-1 的表达量有所变化,使得机体散热效率下降,体内热量堆积,可能进一步加重热刺激造成的伤害,但是,此机理尚未被证实。因此,本文选择血浆 ET-1 和 NO 作为心血管功能检测指标,同时监测体温、体重的变化。另外,四氢生物蝶呤(BH4),是一种稳定的内皮源信使[20],可以促进体内 NO 的生成,利于冠状动脉血管舒张的病理学扩张,亦被证实是一种抗自由基药物[21],可缓解冠心病的发展。本次实验首次添加外源性补充 BH4 药物实验组,观察其作用。

已有研究表明,外界过高的温度易使机体免疫功能下降并产生热应激反应,激活热应激基因表达,使得体内热应激蛋白 HSPs 水平上升,从而对热环境达到适应[22,23]。HSPs 可作为机体热应激能力与机体热耐性的敏感性特异指标,同时,还与机体自身免疫及神经功能相关。但是持续时间较长的高温刺激是否使之产生变化,而该指标水平的变化与冠心病的发生发展又有何关系仍需进一步观察。因此,本文选取 HSPs 家族中的 HSP60 作为一个研究指标。

动脉粥样硬化是冠心病发生的病理基础,临床研究表明,氧化应激及炎症反应在动脉硬化损伤的发生发展中起重要作用。在外界刺激或者某些病理条件下,机体内部的氧化与抗氧化作用平衡会遭到破坏,产生大量氧自由基,使得机体处于氧化应激状态,并引起脂质过氧化、细胞毒性作用,破坏血管内皮,促进不稳定斑块形成,此外,还可加剧炎症反应,共同促进粥样硬化的发展[24,25]。超氧化物歧化酶(SOD),具有特殊的生理活性,是生物体重要的抗氧化酶、清除机体自由基的首要物质。已有研究发现,冠心病患者体内 SOD 含量更少、活性更低,同时,高温刺激会使得动物机体 SOD 活性下降。所以,测定心脏 SOD 活性对探讨热浪对心脏抗氧化功能的影响很有意义。1999 年 Ross 提出了动脉粥样硬化是一种炎症性疾病的说法。心血管疾病患者体内炎症标志物水平较高[26],而此前,也有动物实验发现,热应激大鼠早期的炎性因子水平有上升趋势[27]。肿瘤坏死因子(TNF)、可溶性细胞间黏附分子-1(sICAM-1)作为反映机体炎症水平的标志,其表达量的增加往往与急性血管疾病事件有关。因此,检测热浪后 TNF 与 sICAM-1 的含量有利于从炎症反映角度探讨热浪对冠心病的影响。SOD、TNF 和 sICAM-1 这三个指标即为热相关冠心病危险因子。

综上所述,本研究共选取小鼠体重、肛温、血浆 ET-1、血浆 NO、心肌组织匀浆 HSP60、心肌组织匀浆 SOD、血浆 TNF 和血浆 sICAM-1 八个指标,探讨热浪对机体的影响。

5.3 资料来源与仪器材料

5.3.1 资料来源

(1)气象资料:南京观象台(站号:58238)2001—2010 年 6—8 月逐时气象资料数据(包括温度、相对湿度和风速等气象要素)。

(2)人群资料:江苏省疾病预防控制中心提供了南京某区域 2006 年(6 月)、2010 年(7—8 月)逐日死亡数据,以及 2010 年(7—8 月)逐日急诊数据,包括总死亡人数(急诊人数)、死因(病因)等信息。

5.3.2 实验仪器与试剂

(1)TEM1880 气象环境模拟试验箱(GDJS-500L,Pulingte. Co,China)

产自天津普林特环境试验设备有限公司(图 5.2)。该设备可以准确模拟气温的变化,同时,每 10 s 记录一次箱体内部气温数值,并以曲线的形式直观地显示出来,模拟效果准确。图中 a 为试验箱主体,用于热浪过程的模拟,可将实验小鼠放入其中接受刺激,箱体内容积为 500 L,800 mm×700 mm×900 mm;b 是试验箱主控板,可设定热浪过程中各时段气温值、程序运行方式(定值或者程式)、程式段数、循环设置、预约设置等,同时,可以实时监测气候箱模拟曲线;图 c 为通信软件,用于电脑实时监控试验箱体内温度变化情况。模拟试验箱的温度控制范围为 −30∼120℃,波动范围为 ±0.5℃,温度均匀度为 ±0.2℃,升降温速率为 0.01∼1.3℃/min,并可依实验需求进行调整。根据试验需求和基本功能,试验箱内不断有新鲜的氧气(空气)补入,以满足实验小鼠的生理需求,并装有吸音海绵,确保气候箱在工作状态下箱体内噪音可控制在 50 dB 以内,避免对小鼠产生不利影响。

(2)TH212 专用测温仪

由北京鸿鸥成运科技有限公司生产。测温范围在 −30∼50℃ 之间,精度达到 ±0.2℃,分辨率为 0.1℃,标准传感器规格:Φ2×10 mm。用于小鼠肛温的测量。

(3)电子天平

T-Y 系列天平,产自常熟双杰测试仪器厂。去皮称量范围为 0∼1000 g,分辨率为 0.1 g,称台尺寸:Φ135 mm;T-B215D 天平,产自美国丹佛仪器公司,量程为 60 g,精度 0.01 g,称台尺寸:Φ80 mm。用于实验过程中动物体重以及相关药品重量的测量。

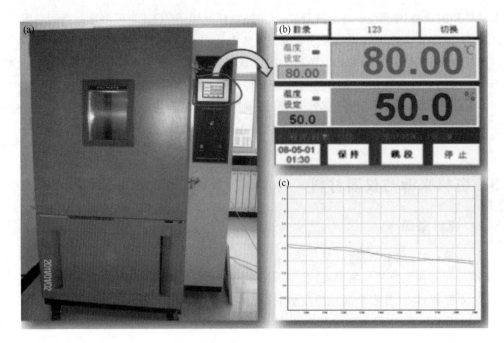

图 5.2　TEM1880 环境气象模拟箱

(a)主箱；(b)可编程控制器主控板；(c)通信软件

(4)TDZ4-WS 低速自动平衡离心机

由长沙平凡仪器仪表有限公司生产。最高转速为 4000 r/min,最大相对离心力 2200×g,角转子容量 20×7 ml(真空管),定时范围 1 s～99 min,噪音≤60 dB(A)。用于分离得到小鼠血浆及心肌组织溶液的上清液。

(5)749540-0000 微量电动组织匀浆器

Kimble Chase,美国。用于小鼠心脏组织匀浆。

(6)试剂盒

血管内皮素-1(ET-1)酶联免疫分析测定试剂盒:EIAab,中国；

一氧化氮(NO)硝酸还原酶法试剂盒:南京建成,中国；

蛋白定量考马斯亮蓝法测试盒:南京建成,中国；

总超氧化物歧化酶(T-SOD)黄嘌呤氧化酶法试剂盒:南京建成,中国；

热休克蛋白 60 kDa(HSP60)酶联免疫分析测定试剂盒:EIAab,中国；

肿瘤坏死因子(TNF)酶联免疫分析测定试剂盒:EIAab,中国；

细胞间黏附分子 1(sICAM-1)酶联免疫分析测定试剂盒:EIAab,中国。

(7)其他设备及试剂

全自动酶标仪、超低温冰箱(Thermo705,美国)、灌胃器、水合氯醛、手术器械、四氢生物蝶呤(BH4)、生理盐水等。

5.4　研究方法

5.4.1　ICD-10 国际疾病分类标准

人群急诊及死亡数据的疾病分类统计过程中,严格按照 ICD-10 国际疾病分类标准进行,具体标准如表 5.2 所示。

表 5.2　ICD-10 疾病分类标准[28]

疾病名称	ICD-10 编码
高血压病	I 10 02—I 21 11
冠心病	I25.1
脑血管病	I60.001—I69.803
循环系统疾病	I00—I99

5.4.2　动物饲养与建模方法

为消除外界环境变化对实验小鼠产生的影响,实验前的适应性饲养是必要阶段。小鼠对环境气温的变化十分敏感,为防止不必要的刺激,饲养室气温严格控制在 27℃ 左右。同时,环境湿度控制在较为适宜的 45% 左右,并通过改造门窗、使用吸音窗帘等手段,确保实验室内噪声不超过 60 dB 的最大标准,防止噪音过大对小鼠心血管系统造成影响。光照条件对调节动物生理机能有重要意义,已证实,光照对鼠类生殖过程、视网膜功能等有明显影响,因此,将实验室内昼夜节律严格控制为 12 h/12 h(8:00—20:00),以保证小鼠正常的生理机能。另外,时刻保证实验室内清洁,并有合理的通风换气,控制气流速度为 0.13~0.25 m/s。

动脉粥样硬化模型的建立:根据已有的公认建模方法[29],对 ApoE-/-小鼠采用西方饮食方式,即高脂饲料(10% 猪油、10% 胆固醇、2% 胆盐,其余为基础饲料),饲养 8 周,培养动脉粥样硬化模型小鼠,实验室其他条件不变。

5.4.3　酶联免疫吸附检测法

酶联免疫吸附检测法(ELASA 法)是医学检测领域广泛应用的检测方法,具有灵敏度高、特异性强的特点。本研究选择采用 ELASA 法试剂盒检测小鼠血浆 ET-1、心脏组织匀浆 HSP60、血浆 TNF 和心脏组织匀浆 sICAM-1 的水平。

测定原理:应用双抗体夹心酶标免疫分析法测定标本中 ET-1(HSP60、TNF、sICAM-1)的水平。用纯化的抗体包被微孔细胞板,制造成固相抗体,往包被有固相抗体的微孔中依次按序加入标准品或受检样品、生物素化的 ET-1(HSP60、TNF、sICAM-1)抗体、HRP 标记的亲和素,经过彻底洗涤后用底物 TMB 显色。TMB 在过氧化物酶的催化下转化成蓝色,并在酸的作用下转化成最终的黄色,颜色的深浅和样品中所对应的 ET-1(HSP60、TNF、sICAM-1)水平呈正相关。用酶标仪在 450 nm 波长下测定吸光度(OD 值),计算样品浓度。

操作步骤:

实验开始前,将各试剂平衡至室温(试剂不能直接在 37℃溶解);试剂或样品稀释时,均需混匀,尽量避免起泡。保证预测样品稀释后在试剂盒检测范围内,计算时再乘以相应的稀释倍数。

(1)加样:分别设置空白孔、标准孔、待测样品孔。除空白孔外,其余孔内分别加入标准溶液或待测样品 100 ul,轻轻混匀,酶标板加上盖,在 37℃温育条件下反应 120 min。

(2)弃去液体,甩干,不用洗涤。直接每孔加检测溶液 A 工作液 100 ul(使用前半小时内配制),轻轻晃动混匀,酶标板加上覆膜,在 37℃温育条件下反应 60 min。

(3)弃去液体,甩掉酶标板内的液体,在实验台上铺垫几层吸水纸,酶标板朝下用力拍几次,使用推荐的洗涤缓冲液,将至少 0.4 ml 的洗液注入孔内,浸泡 1～2 min,弃掉,甩干(也可轻拍将孔内液体拍干),重复洗板 3 次。

(4)每孔加检测溶液 B 工作液 100 μl,酶标板加上覆膜,在 37℃温育 60 min,洗板 5 次(方法同 3)。

(5)依序每孔加底物溶液 90 μl,37℃避光显色。

(6)依序每孔加终止溶液 50 μl,终止反应。

(7)用酶联仪在 450 nm 波长依序测量各孔的光密度(OD 值)。

计算方法:

以标准物的浓度为横坐标,OD 值为纵坐标,在对数坐标纸上绘出标准曲线。根据样品的 OD 值,由标准曲线查出相应的浓度,再乘以稀释倍数;或用标准物的浓度与 OD 值计算出标准曲线的回归方程式,将样品 OD 值代入方程式,计算出样品浓度,再乘以稀释倍数,即为样品的实际浓度。

5.4.4 硝酸还原酶法

本次研究应用硝酸还原酶法试剂盒测定小鼠血浆 NO 水平。

测定原理:

NO 化学性质活泼,在体内代谢很快转为 NO_2^- 和 NO_3^-,而 NO_2^- 又进一步转化为 NO_3^-,本法利用硝酸还原酶特异性将小鼠血浆中的 NO_3^- 还原成 NO_2^-,通过显色情况测定其浓度的高低。

操作步骤表：

表 5.3　NO 测定操作步骤

	空白管	标准管	测定管
双蒸水(ml)	0.1	—	—
100 μmol/L 标准应用液(ml)	—	0.1	—
样品(ml)	—	—	0.1
混合试剂(ml)	0.4	0.4	0.4
混匀,37℃准确水浴 60 min			
试剂三(ml)	0.2	0.2	0.2
试剂四(ml)	0.1	0.1	0.1
充分混匀 30 s,室温静置 40 min,3500～4000 r/min,离心 10 min,取上清显色			
上清(ml)	0.5	0.5	0.5
显色剂(ml)	0.6	0.6	0.6
混匀,室温静置 10 min,蒸馏水调零,550nm,0.5cm 光径,测各管吸光度值			

计算方法：

$$NO\ 含量(\mu mol/L) = \frac{测定管吸光度-空白管吸光度}{标准管吸光度-空白管吸光度} \times 标准品浓度 \times 样品测试前稀释倍数$$

5.4.5　考马斯亮蓝法

用于小鼠心脏组织匀浆蛋白定量的测定。

测定原理：

蛋白质分子具有$-NH_3^+$基团,当棕红色的考马斯亮蓝显色剂加入蛋白标准液或样品中时,考马斯亮蓝染料上的阴离子与蛋白$-NH_3^+$结合,使溶液变为蓝色,通过测定吸光度可计算出蛋白含量。

操作步骤：

样本前处理：称取待测组织的重量,按重量(g)：体积(ml)＝1：9 的比例加入 9 倍体积的生理盐水,经过机械匀浆、离心处理,取上清液用生理盐水按 1：9 稀释成 1%组织匀浆,待测。

表 5.4　蛋白定量测试操作步骤

	空白管	标准管	测定管
双蒸水(ml)	0.05	—	—
0.563 g/L 标准应用液(ml)	—	0.05	—
样品(ml)	—	—	0.05
考马斯亮蓝显色剂(ml)	3.0	3.0	3.0
混匀,静置 10 min,于 595 nm 处,1 cm 光径,双蒸水调零,测各管 OD 值			

计算方法：

$$蛋白浓度(g/L)=\frac{测定管吸光度-空白管吸光度}{标准管吸光度-空白管吸光度}\times标准品浓度(0.563 \ g/L)$$

5.4.6　黄嘌呤氧化酶法

用于小鼠心脏组织匀浆超氧化物歧化酶活性的测定。

测定原理：

通过黄嘌呤及黄嘌呤氧化酶反应系统产生超氧阴离子自由基(O^{2-})，后者氧化羟胺形成亚硝酸盐，在显色剂的作用下呈现紫红色，用可见光分光光度计测其吸光度。当被测样本中含 SOD 时，则对超氧阴离子自由基有专一性的抑制作用，使形成的亚硝酸盐减少，比色时测定管的吸光度值低于对照管的吸光度值，通过公示计算可求出被测样品中的 SOD 活力。

操作步骤见表 5.5。

表 5.5　总 SOD(T-SOD)活力测定的操作步骤

试剂	测定管	对照管
试剂一应用液(ml)	1.0	1.0
样品(ml)	$5\mu l$	—
双蒸水(ml)	—	$5\mu l$
试剂二(ml)	0.1	0.1
试剂三(ml)	0.1	0.1
试剂四应用液(ml)	0.1	0.1
充分混匀，置37℃恒温水浴或气浴 40 min		
显色剂(ml)	2	2
混匀，静置 10 min，于波长 550 nm 处，1 cm 光径比色杯，双蒸水调零，比色		

动物组织匀浆中 SOD 活力的计算方法：

定义：每毫克组织蛋白在 1 ml 反应液中 SOD 抑制率达 50％时所对应的 SOD 值为一个 SOD 活力单位(U)。

计算公式：

$$总 SOD 活力=\frac{对照 OD 值-测定 OD 值}{对照 OD 值}\div50\%\times\frac{反应液总体积}{取样量}\div待测样本蛋白浓度$$

参考文献

[1] Pudpong N, Hajat S. High temperature effects on out-patient visits and hospital admissions in Chiang Mai, Thailand. *Sci Total Environ* 2011,**409**:5260-5267.

[2] Tong S, Wang X Y, Guo Y. Assessing the short-term effects of heatwaves on mortality and morbidity

in brisbane, australia: comparison of case-crossover and time series analyses. *PLoS One* 2012, **7**: e37500.

［3］ Ye X, Wolff R, Yu W, *et al*. Ambient temperature and morbidity: a review of epidemiological evidence. *Environ Health Perspect* 2012, **120**: 19-28.

［4］ Basagana X, Sartini C, Barrera-Gomez J, *et al*. Heat waves and cause-specific mortality at all ages. *Epidemiology* 2011, **22**: 765-772.

［5］ Michelozzi P, Accetta G, De Sario M, *et al*. High temperature and hospitalizations for cardiovascular and respiratory causes in 12 European cities. *Am J Respir Crit Care Med* 2009, **179**: 383-389.

［6］ Kenny G P, Yardley J, Brown C, *et al*. Heat stress in older individuals and patients with common chronic diseases. *CMAJ* 2010, **182**: 1053-1060.

［7］ Wolf K, Schneider A, Breitner S, *et al*. Air temperature and the occurrence of myocardial infarction in Augsburg, Germany. *Circulation* 2009, **120**: 735-742.

［8］ Escourrou P, Freund P R, Rowell L B, *et al*. Splanchnic vasoconstriction in heat-stressed men: role of renin-angiotensin system. *J Appl Physiol* 1982, **52**: 1438-1443.

［9］ Kregel K C, Johnson D G, Seals D R. Tissue-specific noradrenergic activity during acute heat stress in rats. *J Appl Physiol* 1993, **74**: 1988-1993.

［10］ Kregel K C, Gisolfi C V. Circulatory responses to vasoconstrictor agents during passive heating in the rat. *J Appl Physiol* 1990, **68**: 1220-1227.

［11］ Kellogg D L, Jr, Crandall C G, Liu Y, *et al*. Nitric oxide and cutaneous active vasodilation during heat stress in humans. *J Appl Physiol* 1998, **85**: 824-829.

［12］ Hall D M, Baumgardner K R, Oberley T D, *et al*. Splanchnic tissues undergo hypoxic stress during whole body hyperthermia. *Am J Physiol* 1999, **276**: G1195-1203.

［13］ 朱卫浩. 热浪对冠心病影响的机理研究［D］. 南京信息工程大学, 2013.

［14］ 张国存, 查良松. 南京近 50 年来气候变化及未来趋势分析［J］. 安徽师范大学学报: 自然科学版, 2008, **31**(6): 580-584.

［15］ 张书余. 医疗气象预报［M］. 北京: 气象出版社, 2010.

［16］ 罗海吉, 吉雁鸿, 张云山, 等. 高温应激下补充 L－精氨酸对小鼠免疫功能的影响［J］. 氨基酸和生物资源, 2002, **24**(1): 35-38.

［17］ 秦世贞, 俞启福. 高温, 噪声对大鼠血浆部分生化指标的影响［J］. 海军总医院学报, 1998, **11**(2): 131-134.

［18］ Kellogg D L, Crandall C G, Liu Y, *et al*. Nitric oxide and cutaneous active vasodilation during heat stress in humans［J］. Journal of Applied Physiology, 1998, **85**(3): 824-829.

［19］ Hall D M, Baumgardner K R, Oberley T D, *et al*. Splanchnic tissues undergo hypoxic stress during whole body hyperthermia［J］. American Journal of Physiology－Gastrointestinal and Liver Physiology, 1999, **276**(5): G1195-G1203.

［20］ 李红云, 姚咏明. 生物蝶呤的生物学效应及其在脓毒症中的意义［J］. 生理科学进展, 1999, **30**(4): 303-308.

［21］ 张华, 王峰, 陆伟, 等. 叶酸与四氢生物蝶呤对高脂血症兔内皮功能的影响［J］. 实用医药杂志, 2005, **11**(22): 997-999.

［22］熊一力，邬堂春. 高温对大鼠热应激蛋白的影响［J］. 中华航空医学杂志，1995，**6**（4）：202-204.

［23］李亚洁，廖晓艳，李利. 高温高湿环境热应激研究进展［J］. 护理研究，2004，**18**（9A）：1514-1517.

［24］张志辉，周胜华，祁述善，等. 氧化应激，炎症与冠心病患者冠状动脉斑块的关系［J］. 中南大学学报（医学版），2006，**31**（4）：556-558.

［25］刘阳，张义，李英杰. 冠心病患者氧化－抗氧化平衡检测及其临床意义［J］. 武警医学院学报，2010（009）：717-719.

［26］陈瑗，周玫. 氧化应激－炎症在动脉粥样硬化发生发展中作用研究的新进展［J］. 中国动脉硬化杂志，2008，**16**（10）：757-762.

［27］郑春雨，张伟，梁永刚. 热应激大鼠早期炎性因子水平及乌司他丁干预的效果［J］. 医学研究生学报，2011，**24**（1）：25-28.

［28］郭建新，朱晖，魏民. 新疆某院老年住院患者循环系统疾病统计分析［J］. 中国医疗前沿，2011，**6**（20）：96-96.

［29］白慧称，李军，刘敬浩，等. 高脂膳食对小鼠生化及病理形态的影响［J］. 中国比较医学杂志，2010，**20**（1）：41-45.

第6章

高温热浪对心脑血管疾病的影响

人类健康与天气变化存在一定联系,近年来,极端天气多发,不仅给社会经济带来损失,也危害着人体健康。流行病学和统计学研究都已证实,高温热浪发生时,冠心病事件的发生明显增加,每次热浪期间都会有大量人群因热暴露而入院或者死亡。Kunst 等[1]通过研究1979—1987 年间极端天气与死亡的关系,发现在热浪引起的死亡中,26%是由心脑血管病引起。陆晨等[2]发现,高温天气期间,心脑血管疾病就诊率占总就诊人数的 35.1%,其中冠心病就诊率达 10.8%。同时,热浪更易对心血管疾病患病人群及老年人造成影响。其间所涉及的影响机制仍没有得到合理的解释。目前我国约有 2.3 亿人患冠心病、心力衰竭、高血压等心血管疾病,每年因心脑血管疾病死亡的人数近 300 万,而且该病的发病和死亡率仍呈增长趋势[3]。冠心病即冠状动脉粥样硬化型心脏病,大多是由于冠状动脉发生动脉粥样硬化、粥样硬化斑块堆积甚至堵塞血管内壁而发生狭窄,引起心脏供血供氧不足而引发一系列心脏不适症状的一类心血管疾病。动脉血管粥样硬化病变的病理过程一般从内皮损伤开始,并可能与机体内多种细胞因子的活动相关,已有研究发现,氧化应激和炎症反应可能参与了冠心病等心血管疾病的发生发展,而极端高温天气对机体生理指标、内皮标志物、炎性因子等影响的研究极少,高温热浪引起冠心病事件发生的机制可能与以上指标水平在高温刺激下的变化有关,已患有动脉粥样硬化的群体及血管功能下降的老年群体更是高危人群。目前国内气象系统已开展了疾病的专业气象预警预报,但这些预报大多较笼统,所用的医学指标多来源于流行病学方面的统计数据,并不能准确地对热浪的危害做出预警。然而,基于动物实验的研究仍非常有限,为了更好地降低热浪对人类健康的影响,目前急需探讨热浪引发和加重心脑血管疾病的机制,对此,本研究综合利用医疗气象学和生理学实验手段,选择健康小鼠、动脉粥样硬化模型鼠(ApoE-/-小鼠)、老年小鼠作为研究对象,收集并模拟了一次实际的热浪过程,通过对实验动物的热刺激,收集相关指标以推导热浪对冠心病的影响机理,为今后深入开展冠心病等心脑血管疾病气象预警及疾病预防工作奠定基础,给预防气象因素剧烈变化对人类健康的损害提供科学依据。

6.1 材料与方法

6.1.1 试验仪器和材料

TEM1880 气象环境模拟箱(天津普林特环境试验设备有限公司提供),可以提供温、湿、压联合试验环境,温度可控于−30~120℃,波动范围±0.5℃,湿度可控范围为 30%~98%,

波动度为±3%RH(≥75%RH)，±0.5%RH(<75%RH)，根据试验需求和基本功能，试验箱可提供高低温、湿热联合试验环境，同时保证实验过程中有新鲜空气补入，以满足实验动物的正常呼吸需求。

TH212专用测温仪，范围在−30～50℃之间，精度和分辨率为±0.2℃、0.1℃。医用离心机，电子天平，超低温冰箱，酶标仪。

水合氯醛、四氢生物蝶呤(BH4)、血管内皮素(ET-1)ELISA试剂盒、一氧化氮(NO)硝酸还原酶法试剂盒、总超氧化物歧化酶(T-SOD)羟胺法试剂盒、细胞间黏附因子(s-ICAM)ELISA试剂盒、热应激蛋白60(HSP60)ELISA试剂盒、肿瘤坏死因子(TNF)ELISA试剂。

6.1.2　热浪实验曲线

收集南京观象台(站号:58238)2001—2010年6—8月份的逐时气象要素数据。热浪的标准根据中国气象局规定及华东地区相关研究拟定，将日最高温度≥35℃称为高温日，连续3 d及以上的高温天气过程称为热浪。许遐祯等对南京热浪研究发现，热浪的持续时间对人体的影响很小[4]，另外考虑到动物的耐热性，本文选取了一次南京持续时长为3 d的实际热浪过程以做探讨，实验模拟温度曲线模型选择为2001年7月9—11日的热浪过程，模拟曲线如图6.1所示。对照组实验温度选取为27℃。

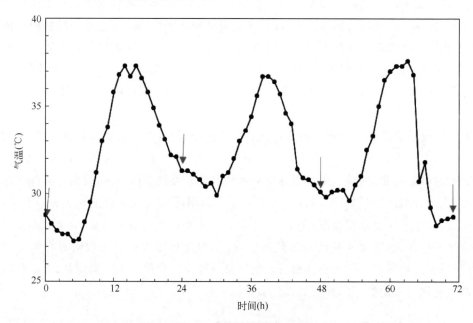

图6.1　热浪实验温度曲线

(箭头所指为实验模拟组小鼠体温体重采样点，对照组采样为同时间点)

6.1.3　实验动物及分组

实验对象选用36只8周龄雄性SPF级小鼠(C57BL/6/J健康小鼠和ApoE-/-小鼠各18只)以及18只SPF级老年小鼠。其中ApoE-/-小鼠是由同种系的C57BL/6/J小鼠敲除载脂蛋白 E(ApoE)基因培育所得,因其发病特征与人类相近,是比较公认的动脉粥样硬化模型鼠,广泛应用于相关心血管疾病的研究中。对 ApoE-/-小鼠采用高脂膳食(10%猪油、10%胆固醇、2%胆盐,其余为基础饲料)适应性饲养 8 周,进行动脉粥样硬化模型的建立[5],其他实验鼠给予正常饲料饲养。实验小鼠由北京维通利华实验动物技术有限公司提供,许可证编号 SCXK(京)2011-0012,高脂饲料购自北京科澳协力有限公司。

饲养环境噪音控制在 60 dB(A)以下,昼夜光照节律 12 h/12 h(每日光照时间 08:00—20:00),实验室温度 27℃,此温度为 10 年间南京夏季的平均温度。给予小鼠充足的饲料和水,垫料是胶囊状玉米芯,并每日进行实验鼠垫料的更换。每日对小鼠进行捉拿训练以减少实验过程中捉拿带来的额外影响。

依据体重大小将 18 只健康小鼠分配至 6 个区组,每个区组 3 只,再将 3 只小鼠随机分配到对照组、热浪组、热浪四氢生物蝶呤(Tetrahydrobiopterin , BH4)组中,每个分组共有 6 只小鼠。其中,BH4 作为稳定的内皮源信使以及 NO 的合酶,可以影响到冠状动脉血管的病理学扩张,同时它也是一类抗自由基药物[6],添加 BH4 研究组,有助于探讨热浪对动物机体反应的影响及冠心病的发生机制。

6.1.4　实验过程

实验前对所有小鼠进行 8 周适应性空白对照饲养,其中,对 ApoE-/-小鼠进行高脂饲料建模,其他小鼠给予普通饲料,食物与水保持充足,动物饲养室内,光照节律 12 h/12 h(08:00—20:00),室温和相对湿度分别控制在 27℃ 和 45%。并在最后一天对热浪 BH4 组小鼠进行 BH4 药物灌胃,剂量为 10 mg/kg,其余组小鼠给予生理盐水。空白对照饲养后,按照上述方法对各组小鼠进行分组,依照热浪模型手动设置气象环境模拟箱内的温度变化过程,将热浪组及热浪 BH4 组放入人工气象环境模拟箱,暴露于热浪过程,接受高温刺激。对照组饲养条件同空白对照适应期。期间,各组小鼠可自由摄食及饮水,气候箱内光照节律仍控制为 12 h/12 h(08:00—20:00)。

6.1.5　体温和体重监测

整个热浪过程持续 72 h,过程中逐日观察小鼠状况并测量体重、肛温,对热浪 BH4 组进行药物灌胃。采样时间点如图 6.1 箭头所示。

6.1.6　血浆分离和心肌组织溶液收集

模拟过程结束后,利用腹腔注射水合氯醛溶液(7%水合氯醛,0.3 ml/100 g)将各组实验小鼠麻醉后,利用手术器械进行断头采血。所采血样进行 3000 rpm×10 min 离心,分离血浆并储存于 -20℃低温冰箱待检。

另外,摘取小鼠心脏,取心尖部称重,并加入 9 倍 0.9%生理盐水进行匀浆,于 3000 r 离心 15 min,取上清液于 -20℃存储待检。

6.1.7 指标检测

测定前,将血浆冻品在37℃条件下进行解冻,利用 ELISA 试剂盒和酶标仪对血浆 ET-1、sICAM-1 以及 TNF 进行处理和测定,利用硝酸还原酶法对血浆 NO 进行测定。同理,将小鼠心肌组织液冻品复溶,利用羟胺法测定心肌组织 SOD 活性,用 ELISA 法对心脏 sICAM-1、HSP60 的含量进行测定。具体检测方法见 4.3、4.4,操作严格按照试剂盒说明书进行。

6.1.8 统计分析

利用 SPSS19.0 软件建立数据库并对所有指标数据进行统计分析和处理,计量数据均以均数±标准差($\bar{x}\pm s$)表示,计算方差齐性后利用单因素方差分析(One-Way ANOVA)对三组间各指标结果进行差异检验分析,两组间比较采用独立样本 t 检验(Independent-Sample T test)。$P<0.05$ 即为差异具有统计学意义。

6.2 高温热浪天气对冠心病小鼠的影响及其机制

6.2.1 实验结果分析

6.2.1.1 体重与肛温

三天逐日监测实验冠心病小鼠体重、肛温变化。如图 6.2 所示,各组小鼠在实验前后体重稍有增加($P>0.05$);随着热浪过程的发生发展,各组小鼠肛温均呈上升趋势,其中实验前后,热浪组升高 0.7℃、热浪 BH4 组升高 0.2℃、对照组升高 0.1℃,热浪组与对照组相比肛温升高的差异较明显($P<0.01$),热浪 BH4 组和对照组相比差异没有统计学意义($P>0.05$)。

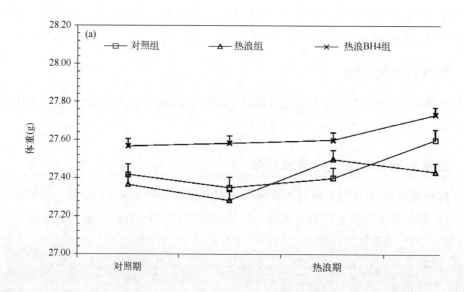

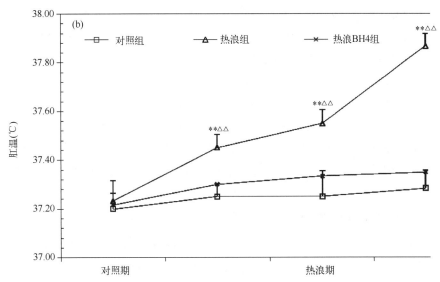

图 6.2　对照组与热浪组(热浪暴露期为 3 天)冠心病小鼠体重(a)、肛温(b)变化图
（＊＊$P<0.01$ 与对照组相比；△△$P<0.01$ 与同期热浪 BH4 组相比）

6.2.1.2　SOD 变化分析

由图 6.3 可见，与对照组相比，热浪刺激使得热浪组小鼠心脏组织中的 SOD 活性明显下降($P<0.01$)，下降了 37.75 U/mgprot*。BH4 组 SOD 活力也有所减低，但是差异不具有统计学意义($P>0.05$)；热浪组与 BH4 组相比 SOD 活性也低，差异显著($P<0.01$)。由此可知，冠心病小鼠热暴露 3 天可使它心脏组织的 SOD 活力下降，而 BH4 可以缓解热浪对冠心病小鼠 SOD 活力下降的影响。

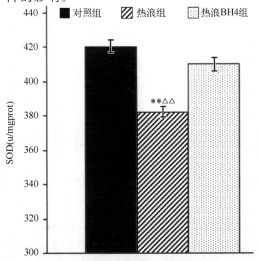

图 6.3　冠心病小鼠心脏组织 SOD 实验结果分析图
（＊＊$P<0.01$ 与对照组相比；△△$P<0.01$ 与同期热浪 BH4 组相比）

＊mgprot 为毫克蛋白

心脏组织 SOD 活力下降,可导致心脏组织氧自由基过多,脂质过氧化反应加剧,造成内皮细胞和心功能损伤,引起心肌缺血;同时,产生的大量活性氧(ROS)会直接损伤血管内皮细胞,使得 NO 灭活,并氧化血液中的脂蛋白,使胆固醇沉积在血管壁上,形成动脉粥样硬化[7]。陈瑗等[8]指出氧化损伤是冠状动脉硬化形成的一个重要机制,SOD 减少越多说明氧化损伤愈严重,脂质代谢愈紊乱。可见,SOD 这类特殊蛋白的活性与冠心病等心血管疾病的发生存在联系。动脉粥样硬化患病机体 SOD 活性较低[9],是易受热浪危害的高危群体。由此分析可知,高温热浪可导致冠心病患者心脏组织 SOD 活性下降[10],使心脏组织氧自由基过多,造成血液中的脂蛋白氧化加剧,加速胆固醇在血管壁上的沉积,形成动脉粥样硬化,致使冠心病病情加重。

6.2.1.3 ET-1、NO 及 ET-1/NO 的变化

由图 6.4(a)可以看到,冠心病小鼠在实验前后各组鼠体内的 ET-1 水平没有任何影响,不具有统计学差异($P>0.05$);图 6.4(b)为小鼠体内 NO 的变化,小鼠的热浪组和热浪 BH4 组相对于对照组差异显著($P<0.01$),其中热浪组 NO 水平较对照组高出 10.36 μmol/L,热浪 BH4 组的 NO 水平高于热浪组($P<0.05$),有显著上升,其值为 34.46 μmol/L;图 6.4(c)显示的是 NO 与 ET-1 之间的比值情况,可以看到,其整体变化趋势与 NO 相似,小鼠的热浪组与热浪 BH4 组其比值相对于对照组有明显的上升($P<0.01$),热浪 BH4 组与对照组及热浪组差异显著($P<0.01$),具有统计学意义。热浪组相对于对照组,比值虽有上升但不具有统计学差异($P>0.05$)。

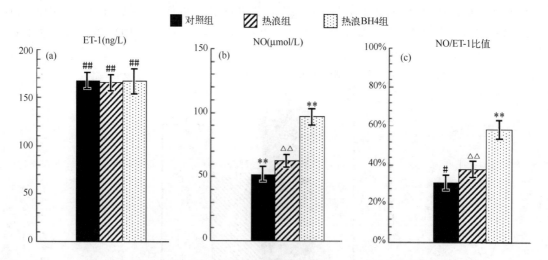

图 6.4　冠心病小鼠 ET-1(a)、NO(b)以及 NO/ET-1 比值(c)的结果对比图

(** $P<0.01$ 与对照组相比;＃＃$P>0.05$ 实验前后各组鼠体内的 ET-1 相比;

△△$P<0.01$ 与同期热浪 BH4 组相比;＃$P>0.05$NO/ET-1 的热浪组与对照组相比)

血管内皮素-1(ET-1)是由血管内皮细胞和心肌细胞分泌的一类多功能生物活性多肽,是目前已知最强烈的血管收缩因子[11]。内皮源性的一氧化氮(NO)是机体内主要的血管舒张因子,可促进血管平滑肌舒张,使得血管扩张。所以,ET-1 与 NO 作为调节动物体内血管

收缩平衡及心血管功能的重要因子,在冠心病病理机制研究中有重要地位[12]。两者的比值可以反映血管舒张水平。上述分析表明热浪刺激对小鼠 ET-1 水平没有影响,高温热浪使 NO 明显增加,使得 NO/ET-1 平衡偏向血管扩张一侧,增强机体散热,促进体温下降。随着热浪过程的发生发展,冠心病小鼠内皮释放的 NO 不足以缓解热浪的影响,使得小鼠体温随着热浪影响的时间增加上升幅度愈明显。BH4 作为一种一氧化氮合酶(NOS),实验结果表明,它可以增加冠心病小鼠体内释放的 NO 水平,增强机体散热效率,降低热浪对冠心病小鼠的危害。

6.2.1.4 HSP60 变化分析

热休克蛋白(HSPs)也称热应激蛋白,研究表明[13~16],高温热浪可使机体免疫功能下降并产生热应激反应,使得体内 HSPs 水平上升,促进免疫调节,从而达到对热环境的适应。HSP 家族与自身免疫性疾病、动脉粥样硬化等疾病的发生发展有密切关系。HSP60 是 HSP 家族中的重要一员,周吴刚等[17]发现冠心病患者血清 HSP60 水平与冠脉病变程度相关,Zhang 等[18]提出 HSP60 的表达水平与冠心病发病风险极为相关,高表达群体的患病风险可高出数倍。李小林等[19]通过小鼠实验得出,口服 HSP60 可能通过扩增调节性 T 细胞而诱导机体产生抗原特异性免疫耐受,从而抑制动脉粥样硬化形成。可见 HSP60 与冠心病的形成与发展存在联系。本次实验通过模拟热浪刺激,观察小鼠在持续性高温后体内 HSP60 表达变化,并探讨其在冠心病发病过程中可能产生的作用。

如图 6.5 是各组小鼠心肌组织中 HSP60 的实验结果,从图中看出热浪组、BH4 组的 HSP60 与对照组比较均有增加,其中热浪组小鼠 HSP60 含量显著高于对照组(P<0.05),高出 1.43 ng/ml,而 BH4 组上升幅度较小(P>0.05),仅高于对照组 0.25 ng/ml,并显著低

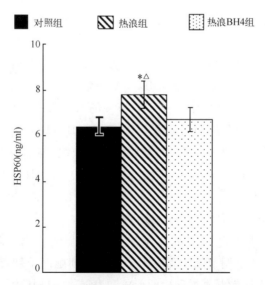

图 6.5 冠心病小鼠的 HSP60 实验结果分析图

(* P<0.05 与对照组相比;△P<0.05 与热浪 BH4 组相比)

于热浪组水平($P<0.05$)。由此可见,热浪可诱导冠心病小鼠心肌组织 HSP60 含量明显增加。王贺等[20,21]研究指出机体在热刺激下产生的过多的 HSP60 可以活化免疫细胞,诱导内皮细胞、巨噬细胞分泌大量 ICAM-1、TNF-α 等炎性细胞因子,通过引起机体免疫应答,使得巨噬细胞、平滑肌细胞表面的 HSP60 及其抗体结合、产生抗体复合物,损伤内皮,增加炎性细胞黏附及脂质沉积,从而形成动脉粥样硬化。动物和人体粥样硬化斑块中均发现有 HSP60 的高度表达[22]。阻断 HSP60 引起的免疫反应可能成为防治动脉粥样硬化的有效途径[23]。可见,HSP60 所致的自身免疫反应及炎症反应在冠心病的发病中有重要作用。因此热浪可引发热应激,使小鼠心脏组织中 HSP60 的表达水平升高。HSP60 可促进炎性因子表达上升及炎症细胞聚集,同时引起机体免疫应答,加速动脉粥样硬化,导致冠心病病情加重。BH4 可增加机体散热,减轻热应激反应,使 HSP60 表达水平下降,从而对机体产生保护作用。

6.2.1.5 TNF 与 sICAM-1 变化分析

越来越多的研究表明,动脉粥样硬化可能是一种炎症性疾病,炎症反应在动脉硬化早期形成及发展过程中有着关键作用,因此机体炎性标志物水平是探讨动脉粥样硬化相关疾病机理的关键[24]。细胞因子是机体主要的炎症介质,其中肿瘤坏死因子(TNF)是具有全身效应的细胞因子,它的两种形式 TNF-α 和 TNF-β,炎症活性相似[25],可参与机体的炎症反应、免疫反应,引起心肌细胞损伤或重构,与心肌缺血程度及冠心病等心血管疾病的发生密切相关。另外,TNF-α 等细胞因子还可诱使黏附分子(ICAM-1)表达增加[26]。林昌勇等[27,28]研究指出,炎症的发生正是始于白细胞与血管内皮间的黏附作用,在 ICAM 的介导下,白细胞、血小板可实现黏附聚集,炎症细胞会黏附于血管内皮,并渗透到内皮细胞下分泌细胞活性物质,导致血管平滑肌细胞增生、形成泡沫细胞,造成动脉粥样硬化形成及发展。所以,TNF 和 ICAM-1 可能标志着机体炎症反应程度,是冠心病的独立危险因子[29~31]。检测两者血浆水平为冠心病发病机制的进一步研究提供了依据。

已证明,细胞因子与机体热应激、热适应密切相关[32]。持续性高强度的热刺激可能导致机体过热,TNF 等细胞因子表达显著上升,引发炎症损伤[33]。潘志国等[34]提出热刺激可增加 TNF-α 的释放,损伤血管内皮细胞,而 TNF-α 的水平依赖于温度和时间。由图 6.6(a)可见,热浪组小鼠 TNF 水平较对照组显著上升($P<0.01$),增幅可达 1.19 pg/ml。BH4 的作用使得 BH4 组小鼠体内 TNF 水平的变化幅度得到减缓,与对照组相比,BH4 组 TNF 水平稍有上升,为 0.36 pg/ml,组间差异不显著($P>0.05$),而 BH4 组小鼠 TNF 水平显著低于热浪组($P<0.05$),差值为 0.83 pg/ml。可见,热浪可使机体 TNF 水平升高,导致冠心病发病或病情加重。它是热浪引发冠心病发病的机制之一。

热浪可通过诱导机体 TNF 表达水平增加,加大小鼠冠心病风险的主要机制为[35~38]:(1)激活体内炎症系统,通过调节细胞黏附因子等多种细胞因子和炎性介质,加重动脉粥样硬化斑块的炎性反应,促进动脉粥样硬化的形成和发展;(2)破坏内皮细胞结构,使其通透性增高,增加血中胆固醇穿透内膜在血管内壁的沉积。内皮与血管通透性、机体免疫、炎症反应等生理反应有密切关系,在心肌缺血等心脑血管类疾病等多种疾病的研究中占有重要地位。内皮细胞和平滑肌细胞上 TNF-α 的表达可以贯穿于早期的内膜增厚直到形成阻塞性斑块的过程中[39]。(3)损伤血管、心肌结构,破坏心脏功能。研究证实,TNF-α 在病理情况下可持续大量产生,并在心肌组织累积[40]。TNF-α 过多,可破坏心肌细胞内钙平衡[40]、影响 LPS(脂多糖)水平[41],导致心肌受损、心脏功能衰减;也可通过促中性粒细胞黏附、浸润和活化,促进活性氧及蛋白水解酶释放等途径迫害心肌组织与功能[25]。周亚峰等[42]发现高浓度的 TNF-α 可促进心肌和血管内皮细胞凋亡,这种破坏作用随 TNF-α 的作用时间和浓度的增加而加剧。(4)诱导 ICAM-1、血栓素等血管活性物增加,造成血黏度增加,促进原癌基因转录,产生血小板源性生长因子,促进血小板凝集,破坏血凝与抗血凝平衡,利于血栓的形成。(5)抑制脂蛋白酯酶活性,加速肝脏脂肪酸合成,使得脂质过氧化反应加强,诱导脂质浸润血管内膜,形成动脉硬化斑块,同时控制巨噬细胞的胆固醇代谢,利于脂质物质沉积于血管壁而增加冠脉疾病风险。

如图 6.6(b)所示,热浪可诱使冠心病小鼠机体 sICAM-1 水平显著增加,而 BH4 可以缓解该影响。模拟过程结束时,与对照组相比,热浪组小鼠血浆 sICAM-1 表达水平显著上升($P<0.05$),比对照组高出 18.43 pg/ml。热浪 BH4 组小鼠 sICAM-1 水平比对照组稍有增加,为 2.35 pg/ml,差异不具有统计学意义($P>0.05$)。热浪组 sICAM-1 表达水平显著高于 BH4 组($P<0.05$),差值为 16.08 pg/ml。

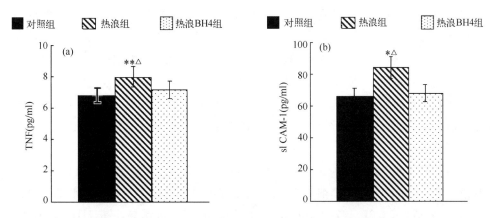

图 6.6　冠心病小鼠 TNF(a)和 sICAM-1(b)的实验结果分析图
(* $P<0.05$,** $P<0.01$ 与对照组相比;△$P<0.05$ 与热浪 BH4 组相比)

ICAM 是一类具有调节细胞与细胞或细胞与细胞外基质相互识别、黏附及信号传递作用功能的糖蛋白分子,广泛分布于体内,调节细胞的生长分化及细胞间相互作用,参与机体炎症与免疫应答、凝血及血栓形成等多种生理病理过程[26,43,44]。研究表明,血中 sICAM-1 是表征内皮细胞活化的标志[43],可反映冠脉炎症反应的程度。sICAM-1 是机体内主要的炎性因子,在内皮细胞与白细胞、血小板之间的细胞黏附作用中发挥着关键作用,sICAM-1 表达升高后,可通过诱导白细胞黏附于血管内皮,形成血栓,同时,介导的激活白细胞所产生的氧自由基和血管活性物质可引起内皮损伤;还可介导单核细胞与内皮黏附,而单核细胞黏附于内皮后可迁移至内膜下形成巨噬细胞并转化为泡沫细胞,影响机体脂质代谢[27,45]。另外,ICAM-1 可介导中性粒细胞与单核细胞相互黏附,形成释放颗粒物,从而易引起血管堵塞,所以 sICAM-1 与动脉粥样硬化及冠心病的发生发展密切相关[27]。Luc G 等[46]对 300 多名冠心病患者跟踪 5 年观察发现,血浆 sICAM-1 水平升高与心绞痛、心梗等疾病的发生及死亡事件相关。sICAM-1 每升高 100 ng/ml,冠脉事件风险将增加 30%[24]。外周血液 sICAM-1 水平的升高可能预示着健康人群发生心脑血管事件概率增加[47]。所以,高温热浪使得体内炎症反应加强,这可能是高温增加冠心病风险的一个原因。sICAM-1 可作为冠心病的危险因素之一,其浓度的变化对冠心病的发生发展及预后有一定的参考意义。

本次实验证实,添加 BH4 药物组小鼠受到热浪影响较小,TNF、sICAM-1 水平明显低于热浪组。Verma 等[48]通过大鼠离体心脏及体外培养的人心肌细胞实验发现,BH4 有抑制冠脉内皮细胞功能衰退的作用,并可减少脂质过氧化物的产生,减少心肌细胞损害。BH4也可抑制血小板聚集及血小板选择素的表达[25]。可见,BH4 可缓解高温热浪刺激造成的机体炎症因子的表达增加,从而减缓炎症反应造成的内皮损伤与心肌损伤,改善心肌微循环,保护心血管系统。

6.2.1.6 HIF-1α 的变化分析

缺氧诱导因子-1(hypoxia inducible factor-1,HIF-1)是一种具有转录活性的核蛋白,与缺氧适应、炎症过程中的大量相关基因的表达相关,可上调红细胞生成素、血管内皮因子等多种靶基因的转录[49]。Treinin 等[50]通过线虫实验证实,HIF-1α 在热耐受性及热适应响应有着重要作用,可在热环境下被诱发,但是主要体现在热应激的初始阶段,对于热应激的耐受仅能起到短暂的作用,不足以应付长时间的热刺激或是极端高温。赵爱华[51]指出 HIF-1α的含量与冠心病疾病的发生及患者病情程度相关,HIF 与冠心病等缺血性疾病发生发展可能存在密切关系,对此,本次实验通过模拟热浪刺激对小鼠的影响,探讨热浪发生时动物机体内 HIF 含量的变化。

实验结果如图 6.7 所示,热浪组冠心病小鼠体内 HIF-1α 含量与对照组相比明显增加,其上升值为 74.34 pg/ml,同时,热浪 BH4 组小鼠心脏匀浆 HIF-1α 表达水平低于对照组和热浪组,其值分别为 73.01、147.35 pg/ml。由此可知,热浪可诱导小鼠 HIF-1α 表达增加。HIF-1 与机体炎症反应、血管新生相关,Cramer 等[52]通过体外骨髓细胞实验证实,HIF-1α是组织浸润的黏附、迁移等过程中的关键因素,缺失 HIF-1α 甚至可导致炎症反应受到抑制。Sluimer 等[53]证实,颈动脉粥样硬化斑块中确实存在缺氧及 HIF-1α 表达增加的现象,导致动脉粥样硬化进一步发展。而减少 HIF-1α 的表达可通过抑制血管新生和炎症反应,改善相关疾病的病情[54]。可见,热浪刺激可通过诱导心肌组织中 HIF-1α 的表达增加,增大冠心病发病风险,而补充 BH4 可以缓解热刺激造成的影响,对机体起到保护作用。

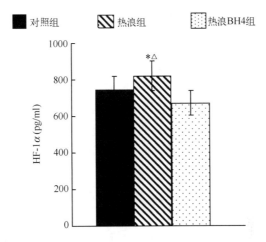

图 6.7　冠心病小鼠 HIF-1α 的实验结果分析图

（＊$P<0.05$ 与对照组相比；△$P<0.05$ 与热浪 BH4 组相比）

6.2.2　总结

本次实验利用气象环境模拟箱模拟了南京一次实际热浪天气过程，通过测定冠心病小鼠在热浪过程前后 ET-1、NO、HSP60、SOD、TNF、sICAM-1 和 HIF-1α 的水平，同时对比给予 BH4 的冠心病小鼠以上各指标的变化情况，初步探讨了热浪天气对冠心病的影响及其机理和 BH4 在机体热应激中的保护作用。

6.2.2.1　热浪天气对各种与冠心病相关的生化指标的影响

SOD 是维持体内氧化平衡及血管内皮功能的重要指标。热浪刺激使得冠心病小鼠心肌组织 SOD 活性明显下降，BH4 具有抗氧化作用，可缓解热浪对 SOD 活性的影响，外源性补充 BH4、SOD 等措施利于防治动脉粥样硬化发生及发展，减少高温热浪天气的危害；热浪刺激对小鼠 ET-1 水平没有任何影响，而 NO 明显增加，使得 NO/ET-1 平衡偏向血管扩张一侧，增强机体散热，促进体温下降。随着热浪过程的发生发展，冠心病小鼠内皮释放的 NO 不足以缓解热浪的影响，使得小鼠体温随着热浪影响的时间增加上升幅度愈明显。BH4 作为一种 NOS 合酶，实验结果表明，它可以增加冠心病小鼠体内释放的 NO 水平，增强机体散热效率，降低热浪对冠心病的影响；热浪可诱导冠心病小鼠心肌组织 HSP60 含量明显增加。BH4 可增加机体散热，减轻热应激反应，从而降低 HSP60 含量，降低热浪对冠心病的影响；TNF 和 sICAM-1 可表征机体炎症反应程度，热浪刺激诱使两者在机体的含量增加，促进动脉粥样硬化的形成，补充 BH4 可明显降低炎性指标水平；热浪刺激可使心肌组织中 HIF-1α 的表达增加，增大冠心病发病风险，而补充 BH4 可以缓解热刺激造成的影响，对机体起到保护作用。

6.2.2.2 热浪天气导致冠心病发生及加重的可能机理

综上分析热浪天气导致冠心病发生发展的可能机制是:热浪可诱导冠心病小鼠心肌组织 HSP60 含量明显增加,过多的 HSP60 可以活化免疫细胞,诱导内皮细胞、巨噬细胞分泌大量 ICAM-1、TNF-α 等炎性细胞因子,机体血浆中 TNF-α 和 sICAM-1 的增加,可以从 5 种机制方面导致冠心病的发生发展:(1)激活体内炎症系统,通过调节细胞黏附因子等多种细胞因子和炎性介质,加重动脉粥样硬化斑块的炎性反应,HIF-1α 表达增加,进一步加重了机体炎症反应,促进动脉粥样硬化的形成和发展;(2)破坏内皮细胞结构,使血管内膜通透性增高,另外,高温热浪使冠心病患者心脏组织 SOD 活性下降,导致心脏组织氧自由基过多,氧化血液中的脂蛋白加剧,使大量的胆固醇生成,加速胆固醇穿透内膜在血管内壁上的沉积,形成动脉粥样硬化,致使冠心病病情加重。(3)损伤血管、心肌结构,破坏心脏功能。TNF-α 在病理情况下可持续大量产生,并在心肌组织累积。过多 TNF-α 可破坏心肌细胞内钙平衡、影响脂多糖水平,高浓度的 TNF-α 可促进心肌和血管内皮细胞凋亡,这种破坏作用随 TNF-α 的作用时间和浓度的增加而加剧。(4)诱导 ICAM-1、血栓素等血管活性物增加,造成血黏度增加,促进原癌基因转录,产生血小板源性生长因子,促进血小板凝集,破坏血凝与抗血凝平衡,利于血栓的形成。(5)抑制脂蛋白酯酶活性,加速肝脏脂肪酸合成,使得脂质过氧化反应加强,诱导脂质浸润血管内膜,形成动脉硬化斑块,同时控制巨噬细胞的胆固醇代谢,利于脂质物质沉积于血管壁而增加冠脉疾病风险。这是高温热浪导致冠心病病情加重,甚至死亡的初步机理。为做好高温热浪预警和公众服务奠定了基本理论基础。

6.3 高温热浪天气对老年小鼠心脑血管系统的影响

6.3.1 实验结果分析

6.3.1.1 体重与肛温

逐日三天监测实验老年小鼠体重、肛温变化。如图 6.8 所示,各组小鼠在实验前后体重稍有增加($P>0.05$);随着热浪过程的发生发展,各组小鼠肛温均呈上升趋势,其中实验前后,热浪组升高 0.65℃,热浪 BH4 组升高 0.07℃,对照组升高 0.05℃,热浪组与对照组相比肛温升高的差异较明显($P<0.01$),热浪 BH4 组和对照组差异没有统计学意义($P>0.05$)。

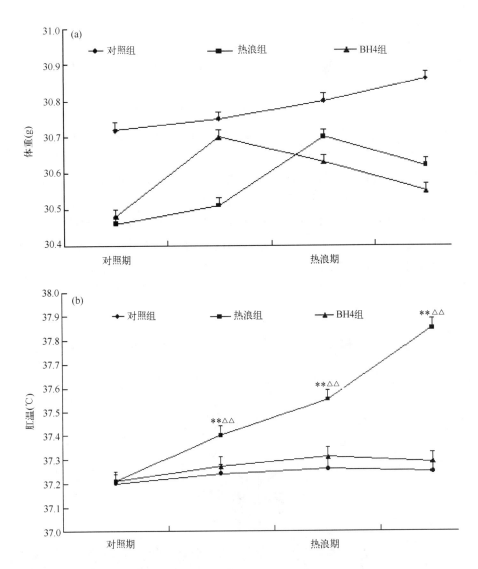

图 6.8　对照组与热浪组(热浪暴露期为 3 天)老年小鼠体重(a)、肛温(b)变化图

(＊＊ $P<0.01$ 与对照组相比；△△ $P<0.01$ 与同期热浪 BH4 组相比)

6.3.1.2　HSP60 的变化分析

热休克蛋白(HSPs)也称热应激蛋白，HSP 家族与自身免疫性疾病、动脉粥样硬化等疾病的发生发展有密切关系。HSP60 是 HSP 家族中的重要一员，周吴刚等[17]发现冠心病患者血清 HSP60 水平与冠脉病变程度相关，Zhang 等[18]提出 HSP60 的表达水平与冠心病发病风险极为相关，高表达群体的患病风险可高出数倍。李小林等[19]通过小鼠实验得出，口服 HSP60 可能通过扩增调节性 T 细胞而诱导机体产生抗原特异性免疫耐受，从而抑制动脉粥样硬化形成。可见 HSP60 与冠心病的形成与发展存在联系。本次实验通过模拟热浪刺激，观察小鼠在持续性高温后体内 HSP60 表达变化，并探讨其在心血管疾病发病过程中可

能产生的作用。

由图 6.9 所示的热浪实验中各组老年小鼠 HSP60 变化情况可以看出,各组小鼠受到热浪刺激后,与对照组相比,心肌组织 HSP60 含量均有不同程度的上升,热浪组和热浪 BH4 组分别上升了 0.382 ng/ml、0.081 ng/ml,其中热浪组上升的最显著,热浪 BH4 组比热浪组明显下降。由此可见,热浪可诱导老年小鼠心肌组织 HSP60 含量增加。文献[20,21]研究指出心肌组织过多的 HSP60 可以活化免疫细胞,诱导内皮细胞、巨噬细胞分泌大量 ICAM-1、TNF-α 等炎性细胞因子,通过引起机体免疫应答,使得巨噬细胞、平滑肌细胞表面的 HSP60 及其抗体结合、产生抗体复合物,损伤内皮,增加炎性细胞黏附及脂质沉积,从而形成动脉粥样硬化。动物和人体粥样硬化斑块中均发现有 HSP60 的高度表达[22]。阻断 HSP60 引起的免疫反应可能成为防治动脉粥样硬化的有效途径[23]。可见,HSP60 所致的自身免疫反应及炎症反应在冠心病的发病中有重要作用。因此热浪可引发热应激,使小鼠心脏组织中 HSP60 的表达水平升高,HSP60 可促进炎性因子表达上升及炎症细胞聚集,同时引起机体免疫应答,加速动脉粥样硬化,导致冠心病发生发展。BH4 可增加机体散热,减轻热应激反应,使 HSP60 表达水平下降,从而对机体产生保护作用。

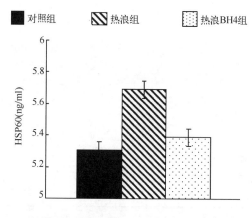

图 6.9　老年小鼠 HSP60 的变化图

6.3.1.3　TNF 与 sICAM-1 的分析

越来越多的研究表明[24,29,38],动脉粥样硬化可能是一种炎症性疾病,炎症反应在动脉硬化早期形成及发展过程中起着关键作用,因此机体炎性标志物水平是探讨动脉粥样硬化相关疾病机理的关键。细胞因子是机体主要的炎症介质,其中肿瘤坏死因子(TNF)是具有全身效应的细胞因子,它的两种形式 TNF-α 和 TNF-β,炎症活性相似[25],可参与机体的炎症反应、免疫反应,引起心肌细胞损伤或重构,与心肌缺血程度及冠心病等心血管疾病的发生密切相关。另外,TNF-α 等细胞因子还可诱使黏附分子(sICAM-1)表达增加[26]。

ICAM 是一类具有调节细胞与细胞或细胞与细胞外基质相互识别、黏附及信号传递作用功能的糖蛋白分子,广泛分布于体内,调节细胞的生长分化及细胞间相互作用,参与机体炎症与免疫应答、凝血及血栓形成等多种生理病理过程[26,43,44]。研究表明[43]血中 sICAM-1

是表征内皮细胞活化的标志,可反映冠脉炎症反应的程度。sICAM-1 是机体内主要的炎性因子,林昌勇等[27,28]研究指出,炎症的发生正是始于白细胞与血管内皮间的黏附作用,在 sI-CAM-1 的介导下,白细胞、血小板可实现黏附聚集,炎症细胞会黏附于血管内皮,并渗透到内皮细胞下分泌细胞活性物质,导致血管平滑肌细胞增生、形成泡沫细胞,造成动脉粥样硬化形成及发展,严重的可以形成血栓,所以 sICAM-1 与动脉粥样硬化及冠心病的发生发展密切相关[27]。Luc G 等[46]对 300 多名冠心病患者跟踪 5 年观察发现,血浆 sICAM-1 水平升高与心绞痛、心梗等疾病的发生及死亡事件相关。sICAM-1 每升高 100 ng/ml,冠脉事件风险将增加 30%[24]。

可见,TNF 和 ICAM-1 可能标志着机体炎症反应程度,是冠心病的独立危险因子[29~31]。检测两者血浆水平为冠心病发病机制的进一步研究提供了依据。

表 6.1　老年小鼠热浪天气暴露后各组 TNF 和 sICAM-1 含量变化表

		实验组	TNF(pg/ml)	sICAM-1(pg/ml)
		对照组	7.18±0.804	121.19±6.244
平均值±绝对偏差		热浪组	7.40±0.442	189.42±8.246
		热浪 BH4 组	7.24±0.923	139.81±2.651
P 值	单因素方差检验	三个实验组之间	0.349	0.000
	组与组之间的差异检验	对照组与热浪组	0.286	0.000
		对照组与热浪 BH4 组	0.469	0.003
		热浪组与热浪 BH4 组	0.394	0.000

如表 6.1 所示,给出了热浪暴露老年小鼠各组 TNF 和 sICAM-1 含量变化,把各组 TNF 的含量进行对比分析,热浪组老年小鼠 TNF 水平比对照组有所上升,增幅为 0.22 pg/ml。BH4 的作用使得 BH4 组小鼠体内 TNF 水平的变化幅度得到减缓,与对照组相比,BH4 组 TNF 水平稍有上升,增幅为 0.06 pg/ml,组间差异不显著($P > 0.05$)。可见,热浪可使机体 TNF 水平升高,但增幅较小;比较各组 sICAM-1 的含量,热浪组比对照组增加了 68.23 pg/ml,升高明显且有统计学差异($P < 0.01$);热浪组比热浪 BH4 组增加了 49.61 pg/ml,升高次之且有统计学差异($P < 0.01$);热浪 BH4 组比对照组增加了 18.62 pg/ml,稍有增加仍有统计学差异($P < 0.01$)。结果说明,热浪刺激对老年小鼠的 sICAM-1 分泌增加影响显著,灌胃四氢生物蝶呤(BH4)可以缓解热浪对老年小鼠分泌 sICAM-1 和 TNF 的影响。

如上实验结果可知,热浪天气暴露可诱导老年小鼠机体细胞因子 TNF 和 sICAM-1 分泌增加,可激活体内炎症系统[39],在 sICAM-1 的介导下,白细胞、血小板可实现黏附聚集,炎症细胞会黏附于血管内皮,并渗透到内皮细胞下分泌细胞活性物质,导致血管平滑肌细胞增生、形成泡沫细胞,促进动脉粥样硬化的形成和发展,严重的可以形成血栓;破坏内皮细胞结构,使其通透性增高[39],增加血中胆固醇穿透内膜在血管内壁的沉积,加快动脉硬化斑块形成。因此热浪天气可导致心血管疾病的发生发展。

本次实验证实,添加 BH4 药物组小鼠受到热浪影响较小,TNF、sICAM-1 水平明显低于热浪组。Verma 等[48]通过大鼠离体心脏及体外培养的人心肌细胞实验发现,BH4 有抑制冠脉内皮细胞功能衰退的作用,并可减少脂质过氧化物的产生,减少心肌细胞损害。BH4 也可抑制血小板聚集及血小板选择素的表达[25]。可见,BH4 可缓解高温热浪刺激造成的机体炎症因子的表达增加,从而减缓炎症反应造成的内皮损伤与心肌损伤,改善心肌微循环,保护心血管系统。

6.3.1.4 SOD 的变化分析

如图 6.10 所示,与对照组相比,热浪组 SOD 活性明显下降($P < 0.05$),降幅为 61.07 u/mgpro。BH4 组 SOD 活力也有所降低,降幅为 51.71 u/mgpro,差异也具有统计学意义($P < 0.05$);热浪组与 BH4 组 SOD 活性相比,差异不显著($P > 0.05$)。由此可知,老年小鼠热暴露 3 天可使它体内 SOD 活力下降,而 BH4 可以缓解热浪对老年小鼠 SOD 活力下降的影响。

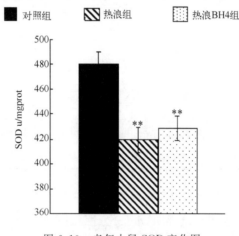

图 6.10 老年小鼠 SOD 变化图

($**$ $P < 0.01$ 与对照组相比)

心脏组织 SOD 活力下降,可导致心脏组织氧自由基过多,脂质过氧化反应加剧,造成内皮细胞和心功能损伤,引起心肌缺血,同时,产生的大量活性氧(ROS)会直接损伤血管内皮细胞,使得 NO 灭活,并氧化血液中的脂蛋白,使胆固醇沉积在血管壁上,形成动脉粥样硬化[7]。陈瑗等[8]指出氧化损伤是冠状动脉硬化形成的一个重要机制,SOD 减少越多说明氧化损伤愈严重,脂质代谢愈紊乱。可见,SOD 这类特殊蛋白的活性与冠心病等心血管疾病的发生存在联系。由实验结果和上述研究成果可知,热浪天气可导致老年小鼠 SOD 活性下降,致使心脏组织氧自由基过多,使氧化血液中的脂蛋白加剧,加速胆固醇在血管壁上的沉积,形成动脉粥样硬化,促使心血管疾病发生发展。

6.3.1.5 ET-1、NO 及 ET-1/NO 的变化

血管内皮素 1(ET-1)是由血管内皮细胞和心肌细胞分泌的一类多功能生物活性多肽,是目前已知最强烈的血管收缩因子[11]。内皮源性的一氧化氮(NO)是机体内主要的血管舒

张因子,可促进血管平滑肌舒张,使得血管扩张。ET-1 与 NO 作为调节动物体内血管收缩平衡及心血管功能的重要因子,在心血管疾病病理机制研究中有重要地位[12],两者的比值可以反映血管舒张水平。

NO 与 ET-1 是调节心血管功能的重要因子,其在体内的变化影响着血管的舒张与收缩,对维持基础血管张力与心血管系统稳态均起重要作用[12]。而血管的舒张度直接影响着体内热量的散失,在热浪期间,血管扩张有利于体内热量更多地通过体表进行散失,避免热的影响。

表 6.2　热浪暴露后老年小鼠 ET-1、NO 以及 NO/ET-1 比值的实验结果对比表

		实验组	ET-1(ng/L)	NO(μmol/L)	NO/ET-1(%)
平均值±绝对偏差		对照组	164.38±10.53	47.39±6.77	28.62±2.21
		热浪组	160.91±7.39	62.06±4.87	38.49±1.84
		热浪 BH4 组	164.19±16.21	90.47±9.15	55.19±1.63
P 值	单因素方差检验	三个实验组之间	0.905	0.000	0.000
	组与组之间的差异检验	对照组与热浪组	0.321	0.025	0.001
		对照组与热浪 BH4 组	0.486	0.000	0.000
		热浪组与热浪 BH4 组	0.368	0.000	0.000

由表 6.2 可知,老年小鼠在实验前后各组鼠体内的 ET-1 水平稍有下降,与对照组相比热浪组下降了 3.47 ng/L,热浪 BH4 组下降了 0.19 ng/L,但不具有统计学差异(P>0.05)。

表 6.2 给出了老年小鼠实验前后体内 NO 的变化结果,老年小鼠热浪组和热浪 BH4 组相对于对照组差异显著(P<0.01),其中与对照组相比热浪组的 NO 含量增加了 14.67 μmol/L,热浪 BH4 组增加了 43.08 μmol/L,并且热浪 BH4 组的 NO 水平高于热浪组(P<0.05),各组之间均具有统计学差异。

从表 6.2 给出的 NO 与 ET-1 之间的比值情况可以看到,其整体变化趋势与 NO 相似,老年小鼠热浪组、热浪 BH4 组与对照组相比有明显的上升(P<0.01),其中热浪组上升了 9.87%,热浪 BH4 组上升了 26.57%,热浪 BH4 组比热浪组升高了 16.7%,各组之间均存在显著的统计学差异(P<0.01)。

由如上实验结果分析可知,热浪暴露前后,热浪组和热浪 BH4 组的 NO 明显增加,其中灌胃四氢生物蝶呤(BH4)老年小鼠体内的 NO 增加的更加明显,与各组老年小鼠肛温测量结果对比分析发现,热浪组在 3 天热暴露中小鼠肛温逐日呈较明显的连续上升,而对照组和热浪 BH4 组上升较小。在热浪暴露结束后,热浪 BH4 组比对照组老年小鼠体内 NO 的含量多 43.08 μmol/L,热浪 BH4 组又比热浪组多 28.41 μmol/L,把各组小鼠 NO 的含量从高到低排列与对照组的肛温测量值对比,发现热浪组的 NO 上升水平明显偏低,小鼠肛温显著升高,而 NO 含量最高的热浪 BH4 组肛温升高的较小。

上述分析表明热浪刺激对小鼠 ET-1 水平影响很小,稍有下降。高温热浪使老年小鼠体内 NO 含量明显增加,使得 NO/ET-1 平衡偏向血管扩张一侧,增强机体散热,促进体温下

降。随着热浪过程的发生发展,老年小鼠内皮释放的 NO 不足以缓解热浪的影响,使得小鼠体温随着热浪影响的时间增加上升幅度愈明显。BH4 作为一种 NOS 合酶,实验结果表明,它可以增加老年小鼠体内释放的 NO 水平,增强机体散热效率,降低热浪对冠心病小鼠的危害。

6.3.1.6 HIF-1α 的变化分析

缺氧诱导因子-1(hypoxia inducible factor-1,HIF-1)是一种具有转录活性的核蛋白,与缺氧适应、炎症过程中的大量相关基因的表达相关,可上调红细胞生成素、血管内皮因子等多种靶基因的转录[49]。赵爱华[51]指出 HIF-1α 的含量与冠心病疾病的发生及患者病情程度相关,HIF 与冠心病等缺血性疾病发生发展可能存在密切关系,对此,本次实验通过模拟热浪刺激对小鼠的影响,探讨热浪发生时动物机体内 HIF 含量的变化。

实验结果如图 6.11 所示,热暴露结束后,热浪组老年小鼠体内 HIF-1α 含量与对照组相比明显增加($P<0.01$),其上升值为 169.68 pg/ml,同时,热浪 BH4 组小鼠心脏匀浆 HIF-1α 表达水平比热浪组低($P<0.05$),较对照组高($P<0.01$),其值分别为 51.63、118.05 pg/ml。由此可知,热浪可诱导老年小鼠 HIF-1α 表达增加。Cramer 等[52]通过体外骨髓细胞实验证实,HIF-1α 是组织浸润的黏附、迁移等过程中的关键因素,缺失 HIF-1α 甚至可导致炎症反应受到抑制。Sluimer 等[53]证实,颈动脉粥样硬化斑块中确实存在缺氧及 HIF-1α 表达增加的现象,导致动脉粥样硬化进一步发展。可见,热浪刺激可通过诱导心肌组织中 HIF-1α 的表达增加,可导致心血管疾病发病风险增大,而补充 BH4 可以缓解热刺激造成的影响,对机体起到保护作用。

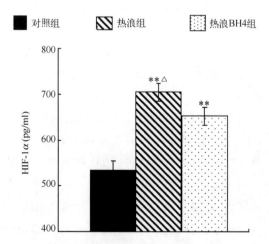

图 6.11 老年小鼠 HIF 的实验结果分析图

(＊＊ $P<0.01$ 与对照组相比;△$P<0.05$ 与热浪 BH4 组相比)

6.3.2 结论

本次实验利用气象环境模拟箱模拟了南京一次实际热浪天气过程,通过测定老年小鼠在热浪过程前后体重、肛温、ET-1、NO、HSP60、SOD、TNF、sICAM-1 和 HIF-1α 的值,同时对比给予 BH4 的小鼠以上各指标的变化情况,初步分析了热浪天气对老年小鼠的影响以及 BH4 在机体热应激中的作用。

6.3.2.1　热浪天气对老年小鼠各种相关生化指标的影响

(1)SOD 是维持体内氧化平衡及血管内皮功能的重要指标。热浪刺激使得老年小鼠心肌组织 SOD 活性明显下降,BH4 具有抗氧化作用,可缓解热浪对 SOD 活性的影响,外源性补充 BH4、SOD 等措施利于防治动脉粥样硬化发生及发展,减少高温热浪天气的危害。

(2)热浪刺激使小鼠 ET-1 水平稍有下降,而 NO 明显增加,使得 NO/ET-1 平衡偏向血管扩张一侧,增强机体散热,促进体温下降。随着热浪过程的发生发展,老年小鼠内皮释放的 NO 不足以缓解热浪的影响,使得小鼠体温随着热浪影响的时间增加上升幅度愈明显。BH4 是一种 NOS 合酶,实验结果表明,它可以增加老年小鼠体内释放的 NO 水平,增强机体散热效率,降低热浪对心血管疾病的影响。

(3)热浪可诱导老年小鼠心肌组织 HSP60 含量明显增加。BH4 可增加机体散热,减轻热应激反应,从而降低 HSP60 含量,降低热浪对老年小鼠心血管的影响。

(4)TNF 和 sICAM-1 可表征机体炎症反应程度,热浪刺激诱使两者在老年小鼠机体内的含量增加,促进动脉粥样硬化的形成,补充 BH4 可明显降低炎性指标水平。

(5)热浪刺激可使心肌组织中 HIF-1α 的表达增加,增大心血管疾病发病风险,而补充 BH4 可以缓解热刺激造成的影响,对机体心血管起到保护作用。

6.3.2.2　热浪天气对老年小鼠心血管疾病影响的可能机理

综上分析热浪天气对老年小鼠心血管疾病影响的可能机理是:热浪暴露使老年小鼠体内 NO 明显增加,ET-1 变化很小,使得 NO/ET-1 平衡偏向血管扩张一侧,增强机体散热,促进体温下降。随着热浪过程的发生发展,老年小鼠内皮释放的 NO 不足以缓解热浪的影响,使得小鼠体温随着热浪影响的时间增加上升幅度愈明显。热暴露诱导老年小鼠心肌组织 HSP60 含量明显增加,过多的 HSP60 可以活化免疫细胞,诱导内皮细胞、巨噬细胞分泌大量 ICAM-1、TNF-α 等炎性细胞因子,机体血浆中 TNF-α 和 sICAM-1 的增加,首先可激活体内炎症系统,HIF-1α 表达增加,进一步加重了机体炎症反应,在 sICAM-1 的介导下,白细胞、血小板可实现黏附聚集,炎症细胞会黏附于血管内皮,并渗透到内皮细胞下分泌细胞活性物质,导致血管平滑肌细胞增生、形成泡沫细胞,促进动脉粥样硬化的形成和发展,严重的可以形成血栓;同时也可以破坏内皮细胞结构,使其通透性增高,另外,高温热浪使心脏组织 SOD 活性下降,导致心脏组织氧自由基过多,使氧化血液中的脂蛋白加剧,大量的胆固醇生成,使胆固醇穿透内膜在血管内壁上的沉积,进一步促进了动脉粥样硬化。进而形成了对心血管疾病高风险影响。这就是热浪天气对老年小鼠心血管影响的初步机理。

6.4 高温热浪对健康小鼠心脑血管系统的影响

6.4.1 体重与肛温

如图 6.12 所示是逐日三天监测实验健康小鼠体重、肛温变化图。各组小鼠在实验前后体重稍有增加($P>0.05$);随着热浪过程的发生发展,各组健康小鼠肛温均呈上升趋势,其中实验前后,热浪组升高 0.44℃、热浪 BH4 组升高 0.1℃、对照组升高 0.06℃,热浪组与对照组相比肛温升高的差异较明显($P<0.01$),热浪 BH4 组和对照组差异没有统计学意义($P>0.05$)。

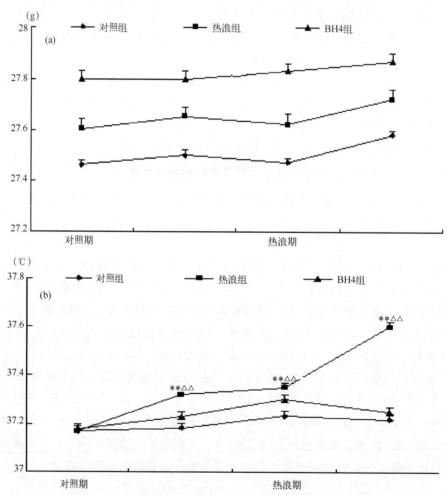

图 6.12 对照组与热浪组(热浪暴露期为 3 天)健康小鼠体重(a)、肛温(b)变化图

(** $P<0.01$ 与对照组相比;△△ $P<0.01$ 与同期热浪 BH4 组相比)

6.4.2　SOD 变化分析

由图 6.13 可见,与对照组相比,热浪组和 BH4 组 SOD 活性均明显下降,分别下降了 53.54 和 47.52 u/mgprot,差异均具有统计学意义($P<0.01$),热浪组相比 BH4 组 SOD 活性更低,差值为 6.02 u/mgprot。由此可知,健康小鼠热暴露 3 天可使它体内 SOD 活力下降,而 BH4 可以稍有缓解热浪对健康小鼠 SOD 活力下降的影响,效果不显著。

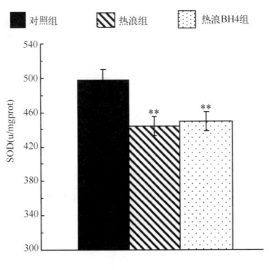

图 6.13　SOD 实验结果分析图
($**P<0.01$ 与对照组相比)

6.4.3　ET-1、NO 及 ET-1/NO 的变化

由图 6.14(a)可以看到,与对照组相比,健康小鼠热浪组和 BH4 组在实验前后的 ET-1 水平稍有下降,分别为 12.05 和 5.26 ng/L,不具有统计学差异($P>0.05$)。

图 6.14(b)为小鼠体内 NO 的变化,健康小鼠的热浪组和热浪 BH4 组相对于对照组差异显著($P<0.01$),分别上升了 24.66 和 42.85 ng/L,其中热浪 BH4 组健康小鼠的 NO 水平高于热浪组($P<0.05$),具有统计学意义。

图 6.14(c)显示的是 NO 与 ET-1 之间的比值情况,可以看到,其整体变化趋势与 NO 相似,健康小鼠的热浪组和热浪 BH4 组其比值相对于对照组有明显的上升($P<0.01$),分别为 22.8% 和 32.1%,差异显著($P<0.01$),具有统计学意义。

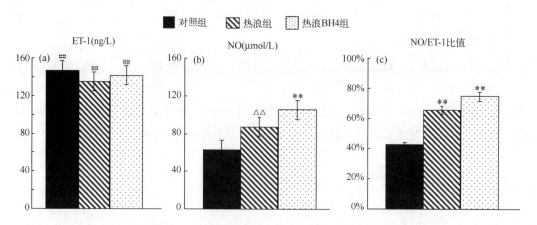

图 6.14　健康小鼠 ET-1(a)、NO(b)以及 NO/ET-1 比值(c)的结果对比图

（ ** $P<0.01$ 与对照组相比；♯♯ $P>0.05$ 实验前后各组鼠体内的 ET-1 相比；△△ $P<0.01$ 与同期热浪 BH4 组相比）

6.4.4　HSP60 变化分析

由图 6.15 是健康小鼠 HSP60 变化图，健康小鼠在受到热浪刺激后，与对照组相比，热浪组小鼠 HSP60 表达有所上升，值为 1.29 ng/ml，差异显著具有统计学意义（ $P<0.05$ ）。BH4 药物的干预使得健康小鼠该指标较相应的对照组值为 -0.17 ng/ml，变化并不明显（ $P>0.05$ ），并较热浪组更低。这可能是由于 BH4 作用组小鼠体温更低，减缓热刺激影响所致。

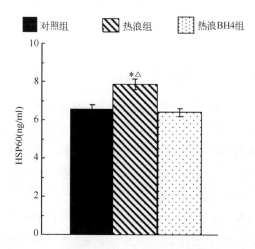

图 6.15　健康小鼠的 HSP60 实验结果分析图

（ * $P<0.05$ 与对照组相比；△ $P<0.05$ 与热浪 BH4 组相比）

综上所述，热浪引发热应激可上调小鼠心脏组织中 HSP60 的表达水平。HSP60 可促进炎性因子表达上升及炎症细胞聚集，同时引起机体免疫应答，而与冠心病的发生发展有密切联系。BH4 可增加机体散热，减轻热应激反应，降低 HSP60 表达，从而对机体产生保护作用。

6.4.5　TNF 与 sICAM-1 变化分析

图 6.16(a)可见,健康小鼠 TNF 水平较对照组有所上升,其上升值为 0.94 pg/ml,健康小鼠的变化具有统计学差异($P<0.01$)。与对照组相比,热浪 BH4 组小鼠体内 TNF 水平的变化较小($P>0.05$),比热浪组的水平要低($P<0.05$),差异均具有统计学意义。TNF 水平的升高,说明健康小鼠受到热浪的影响,心血管也发生了炎症反应。

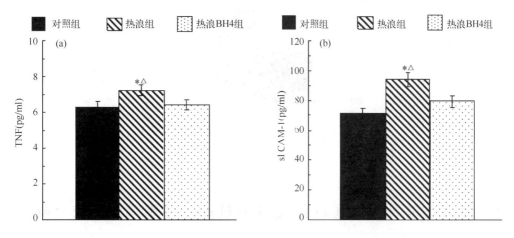

图 6.16　健康小鼠 TNF(a)和 sICAM-1(b)的实验结果分析图

(* $P<0.05$ 与对照组相比;△$P<0.05$ 与热浪 BH4 组相比)

如图 6.16(b)所示,与对照组相比,热浪刺激对健康小鼠机体 sICAM-1 水平的影响十分明显($P<0.01$),可刺激 sICAM-1 表达上升,上升值为 22.57 pg/ml,BH4 虽然有助于缓解这种影响,使得热浪 BH4 组的 sICAM-1 水平低于热浪组($P<0.05$),但指标水平仍然显著高于同期对照组水平($P<0.01$),值为 8.12 pg/ml。可见热浪刺激对小鼠的 sICAM-1 分泌增加影响明显,可激活体内心血管炎症系统,BH4 可缓解高温热浪刺激造成的机体炎症因子的表达增加,从而减缓炎症反应造成的内皮损伤与心肌损伤,改善心肌微循环,保护心血管系统。

6.4.6　HIF 的变化分析

实验结果如图 6.17 所示,热暴露结束后,热浪组健康小鼠体内 HIF-1α 含量与对照组相比明显增加($P<0.01$),其上升值为 87.46 pg/ml,同时,热浪 BH4 组小鼠心脏匀浆 HIF-1α 表达水平比热浪组低($P<0.05$),较对照组高($P<0.01$),其值分别为 70.26 pg/ml、17.2 pg/ml。由此可知,热浪可诱导健康小鼠 HIF-1α 表达增加,导致心血管疾病发病风险增大,而补充 BH4 可以缓解热刺激造成的影响,对机体起到保护作用。

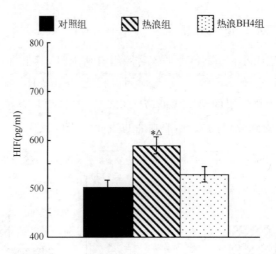

图 6.17　健康小鼠 HIF 的实验结果分析图

（＊$P<0.05$ 与对照组相比；△$P<0.05$ 与热浪 BH4 组相比）

6.5　高温热浪天气对冠心病、老年及健康小鼠影响的比较分析

6.5.1　体重和肛温

　　小鼠对环境温度变化十分敏感,从如上分析反映的健康、ApoE-/-、老年三类小鼠各实验组肛温和体重变化情况可以看到,尽管整体上讲,老年小鼠体重较健康小鼠和ApoE-/-小鼠重,但是各类小鼠体重在不同实验组间并未发现有显著性差异（$P>0.05$）,但均稍有增加。由肛温变化情况可见,整体上,同期同处理条件下,老年小鼠及 ApoE-/-小鼠的体温较健康小鼠要高。实验前,各组小鼠体温差异不明显（$P>0.05$）,热浪刺激使得各类小鼠热浪组及热浪 BH4 组小鼠体温出现上升,其中,热浪组小鼠体温上升幅度更大,同时,随着热浪过程的进行,各实验组小鼠体温上升幅度不断增加。热浪刺激 48 h 后,健康热浪组小鼠较对照组体温变化显著（$P<0.05$）,72 h 时,热浪组与同期对照组、BH4 组小鼠体温差异更为显著（$P<0.01,P<0.01$）。ApoE-/-和老年热浪组小鼠体温上升幅度较健康小鼠更大,热浪刺激 24 h 后,热浪组体温变化较对照组、BH4 组及同期健康小鼠已达显著（$P<0.01,P<0.01$,$P<0.05$）,而随着热浪持续,这种差异性更加显著（$P<0.01,P<0.01,P<0.01$）。

　　可见,热浪使小鼠的体重稍有增加,机体体温明显上升。这是因为当有热刺激时,小鼠的温觉感受器会产生冲动传入体温调节中枢,在神经系统作用下,机体表现为增强心肌收缩、心排血量增加、外周血管扩张,从而增加散热,体温上升。当热环境在可承受范围内时（一般气温低于 35℃）,通过散热,动物体内基本可以保持热平衡,而在高热温度环境时,小鼠体表受环境的辐射对流加热,使热负荷大于身体调节能力,储热增多,体温上升,而随着高温的持续,机体所受影响愈发严重[55]。所以,血管扩张功能是热浪刺激时决定机体体温变化的关键因素。本次实验利用健康、ApoE-/-、老年小鼠经历热浪过程刺激并监测其体重、肛温的变化,发现动脉粥样硬化小鼠和老年小鼠机体散热能力更差、受热浪的影响更为严重;外源性补充 BH4 有利于提高机体的散热能力,可以明显减缓热浪对体温的影响,从而减少热刺激的危害,其中对 ApoE-/-小鼠和老年小鼠作用更为显著。

6.5.2　ET-1 与 NO

内皮素(ET-1)是由血管内皮细胞和心肌细胞分泌的一类多功能生物活性多肽,是目前已知的最强烈的血管收缩因子[11]。内皮源性的一氧化氮(NO)是机体内主要的血管舒张因子,研究表明人体冠脉可通过 NO 调节自身血流量[35,56]。所以,ET 与 NO 作为调节动物体内血管收缩平衡及心血管功能的重要因子,在冠心病病理机制研究中占有重要地位[11]。

综上 2～4 节分析可知,热浪刺激对各实验组小鼠体内 ET-1 水平与对照组比变化较小,但是整体而言,ApoE-/-和老年各组小鼠体内 ET-1 水平较同期健康小鼠高,且具有统计学意义差异($P<0.05$ 或 $P<0.01$),这与临床研究中冠心病患者体内 ET 水平高于健康人群的结果一致[12];热浪刺激使得各类小鼠体内 NO 水平均有较大程度的上升,各热浪 BH4 组、热浪组的该指标水平与对照组均存在显著差异($P<0.05$ 或 $P<0.01$),这可能是由于热暴露使得动物血浆和组织中细胞因子、内毒素增多,促进 iNOS 大量表达所致[56]。而 BH4 药物组的 NO 水平较热浪组更高($P<0.01$)。除了 ApoE-/-小鼠热浪 BH4 组外,各种处理条件下,健康小鼠机体 NO 水平均要高于 ApoE-/-小鼠和老年小鼠($P<0.05$ 或 $P<0.01$)。

就 NO 与 ET-1 两者比值来看,其变化趋势与 NO 相近,热浪的刺激使得各类小鼠体内 NO/ET-1 比值提高($P<0.05$ 或 $P<0.01$),而补充 BH4 的各组小鼠该比值的变化幅度更大,较对照组差异更为显著($P<0.01$)。鼠种间比较可见,在实验对照和热浪处理条件下,健康小鼠的 NO/ET-1 值较另外两种小鼠更大($P<0.01$),热浪 BH4 处理条件下,虽然三者间的差异有所减小,健康小鼠体内 NO/ET-1 水平依旧显著高于 ApoE-/-小鼠和老年小鼠($P<0.05$)。

结果分析可知,热浪过程的刺激对小鼠机体 ET-1 水平没有影响,而主要通过刺激内皮释放 NO 因子,改变血管扩张能力,使得 NO 与 ET-1 维持的血管张力平衡侧重于血管扩张,增加皮肤散热。同时,ApoE-/-小鼠和老年小鼠受到热浪影响后,体温上升较健康小鼠更加明显,这与小鼠体内检测到的 NO/ET-1 含量变化情况一致,这可能是因为 ApoE-/-小鼠自身内皮功能障碍,合成 NO 水平较正常小鼠低,而 ET-1 分泌释放增加;老年小鼠同样由于内皮功能下降,血管调节能力减弱,合成 NO 更低所致。可见,ApoE-/-小鼠和老年小鼠调节血管扩张的能力更弱,从而推测,老年人和冠心病患者等血管功能异常者更易受高温刺激的影响。BH4 是 NO 合酶(NOS)的重要辅助因子,内源性 NO 的表达水平严格依赖于适当的BH4 水平,已有研究表明,当 BH4 水平降低时,NOS 则会产生超氧阴离子而不再是 NO[58],使得 NO 的体内含量降低,导致血管内皮功能异常,血管的正常扩张受到限制,使得机体散热能力下降,从而更易受到高温影响,甚至引发一系列应激反应、甚至疾病的发生。除了改变其功能,BH4 还与 NOS 自身活性有密切联系,结合 BH4 的 NOS 活性较无 BH4 的 NOS活性可高出 30 多倍[59]。提供外源性的 BH4 能够明显改善内皮细胞功能及内皮依赖性血管舒张能力[59,60],提高机体 NO 水平,恢复血管扩张,增加散热,增强机体对热的适应。由实验结果看,给予 BH4 的实验组小鼠体内的 NO 含量显著高于热浪组小鼠,BH4 的改善作用对 ApoE-/-小鼠和老年小鼠尤为明显,BH4 组实验小鼠 NO 水平大幅上升,使得小鼠体温与对照组无显著性差异。说明外源性补充 BH4 能够明显诱导小鼠体内 NO 合成,达到促进血管扩张的作用,提高机体散热效率,降低高温热浪的危害。所以,热浪发生时,补充一定量的 BH4 等促进血管扩张类药物,可以降低高危人群的发病风险。

综上所述,热浪过程对小鼠机体 ET-1 水平影响不大,是通过增加 NO 表达水平,增强机体散热,抑制体温上升的。ApoE-/-小鼠和老年小鼠比健康小鼠更易受到热的影响,发生一系列的热应激反应。而 BH4 作为一种 NOS 合酶,可以通过提高体内 NO 水平,增强机体散热效率,降低热浪危害,并且这种改善作用对内皮功能缺陷机体和老年机体更加明显。

6.5.3 HSP60

热休克蛋白(HSPs)也称热应激蛋白,广泛存在于生物界,具有分子伴侣和细胞保护等多种生理功能,高温、缺氧等外界环境或发热、组织创伤等病理刺激均可促进 HSP 表达增加。

从上述各节热浪实验中各组小鼠 HSP60 变化情况可以看出,各类小鼠在受到热浪刺激后,机体 HSP60 表达均有不同程度的上升,其中 ApoE-/-小鼠的变化最为显著($P<0.05$)。但 ApoE-/-小鼠体内 HSP60 含量与健康小鼠并无显著差异,但 ApoE-/-小鼠受热浪影响后 HSP60 水平变幅略大,所以热浪对心血管患者影响更大。整体上讲,老年小鼠体内 HSP60 水平较健康小鼠和 ApoE-/-鼠低,对照条件下,此差异尚不明显,热浪条件下,差异则极为显著($P<0.01$,$P<0.01$),热浪 BH4 处理时,老年小鼠该蛋白含量也较 ApoE-/-小鼠体内少($P<0.05$)。可见,HSP60 的表达水平与年龄显著相关,与 Zhang[18]、Rea[23] 研究结果一致。年龄越大,机体对外界刺激的反应程度下降,应激刺激在心脏等组织中生成 HSP 的能力下降,这可能是由于老龄机体内部缓激肽、血管紧张素、去甲肾上腺素、阿片肽类等物质的含量减少,HSF-1 的活性降低所致[61]。同时,BH4 药物的干预使得健康、ApoE-/-和老年热浪 BH4 组小鼠该指标较相应的对照组变化并不明显($P>0.05$,$P>0.05$,$P>0.05$),而较热浪组更低($P<0.05$,$P<0.05$,$P>0.05$)。这可能是由于 BH4 作用组小鼠体温更低,减缓热刺激影响所致。

综上所述,热浪引发热应激可上调小鼠心脏组织中 HSP60 的表达水平。HSP60 可促进炎性因子表达上升及炎症细胞聚集,同时引起机体免疫应答,而与冠心病的发生发展有密切联系。BH4 可增加机体散热,减轻热应激反应,降低 HSP60 表达,从而对机体产生保护作用。

6.5.4 SOD 活力

如上各节分析可知,热浪刺激使得所有实验小鼠心脏组织中的 SOD 活性有所下降,其中,ApoE-/-和老年小鼠心脏 SOD 活性的下降程度已达到显著水平($P<0.01$,$P<0.05$),可

见,热浪对患病及老年小鼠影响更为严重。3 组热浪 BH4 小鼠的变化幅度较小,与各自相对应的对照组间不存在具有统计学意义的差异。另外,整体上讲,健康小鼠心脏 SOD 活性高于老年小鼠和 ApoE-/-小鼠,对照组中,ApoE-/-小鼠 SOD 活性最低($P<0.05$,$P<0.05$),热浪过程后,ApoE-/-小鼠与另两种小鼠间的差异更为明显($P<0.01$,$P<0.01$),而 BH4 药物组间的鼠种差异变得不再明显($P>0.05$,$P>0.05$)。

可见,热浪刺激使得 SOD 活力下降。这可能是因为高温导致体温上升,组织细胞损伤,基因表达合成 SOD 下降所致,同时,作为一种蛋白质,体温的上升使其易遭到破坏,也可造成活性下降,也有可能是由于细胞酸中毒或膜内脂肪酸含量增加导致[62]。SOD 活力下降,导致此时心脏组织氧自由基过多,脂质过氧化反应加剧,造成内皮细胞和心功能损伤,引起心肌缺血;同时,产生的大量活性氧(ROS)会直接损伤血管内皮细胞,使得 NO 灭活,加重内皮依赖性舒张功能失调[63],并氧化血液中的脂蛋白,使胆固醇沉积在血管壁上,形成动脉粥样硬化[7]。所以氧化损伤是冠状动脉硬化形成的一个重要机制[8],SOD 减少越多说明氧化损伤愈严重,脂质代谢愈紊乱,SOD 系统可能是一个重要的内源性抗动脉粥样硬化机制[64]。同时,老年小鼠和 ApoE-/-小鼠心脏 SOD 活性整体低于健康小鼠,两者受到热浪的影响也更为显著,尤其是 ApoE-/-小鼠,说明动脉粥样硬化患病机体与老年机体体内的 SOD 活性更低,是易受热浪危害的高危群体。与临床实验得到的冠心病患者及老年人体内 SOD 水平更低的结论接近[65]。这可能是由于患病机体氧化应激水平更高、有较多的脂质物消耗所致,或者机体衰老使得氧化系统减弱,抗氧化酶表达降低导致。可见,SOD 这类特殊蛋白的活性与冠心病等心血管疾病的发生存在联系。

业已证实 BH4 是一种抗自由基药物,当 BH4 含量不足时,NOS 转而阻碍氧与 L-精氨酸间氧化还原作用,增加活性氧数量,而补充 BH4 会使各种氧自由基减少[66],减少其对 SOD 的消耗。另一方面,BH4 是 NO 合酶,一定量的 NO 也是自由基清除剂[66],而且 NO 与超氧阴离子的相互作用还与内皮依赖性血管舒张有关[67],所以外源性补充 BH4 可以升高 SOD、NO 含量,减少氧自由基,降低脂质过氧化程度,对血管内皮细胞起保护作用,从而抑制动脉粥样硬化病变[8,66],缓解高温对机体的影响。这种保护作用对动脉粥样硬化模型小鼠和老年小鼠更加显著,补充 BH4 的实验组在热浪刺激后体内 SOD 活性变化幅度更小,同时,也使得动脉粥样硬化小鼠与另两种小鼠间 SOD 活性的差异得以减小。可见,补充外源性 BH4、SOD 等措施可以减少高温热浪天气的危害,利于防治动脉粥样硬化发生及发展,而冠心病等心血管疾病患者和老年人群更应关注天气变化,做好相关防护措施。

6.5.5 TNF 与 sICAM-1

已有研究表明,相同刺激条件下,个体间 TNF 表达水平可能存在差异[36]。由上述各节分析可见,各热浪组小鼠 TNF 水平较对照组均有所上升,其中,健康小鼠、ApoE-/-小鼠的变化极为显著,而老年小鼠在热浪刺激前后该指标的上升幅度则较小($P<0.01$,$P<0.01$,$P>0.05$)。BH4 的作用使得各热浪 BH4 组小鼠体内 TNF 水平的变化幅度得到减缓,较对照组分别为($P>0.05$,$P>0.05$,$P>0.05$),各类小鼠 BH4 组均比热浪组的水平要低($P<0.05,P<0.05,P>0.05$)。同时,ApoE-/-小鼠和老年小鼠体内 TNF 水平高于健康小鼠,而热浪刺激会诱使这种差异变的更加明显,热浪组 ApoE-/-小鼠 TNF 水平显著高于同期健康小鼠($P<0.05$),说明 ApoE-/-小鼠受到热浪的影响更为严重,炎症反应更明显。

另外,热浪刺激对各实验组小鼠机体 sICAM-1 水平的影响十分明显($P<0.01,P<0.05,P<0.01$),可刺激 sICAM-1 表达上升,BH4 虽然有助于缓解这种影响,使得各热浪 BH4 组的 sICAM-1 水平低于热浪组($P<0.05,P<0.05,P<0.01$),但是除了 ApoE-/-小鼠外,该指标水平仍然显著高于同期对照组水平($P<0.01,P>0.05,P<0.01$)。整体上看,任何处理条件下,老年小鼠体内 sICAM-1 水平均显著高于健康小鼠($P<0.01,P<0.01,P<0.01$)和 ApoE-/-小鼠($P<0.01,P<0.01,P<0.01$),ApoE-/-小鼠较低于健康小鼠($P<0.05,P>0.05,P<0.01$)。

ICAM-1 是表征内皮细胞活化的标志[43],可反映冠脉炎症反应的程度。sICAM-1 表达升高后,可通过诱导白细胞黏附于血管内皮,形成血栓,同时,介导的激活白细胞所产生的氧自由基和血管活性物质可引起内皮损伤;还可介导单核细胞与内皮黏附,而单核细胞黏附于内皮后可迁移至内膜下形成巨噬细胞并转化为泡沫细胞,影响机体脂质代谢[27,45]。另外,ICAM-1 可介导中性粒细胞与单核细胞相互黏附,形成释放颗粒物,从而易引起血管堵塞,改变血液动力学特征,其中,中性粒细胞还可通过 Mac-1/ICAM-1 途径与心肌细胞黏附后释放蛋白水解酶等毒性介质,损伤心肌;也可促进血小板的活化和黏附,利于局部血栓的生成,导致动脉粥样硬化和冠心病的发生[45]。大量人群跟踪研究及动物实验说明,ICAM-1 表达水平与冠脉事件发生有明显关系。Haim 等[68]通过跟踪 136 名冠心病患者发现 ICAM-1 水平与冠脉疾病密切相关;医生健康研究(PHS)[69]显示,sICAM-1 水平较高的人群发生动脉粥样硬化的风险更高;Shimize 等[70]利用动物实验得出,ICAM-1 水平与冠心病支架植入后动脉再狭窄的发生相关。另有研究证实,ICAM-1 水平可以反映血管内皮功能障碍的严重程度,在一些细胞因子的促进下,ICAM-1 表达过高可能引起冠脉痉挛,破坏心肌组织和冠脉血管;而缺乏 ICAM-1 或给予抗 ICAM-1 单克隆抗体可以在小鼠缺血再灌注后使得其中性粒细胞减少、心肌坏死区域缩小[45,71,72]。另有研究指出,sICAM 水平可以作为冠心病疾病预后的一个指标。sICAM-1 每升高 100ng/ml,冠脉事件风险将增加 30%[24]。外周血液 sICAM-1 水平的升高可能预示着健康人群发生心脑血管事件风险增加[47]。所以,高温热浪使得体内炎症反应加强,这可能是高温增加冠心病风险的一个原因,而老年人由于机体功能衰退更易受到环境影响,是高风险人群。

BH4 不仅在维持血管舒张功能正常、调节血管反应的过程中有重要的生理学意义,还有研究指出,外源性给予 BH4 可能会降低机体炎性因子水平[58]。本次实验证实,添加 BH4 药物组小鼠受到热浪影响较小,TNF、sICAM-1 水平明显低于热浪组。Verma 等[48]通过大鼠离体心脏及体外培养的人心肌细胞实验发现,BH4 有抑制冠脉内皮细胞功能衰退的作用,并可减少脂质过氧化物的产生,减少心肌细胞损害。BH4 也可抑制血小板聚集及血小板选择素的表达[25]。王文生[25]通过大鼠心肌缺血再灌注实验证实,BH4 可通过抑制NF-kB的活化,控制其入核与 TNF-α 的基因启动因子 kB 序列结合,而减少 TNF-α 以及下游的细胞黏附分子表达[25]。可见,BH4 可缓解高温热浪刺激造成的机体炎症因子的表达增加,从而减缓炎症反应造成的内皮损伤与心肌损伤,改善心肌微循环,保护心血管系统。

6.5.6　小结

本次实验利用气象环境模拟箱模拟了南京一次实际热浪天气过程,通过测定ApoE-/-、健康、老年小鼠在热浪过程中体温的变化及热浪前后 ET-1、NO、HSP60、SOD、TNF 和 sI-CAM-1 水平,同时对比给予 BH4 的小鼠以上各指标的变化情况,探讨热浪对小鼠机体可能造成的影响及 BH4 在机体热应激中的保护作用。得出以下主要结论:

(1)热浪刺激对小鼠 ET-1 水平影响甚微,主要通过增加 NO 的表达,使得 NO/ET-1 平衡偏向血管扩张一侧,增强机体散热,抑制体温上升。随着热浪过程的进行,实验小鼠体温上升幅度愈明显,而体重无明显变化。各鼠种间比较来看,ApoE-/-小鼠和老年小鼠由于内皮释放 NO 不足更易受到热的影响。而 BH4 作为一种 NOS 合酶,可以通过提高体内 NO 水平,增强机体散热效率,降低热浪危害,并且这种改善作用对 ApoE-/-小鼠和老年小鼠更加明显。可见,心血管功能下降的群体更易受到热浪影响,应该加强保护措施。

(2)热浪引发热应激可上调小鼠心脏组织中 HSP60 的表达水平,而 HSP60 具有免疫调节和促炎作用,与冠心病的发生、发展有密切联系。BH4 可增加机体散热,减轻热应激反应,从而降低 HSP60 表达,起到保护作用。同时,实验发现,机体产生 HSP60 的能力随年龄的增高而下降。

(3)SOD 是维持体内氧化平衡及血管内皮功能的重要指标。热浪刺激使得各组小鼠心肌组织 SOD 活性下降,可能造成机体氧化损伤、脂质代谢紊乱,而增加冠心病的发病风险,其中,ApoE-/-小鼠和老年小鼠风险更高。BH4 具有抗氧化作用,可缓解热浪对 SOD 活性的影响,外源性补充 BH4、SOD 等措施利于防治动脉粥样硬化发生及发展,减少高温热浪天气的危害。

(4)TNF 和 sICAM-1 可表征机体炎症反应程度,热浪刺激诱使两者表达增加,促进动脉粥样硬化的形成,而 ApoE-/-和老年小鼠对热刺激反应更强,所以,慢性心血管疾病患者和老年群体在热浪来袭时冠心病发病风险可能更大。补充 BH4 可明显降低炎性指标水平。

参考文献

[1] Kunst A E, Looman C W N, Mackenbach J P. Outdoor air temperature and mortality in the Netherlands: a time-series analysis[J]. American Journal of epidemiology,1993,**137**(3):331-341.

[2] 陆晨,李青春. 北京 2002 年夏季高温天气心脑血管疾病调查报告. 中国气象学会 2003 年年会:2003:227.

[3] 中国心血管病报告 2010:中国卫生部心血管病防治研究中心,北京.

[4] 许遐祯,郑有飞,尹继福,等. 南京市高温热浪特征及其对人体健康的影响[J]. 生态学杂志,2011,

30(12)：2815-2820.

［5］白慧称，李军，刘敬浩，等. 高脂膳食对小鼠生化及病理形态的影响［J］. 中国比较医学杂志，2010，**20**(1)：41-45.

［6］张华，王峰，陆伟，等. 叶酸与四氢生物蝶呤对高脂血症兔内皮功能的影响［J］. 实用医药杂志，2005，**11**(22)：997-999.

［7］胡平，吴耿伟，夏青，等. SOD 模拟及其抗氧化和抗炎症功能的研究进展［J］. 化学进展，2009，**21**(5)：873-879.

［8］陈瑷，周玫. 氧化应激—炎症在动脉粥样硬化发生发展中作用研究的新进展［J］. 中国动脉硬化杂志，2008，**16**(10)：757-762.

［9］苏显明，马丙寅，王东琦，等. 冠心病患者血中 SOD 及 MDA 检测的临床意义［J］. 陕西医学杂志，2003，**32**(12))：1070-1072.

［10］Chunling Wang，Shuyu Zhang，*et al*. Effects of Simulated Heat Waves on ApoE-/- Mice. *Int. J. Environ. Res. Public Health*. 2014，**11**(2)：1549-1556.

［11］甘富东，黄照河. ET，NO 和 TNF-α 在冠心病发病中的关系探讨［J］. 现代中西医结合杂志，2010，**19**(18)：2223-2224.

［12］李振乾，赵安成. 冠心病患者血浆中 CNP，ET，NO 水平变化的临床研究［J］. 实用医技杂志，2008，**15**(8)：976-977.

［13］熊一力，邬堂春. 高温对大鼠热应激蛋白的影响［J］. 中华航空医学杂志，1995，**6**(4)：202-204.

［14］李亚洁，廖晓艳，李利. 高温高湿环境热应激研究进展［J］. 护理研究，2004，**18**(9A)：1514-1517.

［15］张志辉，周胜华，祁述善，等. 氧化应激，炎症与冠心病患者冠状动脉斑块的关系［J］. 中南大学学报（医学版），2006，**31**(4)：556-558.

［16］马玉红，王征，张宛玉，等. 高温对老年小鼠腹腔巨噬细胞热休克蛋白及其他免疫指标表达的影响［J］. 中国老年学杂志，2002，**22**(5)：418-419.

［17］周吴刚，朱健，周龙女，等. 老年冠状动脉病变程度与血清热休克蛋白 60 的相关性研究［J］. 中华老年心脑血管病杂志，2007，**9**(7)：457-459.

［18］Zhang X，He M，Cheng L，*et al*. Elevated heat shock protein 60 levels are associated with higher risk of coronary heart disease in Chinese［J］. Circulation，2008，**118**(25)：2687-2693.

［19］李小林，李大主，王治. 热休克蛋白 60 口服耐受对小鼠动脉粥样硬化斑块的影响［J］. 中国免疫学杂志，2009，**25**(3)：206-208.

［20］王贺，卢义. 热休克蛋白 60 与冠状动脉粥样硬化关系的研究进展［J］中国实验诊断学，2012，**16**(4)：750-753.

［21］杨军，吴小庆，薄小萍，等. 血清中人热休克蛋白 60 的检测在急性冠状动脉综合征中的价值分析［J］. 现代医学，2011，**39**(1)：1-5.

［22］Mandal K，Jahangiri M，Xu Q. Autoimmunity to heat shock proteins in atherosclerosis［J］. Autoimmunity reviews，2004，**3**(2)：31-37.

［23］王成章，马丽苹. 热休克蛋白 60 与冠状动脉粥样硬化关系的研究进展［J］. 临床误诊误治，2007，**20**(12)：18-19.

［24］刘晓利. ICAM-1，IL-6 的血浆水平及基因多态性与脑梗塞［D］. 2005，中国协和医科大学.

［25］王文生. 四氢生物蝶呤抗心肌缺血再灌注损伤的实验研究［D］. 2004，中国医科大学.

[26] 申文祥.可溶性细胞间黏附分子-1 和可溶性血管细胞黏附分子-1 与冠心病的相关性[D].2007,郑州大学.

[27] 林昌勇.冠心病病人血清 IMA,sICAM 与 hs-CRP 变化及其意义[D].2011,青岛大学.

[28] 张宏,方佩华,赵伟,等.血清 sICAM-1 水平与高甘油三酯血症相关性探讨[C].2004,全国首届代谢综合征的基础与临床专题学术会议论文汇编.

[29] 李斌,陈为民.冠心病和高血压老年患者血浆肿瘤坏死因子测定及其临床意义[J].福建医学院学报,1996,**30**(1):36-38.

[30] 彭锐,吴伟等.从炎症因子角度谈冠心病热毒病机[J].世界中西医结合杂志,2010,**5**(008):732-735.

[31] 王文清,李榕,陈迈,等.高胆固醇血症患者中不同分子量脂联素的分布及其与冠心病的相关性[J].心脏杂志,2012,**24**(004):446-449.

[32] 李敏.细胞因子与热应激和热适应[J].中华劳动卫生职业病杂志,1998,**16**(2):120-122.

[33] 陈忠,朱剑琴.高温中暑的病理生理学研究进展[J].国外医学:生理病理科学与临床分册,1997,**17**(4):373-375.

[34] 潘志国,耿焱,张剑明,等.热刺激对体外培养的血管内皮细胞损伤及 IL-6,TNF-α 释放的影响[J].山东医药,2012,**52**(3):32-35.

[35] 蒋国新.冠心病患者血清血管紧张素 II 与 NO,NOS 及 TNF-α 的相关性研究[J].南通医学院学报,2009,**29**(6):458,460.

[36] 向萍霞.肿瘤坏死因子 α 基因多态性与冠心病的相关性研究[D].2005,武汉大学.

[37] Valgimigli M,Merli E,Malagutti P,*et al*. Hydroxyl radical generation,levels of tumor necrosis factor-alpha,and progression to heart failure after acute myocardial infarction[J]. Journal of the American College of Cardiology,2004,**43**(11):2000-2008.

[38] 梁伟钧,符益冰,陈建英.冠心病患者血浆内皮素和肿瘤坏死因子含量变化及其临床意义[J].心脏杂志,2003,**15**(2):137-138.

[39] 张君怡. 1.老年人外周动脉狭窄与心脑血管事件的相关性研究 2.细胞黏附分子与缺血性脑卒中的相关性研究[D].2008,中国协和医科大学.

[40] Hirschl M M,Gwechenberger M,Binder T,*et al*. Assessment of myocardial injury by serum tumour necrosis factor alpha measurements in acute myocardial infarction[J]. European heart journal,**17**(12):1996,1852-1859.

[41] Stamm C,Cowan D B,Friehs I,*et al*. Rapid endotoxin-induced alterations in myocardial calcium handling:obligatory role of cardiac TNF-α[J]. Anesthesiology,2001,**95**(6):1396-1405.

[42] 周亚峰,刘志华,程绪杰,等.肿瘤坏死因子对人血管内皮细胞凋亡的影响[J].苏州大学学报(医学版),2004,**24**(5):620-623.

[43] 徐延光.可溶性 E-选择素和可溶性细胞间黏附分子与 2 型糖尿病及 2 型糖尿病合并下肢血管斑块形成病变的相关性研究[D].2005,天津医科大学.

[44] 薛艳军.TNF-α 对 EMs 在位内膜体外培养细胞 ICAM-1,sICAM-1 及 ICAM-1 脱落率的影响[D].2008,暨南大学.

[45] 刘广燕.冠心病病人血清 OXLDL 与 sICAM-1 的变化及其临床意义[D].2009,青岛大学.

[46] Luc G,Arveiler D,Evans A,*et al*. Circulating soluble adhesion molecules ICAM-1 and VCAM-1 and incident coronary heart disease:the PRIME Study[J]. Atherosclerosis,2003,**170**(1):169-176.

[47] 贾宁,吴永全,贾三庆.可溶性细胞黏附分子在心血管病危险分层中的应用[J].国外医学(心血管疾病分册),2004,**31**(6):329-331.

[48] Verma S, Maitland A, Weisel R D, *et al*. Novel cardioprotective effects of tetrahydrobiopterin after anoxia and reoxygenation: Identifying cellular targets for pharmacologic manipulation[J]. The Journal of thoracic and cardiovascular surgery,2002,**123**(6):1074-1083.

[49] 刘奉君,刘利民,宋宏伟.缺氧诱导因子-1基因多态性与疾病相关性研究进展[J].细胞与分子免疫学杂志,2009,**25**(11):1070-1071.

[50] Treinin M, Shliar J, Jiang H, *et al*. HIF-1 is required for heat acclimation in the nematode Caenorhabditis elegans[J]. Physiological genomics,2003,**14**(1):17-24.

[51] 赵爱华.冠心病患者血清 HIF-1α 及 HO-1 水平的变化及其意义[J].当代医学,2011,**17**(9):48.

[52] Cramer T, Johnson R S A. Novel Role for the Hypoxia Inducible Transcription Factor HIF-1α[J]. Cell Cycle,2003,**2**(3):192-193.

[53] Sluimer J C, Gasc J M, van Wanroij J L, *et al*. Hypoxia, hypoxia-inducible transcription factor, and macrophages in human atherosclerotic plaques are correlated with intraplaque angiogenesis[J]. Journal of the American College of Cardiology,2008,**51**(13):1258-1265.

[54] 周桃,夏豪.缺氧诱导因子-1α与动脉粥样硬化易损斑块[J].心血管病学进展,2007,**28**(2):243-245.

[55] 张书余.医疗气象预报[M].北京:气象出版社,2010.

[56] 石骏.NO 与冠心病的研究进展[J].中外医学研究,2010,**8**(19):29-31.

[57] 王斌,罗炳德,邹飞,等.热休克反应对高温诱导循环衰竭的防护作用及其机制[J].第一军医大学学报,2004,**24**(3):300-303.

[58] 郑建普,卞卡,可燕,等.内皮型一氧化氮合酶脱偶联的研究进展[J].中国药理学通报,2006,**22**(6):659-63.

[59] 郑杰胜,林丽,陈丰原.四氢生物蝶呤与血管内皮功能异常[J].生理科学进展,2004,**35**(2):155-158.

[60] 朱宝亮.四氢生物蝶呤对高胆固醇血症所致血管内皮细胞功能异常的转复机制探讨[J].四川生理科学杂志,2008,**30**(3):106-108.

[61] 王莉萍,陈红.热休克蛋白与心肌保护[J].国外医学·生理,病理科学与临床分册,2005,**25**(1):65-67.

[62] 朱国标,辛火,李继红,等.高热与皮质醇,泌乳素,LPO 及 SOD 的关系[J].中国公共卫生学报,1994,**13**(4):218-219.

[63] 李卫萍,孙明,周宏研.高血压病患者血管内皮依赖性舒张功能与血清一氧化氮和超氧化物歧化酶的关系[J].中国动脉硬化杂志,2003,**11**(2):155-158.

[64] 傅蕾,李良晨,贾陆,等.一氧化氮和抗氧化酶活性与动脉粥样硬化关系的研究[J].河南医学研究,2001,**10**(4):301-305.

[65] 苏显明,马丙寅,王东琦,等.冠心病患者血中 SOD 及 MDA 检测的临床意义[J].陕西医学杂志,2003,**32**(12):1070-1072.

[66] 张华,王峰,陆伟,等.叶酸与四氢生物蝶呤对高脂血症兔内皮功能的影响[J].实用医药杂志,2005,**11**(22):997-999.

[67] 马向红,黄体钢,杨万松,等.四氢生物蝶呤对内皮细胞产生一氧化氮和超氧阴离子的影响[J].高血压杂志,2005,**13**(11):706-710.

[68] Haim M, Tanne D, Boyko V, *et al*. Soluble intercellular adhesion molecule-1 and long-term risk of

acute coronary events in patients with chronic coronary heart diseaseData from the Bezafibrate Infarction Prevention（BIP）Study［J］. Journal of the American College of Cardiology，2002，**39**（7）：1133-1138.

［69］Ridker P M，Hennekens C H，Roitman－Johnson B，*et al*. Plasma concentration of soluble intercellular adhesion molecule 1 and risks of future myocardial infarction in apparently healthy men［J］. The Lancet，1998，**351**(9096)：88-92.

［70］Shimizu N，Suzuki H，Wakabayashi K，*et al*.［Expression of intercellular adhesion molecule-1 and vascular cell adhesion molecule-1 in the pig coronary artery injury model：comparison of plain old balloon angioplasty and stent implantation］［J］. Journal of cardiology，2004，**43**(3)：131-139.

［71］孟召伟，方佩华.ICAM-1 与内分泌和代谢病关系的研究进展［J］.国外医学：内分泌学分册，2004，**24**(2)：119-121.

［72］王文生，王占明，徐世安，等. 四氢生物蝶呤的心肌保护作用及对细胞间黏附分子-1 表达的影响［J］.中华实验外科杂志，2005，**22**(2)：211-213.

第 7 章

在高温热浪期间突然强降温对小鼠心脑血管系统的影响

心脑血管疾病是一类严重损害人类健康的疾病,它具有发病率高、致残率高、死亡率高等特点,其中冠心病、心肌梗死、脑卒中对健康威胁最为严重。而且,这类疾病的发生和人员的死亡与气象条件的剧烈变化存在着非常密切的关系[1]。动脉粥样硬化是冠心病发生的病理基础,临床研究表明,氧化应激及炎症反应在动脉硬化损伤的发生发展中起重要作用。心血管疾病患者体内炎症标志物水平较高[2],也有动物实验发现,热应激大鼠早期的炎性因子水平有上升趋势[3]。热休克蛋白(HSPs)也称热应激蛋白,具有细胞保护等多种生理功能,高温、缺氧等外界环境或发热、组织创伤等病理刺激均可促进 HSP 表达增加。HSP60 是 HSP 家族中的重要一员,当机体遇到不良刺激时表达水平上升,可作为机体热应激能力与机体热耐性的敏感性特异指标。超氧化物歧化酶(SOD)是机体内一种重要的抗氧化生物酶,对维持机体氧化与抗氧化的平衡有重要意义,作为氧化应激及血管内皮功能研究的可靠指标,与心血管疾病的发病密切相关[4]。肿瘤坏死因子(TNF)、可溶性细胞间黏附分子-1(sICAM-1)作为反映机体炎症水平的标志,其表达量的增加往往与急性血管疾病事件有关。另外,缺氧诱导因子-1α(HIF-1α)与缺血性心血管疾病的发生及病情相关,热浪发生时,环境温度和氧分压的变化可能使得机体 HIF-1α 的表达发生变化而与冠心病的发生发展有关。内皮素-1(ET-1)与一氧化氮(NO)作为调节动物体内血管收缩平衡及心血管功能的重要因子,两者的动态平衡在血管平滑肌功能及血管张力的调节中具有重要的作用。两者的比值可以反映血管舒张水平,能够很好地反应热浪刺激对动物血管活动的影响。冷刺激能够引起心血管系统的反应主要在于影响交感神经系统及血管紧张素系统的活性。交感神经系统主要由肾上腺素(EPI)、去甲肾上腺素(NE)及儿茶酚胺类激素等活动组成。EPI 具有正性肌力作用,主要使心肌收缩力加强、心率加快、兴奋性增高,传导加速,心输出量增多。对全身各部分血管的作用,不仅有作用强弱的不同,而且还有收缩或舒张的不同。对皮肤、黏膜和内脏(如肾脏)的血管呈现收缩作用;对冠状动脉和骨骼肌血管呈现扩张作用等。NE 与 EPI 能与 α 受体结合,使得全身血管广泛收缩,从而增加外周阻力。血管紧张素 Ⅱ(ANG Ⅱ)与 AT1 受体结合,作用于血管平滑肌,引起全身微动脉收缩。在这两个物质的作用下,全身血管收缩,从而导致血压的升高。许多研究已经充分证明了冷刺激中血压的变化机制是由于兴奋的交感神经系统和血管紧张素系统导致血压的升高[5]。尤其是冷刺激引起了机体血液中 NE 和 ANG Ⅱ含量的增加,而在通过抑制它们后,血压不再升高。并且,研究还发现交感神经系统通过激活肾素血管紧张素系统诱使血压升高[6, 7]。冠脉疾病的危险因素通常检测总胆固醇(TC)、甘油三酯(TG)、高密度脂蛋白胆固醇(LDL-CL)、低密度脂蛋白胆固醇(LDL-C)四项,目前血脂与心血管病发生的关系已得到社会的认可[8,9]。上述这些生化指标对研究高温热浪期间突然强降温对心血管疾病发病和死亡方面具有重要指示意义。因此,本文选取 HSP60、SOD、TNF、sICAM-1、HIF-1α、ET-1、NO、NE、EPI、ANG Ⅱ、TC、TG、LDL-CL、LDL-C 作为检测指标。

南京是我国三大火炉之一,高温及热浪天气发生频繁。通过前人研究[10]可知,无论热刺激还是冷刺激均会对人体健康产生影响,而现实生活中往往会出现温度骤变过程,其对人体健康的影响研究相对较少。目前国内外关于高温热浪期间强降温的研究几乎是空白,因此有必要研究热浪期间温度骤降过程对人体健康影响。本文利用南京市实际气象资料,模拟一次典型热浪期间温度骤降过程对 ApoE-/-小鼠进行刺激,分析冷热刺激对 ApoE-/-小鼠相关指标的影响。为研究热浪对心血管疾病的影响提供参考。

7.1　实验准备工作

7.1.1　试验仪器和材料

TEM1880 气象环境模拟箱(天津普林特环境试验设备有限公司提供),可以提供温湿压联合试验环境,温度可控于$-30\sim120℃$,波动范围$\pm0.5℃$,湿度可控范围为$30\%\sim98\%$,波动度为$\pm3\%RH(\geqslant75\%RH)$、$\pm0.5\%RH(<75\%RH)$,根据试验需求和基本功能,试验箱可提供高低温湿热联合试验环境,同时保证实验过程中有新鲜空气补入,以满足实验动物的正常呼吸需求。

TH212 专用测温仪,范围在$-30\sim50℃$之间,精度和分辨率为$\pm0.2℃$、$0.1℃$。医用离心机,电子天平,超低温冰箱,酶标仪。

水合氯醛、血管内皮素(ET-1)ELISA 试剂盒、一氧化氮(NO)硝酸还原酶法试剂盒、总超氧化物歧化酶(T-SOD)羟胺法试剂盒、细胞间黏附因子(s-ICAM)ELISA 试剂盒、热应激蛋白 60(HSP60)ELISA 试剂盒、肿瘤坏死因子(TNF)ELISA 试剂盒、肾上腺素(EPI)ELISA 试剂盒、去甲肾上腺素(NE)ELISA 试剂盒、血管紧张素(ANG Ⅱ)ELISA 试剂盒、总胆固醇(TC)检测试剂盒、甘油三酯(TG)检测试剂盒、高密度脂蛋白胆固醇(HDL-C)检测试剂盒、低密度脂蛋白(LDL-C)检测试剂盒。

7.1.2　实验动物及分组

实验对象选用 48 只 8 周龄雄性 SPF 级 ApoE-/-小鼠,ApoE-/-小鼠是由同种系的 C57BL/6/J 小鼠敲除载脂蛋白 E(ApoE)基因培育所得,因其发病特征与人类相近,是比较公认的动脉粥样硬化模型鼠,广泛应用于相关心血管疾病的研究中。对 ApoE-/-小鼠采用高脂膳食(10%猪油、10%胆固醇、2%胆盐,其余为基础饲料)适应性饲养 8 周,进行动脉粥样硬化模型的建立[11]。实验小鼠由北京维通利华实验动物技术有限公司提供,许可证编号

SCXK(京)2011-0012,高脂饲料购自北京科澳协力有限公司。

饲养环境噪音控制在 60 dB(A)以下,昼夜光照节律 12 h/12 h(每日光照时间 08:00—20:00),实验室温度 27℃,此温度为 10 年间南京夏季热浪时的平均温度。给予小鼠充足的饲料和水,垫料是胶囊状玉米芯,并每日进行实验鼠垫料的更换。每日对小鼠进行捉拿训练以减少实验过程中捉拿带来的额外影响。

依据体重大小将 48 只 ApoE-/-小鼠分配至 6 个区组,每个区组 8 只,再将每个区组 8 只小鼠随机分配到对照组、热浪组、降温组及复温组中,每个分组共有 12 只小鼠。

7.1.3 实验曲线建立

依据本文研究内容,本文选取了一次南京持续时长为 3 d 的实际热浪过程做实验,实验模拟温度曲线模型选择为 2006 年 6 月 19 日 5 时至 22 日 11 时的高温热浪期间突然强降温天气过程,两小时持续降温幅度超过 10℃。

模拟曲线如图 7.1 所示。对照组实验温度选取为动物适应性饲养造模时的温度 27℃,实验组分别为热浪组、降温组和复温组,对应图中 3 个采样点。热浪组、降温组和复温组分别为了研究热刺激和温度骤降及复温对实验小鼠的影响。

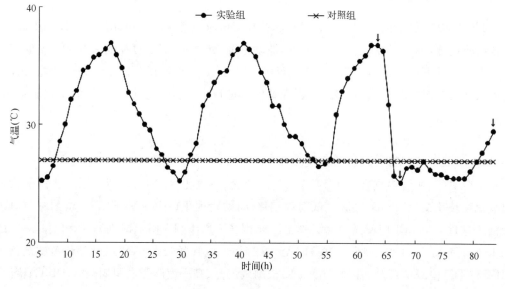

图 7.1 实验温度曲线

(图中箭头指出部分为采样点)

7.1.4 实验过程

实验前对 ApoE-/-小鼠进行 8 周适应性饲养,并进行高脂饲料建模以后,按照上述方法对各组小鼠进行分组,依照热浪模型手动设置气象环境模拟箱内的温度变化过程,将热浪组、降温组及复温组放入人工气象环境模拟箱,暴露于热浪过程,接受高温、突然强降温及复温刺激。对照组饲养条件同空白对照适应期。期间,各组小鼠可自由摄食及饮水,气候箱内光照节律仍控制为 12 h/12 h(08:00—20:00)。

7.1.5　监测采样

整个热浪过程持续 80 h,过程中逐日观察小鼠状况并测量体重、肛温。按如图 7.1 箭头所示时间取出不同的实验组采血样。

7.1.6　血浆分离、组织液采集和检测

在各监测时间点,从环境模拟箱里取出实验小鼠,利用腹腔注射水合氯醛溶液(7%水合氯醛,0.3 ml/100g)将实验小鼠麻醉后,利用手术器械进行断头采血。所采血样进行 3000 rpm×10 min 离心,分离血浆并储存于 −20℃ 低温冰箱待检。并摘取小鼠心脏,取心尖部称重,并加入 9 倍 0.9% 生理盐水进行匀浆,于 3000 r/min 离心 15 min,取上清液于 −20℃ 低温冰箱中存储待检。

由于小鼠采血量小,检测的项目多,因此每组随机选取 6 只用于检测 HSP60、SOD、TNF、sICAM-1、HIF-1α、ET-1、NO、NE 等 8 项,每组剩余 6 只用于检测 EPI、ANG Ⅱ、TC、TG、HDL-C、LDL-C 等 6 项。

7.1.7　统计分析

采用 SPSS19.0 统计软件进行统计分析。资料数据用 $\overline{x}\pm s$ 表示,适应性饲养前后所有资料进行配对 t 检验,组间各指标结果用单因素方差分析,两两比较采用独立样本 t 检验,$P<0.05$ 认为有统计学差异。

7.2　高温热浪期间突然强降温对 ApoE-/-小鼠心血管影响的实验结果分析

7.2.1　生理检测指标的变化

肛温、体重、收缩压和心率是小鼠的基本生理指标。热浪过程期间小鼠肛温的波动情况能够反映出小鼠对冷、热刺激的直接反映。如表 7.1 所示,实验期间各实验组小鼠肛温和体重变化情况可以看出,各组间 ApoE-/-小鼠体重变化除复温组相对于降温组有统计学差异($P<0.05$)外,其他各组之间不存在显著差异($P>0.05$),但在模拟实验过程期间小鼠体重呈现先持续减轻,最后回温时又上升的变化情况,降温组与对照组相比,小鼠体重降了 0.15 g,复温组相对于对照组和降温组小鼠体重分别上升了 1.53 g 和 1.95 g。同时,从小鼠肛温的检测结果可以得知(见表 7.1),各组 ApoE-/-小鼠肛温变化明显。随着实验过程的持续,热浪组小鼠肛温上升了 0.06℃,与对照组小鼠肛温相比并无显著差异($P>0.05$)。但随着温度骤降过程的发生,小鼠肛温表现出明显的下降,强降温组小鼠肛温与对照组和热浪组相比分别下降了 1℃ 和 1.06℃,具有显著差异($P<0.05,P<0.01$),说明高温热浪期间突然

强降温对 ApoE-/-小鼠肛温是有影响的。由表 7.1 给出的 ApoE-/-小鼠的心率检测结果可以看出,各组小鼠心率变化是明显的。与对照组相比,随着热浪持续的影响小鼠心率缓慢下降,热浪组小鼠心率下降了 42 beat/min。气温突然下降,导致小鼠心率显著减少,较对照组下降了 146 beat/min,二者并存在显著地统计学差异($P<0.01$),随着气温回升小鼠心率逐渐上升。可见高温热浪期间突然强降温对 ApoE-/-小鼠心率影响是显著的。由表 7.1 给出的 ApoE-/-小鼠的血压检测结果可以得知,各组小鼠血压变化是明显的,受热浪期间突然强降温影响,降温组与对照组和热浪组相比,血压分别升高 3 mm 和 4 mm 汞柱,降温组与对照组和热浪组之间存在着显著的统计学差异。综上分析,高温热浪期间突然强降温可导致 ApoE-/-小鼠血压上升、心率变慢和肛温下降,对体重影响较小。

表 7.1　ApoE-/-小鼠肛温、体重、心率及血压的变化比较($\bar{x}\pm s, n=12$)

组别	对照组	热浪组	降温组	复温组
肛温(℃)	37.98±0.25	38.04±0.25	36.98±0.21 * #	38.09±0.32 ***
体重(g)	28.03±2.48	28.00±1.88	27.88±1.33	29.83±1.73 **
心率(beat/min)	617±40.67	575±51.27	471±34 *	496±47 *
收缩压(mmHg)	119±1	118±2.3	122±0.67 * #	117.7±1.44 **

* $P<0.05$ 与对照组相比;# $P<0.01$ 与热浪组相比;** $P<0.05$ 与降温组相比。

7.2.2　热应激因子 HSP60、SOD、TNF、sICAM-1、HIF-1α 实验结果分析

表 7.2 所示检测结果可以看出,热浪过程模拟结束后,ApoE-/-小鼠 HSP60、TNF、sICAM-1、HIF-1α 这四项(除 SOD 以外)检测指标的变化情况均表现出相同的趋势,即热浪组小鼠较对照组小鼠均有显著升高,而随着小鼠经历温度骤降过程的刺激后,四项指标有所缓解,均表现出不同程度的下降,但气温回温后各指标变化有所不同。

HSP60 的变化情况,热浪组小鼠心肌组织匀浆 HSP60 含量较对照组升高显著($P<0.05$),升高了 1.43 ng/ml,强降温过程使得 HSP60 表达水平恢复,与热浪组相比具有显著差异($P<0.05$)。

与对照组相比,热浪组 SOD 表达水平下降十分显著($P<0.01$),下降值为 37.74 u/mgprot,温度骤降的发生使得强降温组小鼠 SOD 表达水平有所恢复,其值比热浪组高 30.39 u/mgprot,比对照组低 7.35 u/mgprot,与热浪组相比有显著差异($P<0.01$),随着气温的回升 SOD 的水平有所下降,复温组与热浪组相比有统计学差异($P<0.05$)。

TNF 和 sICAM-1 标志着机体炎症反应程度,二者在经历热浪刺激后均表现出显著升高的情况($P<0.01$),尤其是 sICAM-1,热浪组与对照组相比高出 18.43 ng/L,虽然温度骤降过程使得降温组表达水平较热浪组而言均显著下降($P<0.01$),但从表中可以看出二者降温组的表达水平相比对照组仍处于较高的水平,差异依然十分显著($P<0.01$)。

同样,与冠心病等缺血性疾病的发生发展密切相关的 HIF-1α 表达水平在经历热浪刺激后显著升高($P<0.01$),热浪组小鼠比对照组小鼠高出 74.34 ng/L,温度骤降虽也使其缓

解,但与对照组相比仍具有显著差异($P<0.01$),处于较高水平。

表 7.2　ApoE-/-小鼠 HSP60、SOD、TNF、sICAM-1、HIF-1α 变化比较($\bar{x}\pm s, n=6$)

指标(index)	对照组	热浪组	降温组	复温组
HSP60(ng/ml)	6.45±0.47	7.88±0.29*	4.60±0.39*#	6.26±0.84#
SOD(u/mgprot)	420.19±10.28	382.45±7.27*	412.84±17.87#	408.43±56.33#
TNF(pg/ml)	6.79±0.67	7.98±0.69*	7.08±0.83*#	7.26±0.93*
sICAM-1(ng/L)	65.66±2.16	84.09±8.41*	71.85±3.64*#	72.89±5.39*#
HIF-1α(pg/L)	745.22±104.83	819.56±83.59*	652.47±130.05*#	713.33±97.86#

* $P<0.05$ 与对照组相比；# $P<0.05$ 与热浪组相比。

7.2.3　血管收缩物质实验结果分析

7.2.3.1　ET-1 和 NO 变化

图 7.2 中(a),(b),(c)分别显示的是此次模拟过程结束后小鼠血浆中 ET-1、NO 及 NO/ET-1 的表达水平。在热浪期间小鼠血浆 ET-1 表达水平有小幅下降,其下降值为 2.01 ng/L,通过了显著性检验($P<0.01$),在经历温度骤降过程后迅速升高,分别比对照组和热浪组上升了 1.82 ng/L 和 3.83 ng/L,与两组相比均具有显著差异($P<0.01$),随着气温回升,ET-1 表达水平有小幅下降,与对照组和降温组存在统计学差异($P<0.01$),与热浪组不存在差异($P>0.05$)。可见高温热浪期间突然强降温对 ApoE-/-小鼠 ET-1 有明显影响。而 NO 的表达水平在受到热浪过程刺激后,与对照组相比显著升高($P<0.01$),其增幅为 2.31 μmol/L,而温度骤降则使得 NO 表达水平下降,分别比对照组和热浪组下降了 13.69 μmol/L 和 20.04 μmol/L,与这两组相比均具有显著差异($P<0.01$),随着气温回升,NO 的水平有所升高,但仍比对照组和热浪组小,它与热浪组和降温组存在显著性差异($P<0.01$)。可见无论是冷热刺激均对 NO 有明显影响。NO 与 ET-1 两者的比值可以反映血管舒张水平,热浪组与对照组相比显著升高($P<0.01$),机体血管趋于舒张散热,而温度骤降过程导致 NO/ET-1 显著下降($P<0.01$),将会导致机体血管迅速收缩。

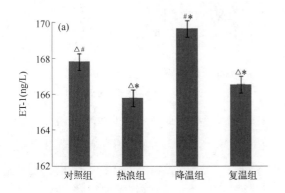
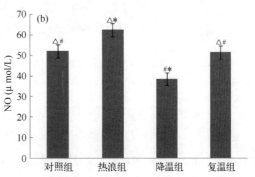

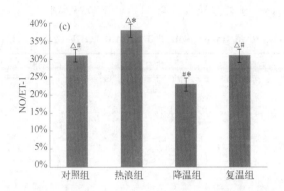

图 7.2　ApoE-/-小鼠 ET-1(a)、NO(b)和 NO/ET-1(c)的变化

（ * $P < 0.01$ 与对照组相比，♯ $P < 0.01$ 与热浪组相比；△ $P < 0.01$ 与降温组相互对比）

7.2.3.2　NE 和 EPI 的实验结果

图 7.3 是高温热浪期间突然强降温对 ApoE-/-小鼠 NE 影响的实验结果变化分析。与对照组相比，热浪组 NE 出现明显下降，其下降值为 4.67 ng/L，受突然强降温影响，降温组 NE 显著上升，分别比对照组和热浪组升高 2.38 ng/L 和 7.05 ng/L，与两组均存在显著性差异（$P < 0.01$）。随着气温回升，复温组 NE 开始下降。

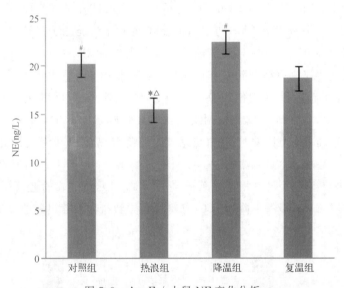

图 7.3　ApoE-/-小鼠 NE 变化分析

（ * $P < 0.01$ 与对照组相互对比，♯ $P < 0.01$ 与热浪组相互对比，△ $P < 0.01$ 与降温组相互对比）

图 7.4 是高温热浪期间突然强降温对 ApoE-/-小鼠 EPI 影响的实验结果变化分析。与对照组相比，热浪组 EPI 水平稍有下降，其下降值为 0.15 ng/L，两者不存在显著性差异（$P > 0.05$）。受突然强降温影响，降温组 EPI 显著上升，分别比对照组和热浪组升高 0.25 ng/L 和 0.39 ng/L，与两组均存在显著性差异（$P < 0.01$）。随着气温回升，复温组 EPI 迅速下降，复温组 EPI 水平均低于前三组，与它们均有显著性差异（$P < 0.01$）。

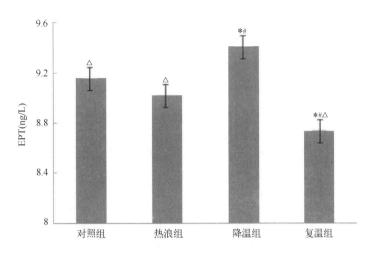

图 7.4　ApoE-/-小鼠 EPI 变化分析

（＊$P<0.01$ 与对照组相互对比，♯$P<0.01$ 与热浪组相互对比，△$P<0.01$ 与降温组相互对比）

综上实验结果分析可知，持续的高温热浪对 EPI 影响较小，可使 NE 明显下降，高温热浪期间的突然强降温，可使 NE、EPI 明显升高，导致交感神经系统兴奋，使血管收缩，引起血压升高[12~16]，导致心血管疾病加重[15]。

7.2.3.3　ANGⅡ变化

图 7.5 是高温热浪期间突然强降温对 ApoE-/-小鼠 ANGⅡ影响的实验结果变化分析。与对照组相比，热浪组 ANGⅡ出现明显下降，其下降值为 3.57 ng/L，受突然强降温影响，降温组 ANGⅡ显著上升，分别比对照组和热浪组升高 1.56 ng/L 和 4.72 ng/L，与两组均存在显著性差异（$P<0.01$）。随着气温回升，复温组 ANGⅡ开始下降，复温组与降温组和对照组存在显著性差异（$P<0.01$），与热浪组不存在统计学差异（$P>0.05$）。可见持续高温热浪可使血管紧张素Ⅱ（ANGⅡ）下降，可使血管扩张[4]，有利于人体散热，突然降温可使 ANGⅡ显著上升，可使血管收缩，引起血压上升[12~16]，使心血管疾病加重[15]。

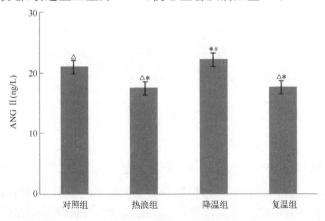

图 7.5　ApoE-/-小鼠 ANGⅡ变化分析

（＊$P<0.01$ 与对照组相互对比，♯$P<0.01$ 与热浪组相互对比，△$P<0.01$ 与降温组相互对比）

7.2.4 心血管疾病危险因子实验结果分析

表 7.3 是高温热浪期间突然强降温对 ApoE-/-小鼠血脂影响的实验结果变化分析。与对照组相比，持续的高温热浪使热浪组 ApoE-/-小鼠的高密度脂蛋白胆固醇（HDL-C）、低密度脂蛋白胆固醇（LDL-C）、总胆固醇（TC）及 LDL-C/HDL-C 出现稍微下降，其下降值分别为 0.02 mmol/L、0.12 mmol/L、0.05 mmol/L 和 10.3%，仅有甘油三酯（TG）呈显著上升，并且与对照组有显著性差异（$P<0.01$）。受高温热浪期间突然强降温影响，降温组血脂各项出现不相同的变化趋势，其中 HDL-C 继续下降，分别比对照组和热浪组下降了 0.045 mmol/L 和 0.028 mmol/L。LDL-C、TC 和 LDL-C/HDL-C 出现上升，均比对照组、热浪组高，三者分别比热浪组升高 0.14、0.136 mmol/L 和 32.3%，LDL-C、LDL-C/HDL-C 与热浪组均存在显著性差异（$P<0.01$）。甘油三酯（TG）呈现继续上升，分别比对照组和热浪组升高了 1.38 mmol/L 和 0.26 mmol/L，并且与对照组有显著性差异（$P<0.01$）。随着气温回升，复温组血脂各项除 HDL-C 以外均呈下降趋势，复温组 HDL-C、LDL-C、TC 与降温组存在显著性差异（$P<0.01$），与热浪组不存在统计学差异（$P>0.05$）。由此可见高温热浪期间突然强降温对心血管疾病影响的血脂危险因子水平是加重的。

表 7.3 ApoE-/-小鼠 LDL-CL、LDL-C、TC、TG 变化比较（$\bar{x}\pm s$, n＝6）

指标（index）	对照组	热浪组	降温组	复温组
LDL-CL(mmol/L)	0.66344±0.27	0.64618±0.03	0.61865±0.02	0.70578±0.49**
LDL-C(mmol/L)	1.66200±0.09	1.54135±0.16**	1.68585±0.16#	1.49493±0.16**
Tc(mmol/L)	2.25762±0.05	2.20990±0.22	2.34685±0.11	2.04389±0.93**
TG(mmol/L)	1.7155±0.15#**	2.83420±0.71*	3.09825±0.93*	2.90980±0.92*
LDL-C/LDL-CL	2.505	2.402	2.725#	2.118

* $P<0.05$ 与对照组相比；# $P<0.05$ 与热浪组相比；** $P<0.05$ 与降温组相比。

7.3 小结

综上实验结果分析可以得出如下结论：

（1）高温热浪期间突然强降温对 ApoE-/-小鼠生理指标有明显的影响。伴随高温热浪影响肛温上升，突然强降温时肛温下降，导致 ApoE-/-小鼠血压上升、心率变慢，对体重影响较小。

（2）高温热浪期间突然强降温对 ApoE-/-小鼠热应激因子 HSP60、TNF、sICAM-1、HIF-1α（除 SOD 以外）检测指标的变化情况均表现出相同的趋势，即热浪组小鼠较对照组小鼠均有显著升高，而随着小鼠经历温度骤降过程的刺激后，四项指标有所缓解，均表现出不同程度的下降，但是 HSP60 和 HIF-1α 下降的较明显，其值均小于对照组和热浪组，而 TNF 和 sICAM-1 下降的较小，其值均大于对照组，可见这两个炎性因子在强降温时仍对心血管有明显的不利影响。受高温热浪影响 ApoE-/-小鼠的 SOD 表达水平显著下降,伴随气温骤降小鼠 SOD 表达水平有所恢复,并接近对照组水平。

(3)高温热浪期间突然强降温可使 ApoE-/-小鼠 ET-1 明显升高。NO 与气温变化成正相关,即伴随高温热浪显著上升,伴随气温突降而明显下降。NO 与 ET-1 两者的比值受热浪影响显著升高,有利于机体血管舒张散热,而温度骤降导致 NO/ET-1 显著下降,有利于机体血管迅速收缩,有保温作用。高温热浪期间突然强降温对 ApoE-/-小鼠 NE 有明显影响,NE 与气温变化成反相关,即热浪使 NE 下降,有利于血管舒张,突然降温使 NE 上升,有利于血管收缩。热浪对 ApoE-/-小鼠的 EPI 水平影响较小,突然降温使 EPI 明显上升,有利于血管收缩。高温热浪期间突然强降温对 ApoE-/-小鼠 ANG Ⅱ 有明显影响,持续高温热浪可使血管紧张素Ⅱ(ANG Ⅱ)下降,导致血管扩张[4],有利于人体散热,突然降温可使 ANG Ⅱ 显著上升,导致血管收缩,引起血压上升[12~16],使心血管疾病加重[15]。

(4)高温热浪期间突然强降温天气过程对 ApoE-/-小鼠血脂的影响,在整个影响过程中 ApoE-/-小鼠的高密度脂蛋白胆固醇(HDL-C)呈现持续小幅下降,甘油三酯(TG)呈现持续显著上升,低密度脂蛋白胆固醇(LDL-C)、总胆固醇(TC)及 LDL-C/HDL-C 与气温变化成反相关即伴随热浪呈现小幅下降,伴随强降温呈现小幅上升。可见高温热浪期间突然强降温对心血管疾病影响的血脂危险因子是加重的。

(5)高温热浪期间突然强降温天气导致冠心病发生及加重的可能机理

综合以上分析,高温热浪期间突然强降温天气导致冠心病发生发展的可能机制是:持续的高温热浪可诱导冠心病小鼠心肌组织 HSP60 含量明显增加,过多的 HSP60 可以活化免疫细胞,诱导内皮细胞、巨噬细胞分泌大量 ICAM-1、TNF-α 等炎性细胞因子,使机体血浆中 TNF-α 和 sICAM-1 增加。同时从 5 个方面影响冠心病的变化:(1)激活体内炎症系统,通过调节细胞黏附因子等多种细胞因子和炎性介质,加重动脉粥样硬化斑块的炎性反应,HIF-1α 表达增加,进一步加重了机体炎症反应,促进动脉粥样硬化的形成和发展。(2)破坏内皮细胞结构,使血管内膜通透性增高,同时高温热浪使冠心病患者心脏组织 SOD 活性下降,导致心脏组织氧自由基过多,使氧化血液中的脂蛋白加剧,大量的胆固醇生成,加速胆固醇穿透内膜在血管内壁上的沉积,形成动脉粥样硬化,致使冠心病病情加重。(3)损伤血管、心肌结构,破坏心脏功能。TNF-α 在病理情况下可持续大量产生,并在心肌组织累积。过多 TNF-α 可破坏心肌细胞内钙平衡、影响脂多糖水平,高浓度的 TNF-α 可促进心肌和血管内皮细胞凋亡,这种破坏作用随 TNF-α 的作用时间和浓度的增加而加剧。(4)诱导 ICAM-1、血栓素等血管活性物增加,造成血黏度增加,促进原癌基因转录,产生血小板源性生长因子,促进血小板凝集,破坏血凝与抗血凝平衡,易导致血栓的形成。(5)抑制脂蛋白酯酶活性,加速肝脏脂肪酸合成,使得脂质过氧化反应加强,诱导脂质浸润血管内膜,形成动脉硬化斑块,同时控制巨噬细胞的胆固醇代谢,导致脂质物质沉积于血管壁而增加冠脉疾病风险。伴随突然强降温,热应激因子 HSP60、SOD、HIF-1α 缓解,仅有细胞炎性因子 TNF、sICAM-1 仍处于较高的水平,因此它们进一步加剧心肌和血管内皮细胞凋亡和血栓的形成。受冷刺激影响,NE 血浆浓度的升高说明机体 SNS 正被激活,而 ANG Ⅱ 血浆浓度的升高表明机体内 RAS

也被激活,这两个系统的激活必然导致血压的升高。NE 和 ANGⅡ都是缩血管物质,具有很强收缩血管功能,在这两个物质的作用下,全身血管收缩,从而导致血压的升高。从而使冠心病进一步加重,甚至可能引起心肌梗死。

参考文献

[1] 高霞,李素芹,张大辉. 心脑血管疾病与气象条件关系分析研究[A]. 第 28 届中国气象学会年会—S14气候环境变化与人体健康[C]. 北京:气象出版社,2011:135-141.

[2] 陈瑗,周玫. 氧化应激—炎症在动脉粥样硬化发生发展中作用研究的新进展[J]. 中国动脉硬化杂志,2008,**16**(10):757-762.

[3] 郑春雨,张伟,梁永刚. 热应激大鼠早期炎性因子水平及乌司他丁干预的效果[J]. 医学研究生学报,2011,**24**(1):25-28.

[4] Wang C,Zhang S,Tian Y,et al. Effects of Simulated Heat Waves on ApoE-/- Mice[J]. International journal of environmental research and public health,2014,**11**(2):1549-1556.

[5] Sun Z,M J. Fregly,and J R. Cade. Effect of renal denervation on elevation of blood pressure in cold-exposed rats. Can J Physiol Pharmacol,1995.**73**(1):72-78.

[6] Sun Z,Genetic AVP deficiency abolishes cold-induced diuresis but does not attenuate cold-induced hypertension. Am J Physiol Renal Physiol,2006.**290**(6):F1472-1477.

[7] Sun Z,Fregly M J,Cade J R. Effect of renal denervation on elevation of blood pressure in cold-exposed rats. Can J Physiol Pharmacol,1995.**73**(1):72-78.

[8] 王泳彩,王权. 心脑血管病人的血脂结果观察[J]. 中国社区医师(综合版),2005,13:66.

[9] 杨永慧. 中老年 3000 例血脂水平的调查分析[J]. 中国社区医师(医学专业)2010,**12**(31):216.

[10] 张书余. 医疗气象预报[M]. 北京:气象出版社,2010.

[11] 白慧称,李军,刘敬浩,等. 高脂膳食对小鼠生化及病理形态的影响[J]. 中国比较医学杂志,2010,**20**(1):41-45.

[12] 张书余,马守存,周骥,等. 模拟寒潮对高血压疾病影响机理的实验研究[J]. 气象,2013,**39**(6):789-793.

[13] Bin Luo,Shuyu Zhang,et al. Effects of Cold Air on Cardiovascular Disease Risk Factors in Rat. *Int. J. Environ. Res. Public Health*.2012,**9**(7):2312-2325.

[14] Bin Luo,Shuyu Zhang. Artificial Cold Air Increases the Cardiovascular Risks in Spontaneously Hypertensive Rats. *Int. J. Environ. Res. Public Health*.2012,**9**(9):3197-3208.

[15] Bin Luo,Shuyu Zhang,et al. Effects of different cold-air exposure intensities on the risk of cardiovascular disease in healthy and hypertensive rats. Int J Biometeorol,2014,**58**(1):185-194.

[16] Xiakun Zhang,Shuyu Zhang,et al. Effects of Moderate Strength Cold Air Exposure on Blood Pressure and Biochemical Indicators among Cardiovascular and Cerebrovascular Patients Res. Int. J. Environ. Public Health 2014,**11**(3):2472-2487.

第8章
在高温热浪期间突然强降温对大鼠心脑血管系统的影响

高温热浪是夏季对人体健康影响最为直接和明显的天气事件,能够造成严重的健康危害,可造成多种疾病发病率和死亡率增加。高温热浪原是热带、副热带地区的典型气象灾害,随着全球气候变暖和城市化的加速发展,欧洲、美国、日本、中国等原本较为凉爽的中高纬度地区也出现越来越多高温热浪事件。热浪期间,老年人和患有基础疾病的人超额死亡率最高,这部分超额死亡主要是由心脑血管疾病和呼吸系统疾病引起。全球气候变化很可能伴随着热浪发生频率和强度的增加以及炎夏和暖冬出现的增多、湿度的增加,加剧了夏季极端高温对人类健康的影响[1]。

20世纪,国外很多研究者利用流行病学方法,统计不同城市和地区气温的升高对心脑血管疾病的影响。有研究表明[2],在伦敦,当温度高于19℃时,气温每升高1℃,心脑血管疾病的发病率将会增加3.01%;在荷兰,当温度高于16.5 ℃时,心脑血管疾病就会增加1.86%;Russia对莫斯科和俄国气象要素变化对心脑血管疾病的影响做了统计分析,得到了相似的结论。国内最初有关气象对心脑血管疾病影响的研究也是从流行病学出发,统计了不同地区和城市心脑血管疾病的发病率与气象要素之间的关系。李雄等[3]的研究表明,夏季高温(最高气温≥34℃)、同时气压偏低易引起冠心病发病。程义斌等[4]对武汉市心脑血管死亡影响研究中发现,当日最高气温低于36℃时,心脑血管疾病的逐日死亡率变化与日最高气温关系不明显;当日最高气温达36℃以上时,逐日死亡率显著增加,经t检验,日最高气温低于36℃和高于36℃时的日死亡率差异具有统计学意义($P<0.0001$)。近年来,在全球气候变化的背景下,极端天气气候事件发生频率明显增加。最近,Hausfater等还发现,热浪期间人体心肌蛋白增加,过多时可迫害心脏,热浪引起的大气颗粒物浓度增多也可引发急性心肌梗死等疾病[5,6]。

田颖等[7]曾对热浪对人体健康影响的研究进展进行了较为全面的总结,文章涉及热浪对相关疾病发病率的影响、对相关死亡率的影响、对人体健康影响的流行病学特征、"滞后效应"和"收获效应"、研究方法等几大方面。总体来说,较早期的研究采用描述性研究方法。随着气象学、统计学和实验方法的发展,采用的主要方法包括:时间序列、相关分析、主成分分析、气候模型、指标法、天气型分类、动物实验、细胞分子实验等等。在研究过程中,常用到的检测指标根据研究的侧重不同,也有所区别,总结以往的研究发现,在热浪对健康影响的研究中用到的指标有:心率(HR)、收缩压(SBP)、血管内皮素-1(ET-1)、一氧化氮(NO)、超氧化物歧化酶(SOD)、肌钙蛋白(Tn)、低氧诱导因子(HIF-α)、可溶性细胞黏附分子

(sICAM)等等。如,朱卫浩等[8]利用 ApoE 基因缺陷小鼠及健康小鼠研究热浪对小鼠 ET-1、NO 及体温的影响发现,ApoE-/-小鼠在热浪天气过程中相对于健康小鼠更易受到高温的影响,体温上升明显,以此可以推测在高温期间,冠心病患者更易受到热浪的影响,从而增加了冠心病发生和发展的危险。田颖等[9]则对热浪期间小鼠心肌组织中超氧化物歧化酶的含量变化进行研究,研究表明,在神经系统调节下,高热环境会使动物体温上升,机体心脏 SOD 活性下降,从而造成机体氧化损伤,脂质代谢紊乱,导致冠心病的发生、发展。

国外有关高温热浪对心脑血管疾病的影响机理研究起步较早,Katz 等[10]建议采用临床试验,对气象与心脑血管疾病之间的关系进行研究,众多机理研究表明[11],高温可以引起交感神经兴奋,使肾上腺分泌的肾上腺素先增多后减少,机体因受热而导致血管扩张,继而血管又收缩;在气温对心血管疾病影响的机制方面,Basu R 等[12]研究指出,在北美,一天内大约每 4.7℃的增温,就对应着 2.6％的心血管疾病死亡率的增加。他在有关加州高温与心脑血管疾病死亡率之间的研究中指出,气温升高时,人体温度的升高会加速血液从重要脏器到皮肤表面的血流转移,使心脏和肺部的负担加重;另外,气温升高也会增加血液黏度,使机体胆固醇水平升高,进而引起心脑血管疾病的发作。

目前,研究方法大多局限于统计分析,而气象要素对心脑血管疾病发生和加重的影响机理方面的研究还很欠缺。尤其是研究高温热浪期间气温突然骤降对心脑血管疾病的影响还是空白,本书将通过动物实验对其机理进行初步研究。

8.1 材料与方法

8.1.1 试验仪器和材料

TEM1880 气象环境模拟箱(天津普林特环境试验设备有限公司提供),可以提供温湿压联合试验环境,温度可控于−30～120℃,波动范围±0.5℃,湿度可控范围为 30％～98％,波动度为±3％RH(≥75％RH),±0.5％RH(<75％RH),根据试验需求和基本功能,试验箱可提供高低温湿热联合试验环境,同时保证实验过程中有新鲜空气补入,以满足实验动物的正常呼吸需求。

TH212 专用测温仪,范围在−30～50℃之间,精度和分辨率为±0.2℃、0.1℃。医用离心机,电子天平,超低温冰箱,酶标仪。

水合氯醛、血管内皮素(ET-1)ELISA 试剂盒、一氧化氮(NO)硝酸还原酶法试剂盒、总超氧化物歧化酶(T-SOD)羟胺法试剂盒、细胞间黏附因子(sICAM)ELISA 试剂盒、热应激蛋白 60(HSP60)ELISA 试剂盒、肿瘤坏死因子(TNF)ELISA 试剂

8.1.2 热浪实验曲线

收集南京观象台(站号:58238)2001—2010 年(6—8 月份)的逐时气象要素数据。热浪的标准根据中国气象局规定及华东地区相关研究拟定,将日最高温度≥35℃称为高温日,连

续 3 d 及以上的高温天气过程称为热浪。许遐祯等对南京热浪研究发现,热浪的持续时间对人体的影响很小[13],另外考虑到动物的耐热性,本书选取了一次南京持续时长为 3d 的实际热浪过程以做探讨,实验模拟温度曲线模型选择为 2006 年 6 月 19 日 5 时至 22 日 11 时的高温热浪期间突然强降温天气过程,模拟曲线如图 8.1 所示。对照组实验温度选取为 27℃。

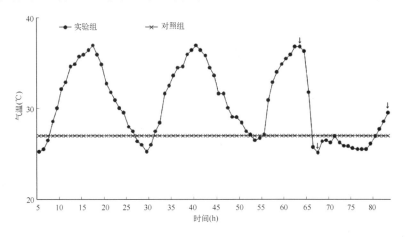

图 8.1　实验过程温度曲线图

(箭头所指为实验模拟组大鼠体温体重采样点,对照组采样为同时间点)

8.1.3　实验动物及分组

实验对象选用健康、高血压大鼠各 24 只,购买于维通利华中国公司。其中高血压大鼠为雄性、10 周龄、体重 210.9～246.5 g,收缩血压 162～180 mmHg,健康大鼠为雄性、10 周龄、体重 305.1～329.1 g,收缩血压 116.5～119.3 mmHg。将 24 只高血压大鼠和 24 只健康大鼠分别随机分成高温热浪组(组 1)、降温组(组 2)、复温组(组 3)及对照组。

饲养环境噪音控制在 60 dB(A)以下,昼夜光照节律 12 h/12 h(每日光照时间 08:00—20:00),实验室温度 27℃,此温度为 10 年间南京夏季的平均温度。给予大鼠充足的饲料和水,垫料是胶囊状玉米芯,并每日进行实验鼠垫料的更换。每日对小鼠进行捉拿训练以减少实验过程中捉拿带来的额外影响。

8.1.4　实验过程

实验前对所有高血压和健康大鼠进行 1 周适应性空白对照饲养,给予普通饲料饲养,食物与水保持充足,动物饲养室内,光照节律 12 h/12 h(08:00—20:00),室温和相对湿度分别控制在 27℃和 45%。空白对照饲养后,按照上述方法对各组大鼠进行分组,依照热浪模型手动设置气象环境模拟箱内的温度变化过程,分别对健康和高血压大鼠按图 8.1 的温度曲线,在气象环境模拟箱内进行暴露于热浪期间突然强降温过程实验,接受热浪期间突然强降温刺激。对照组饲养条件同空白对照适应期。期间,各组大鼠可自由摄食及饮水,气象环境箱内光照节律仍控制为 12 h/12 h(08:00—20:00)。

8.1.5 体温和体重监测及各组采样

整个热浪突然强降温过程持续 80 h,过程中逐日观察大鼠状况,按如图 8.1 箭头所示时间点测量体重、肛温及采样,其中,在热浪影响的第 3 天 15 时取出热浪组,同日突然降温,气温达到最低时,即 19 时取出降温组,第 4 天 11 时,气温回升达到 27℃时,取出复温组。

8.1.6 血浆分离和心肌组织溶液收集

在每个采样时间点,分别取出各组,利用腹腔注射戊巴比妥钠溶液(120 mg/kg i. p.)将高血压大鼠麻醉后,利用真空采血管自腹主动脉进行终末采血。所采血样进行 3000 rpm×10 min 离心,分离血浆并储存于−20℃低温冰箱待检。

另外,摘取大鼠心脏,取心尖部称重,并加入 9 倍 0.9％生理盐水进行匀浆,于 3000 rpm 离心 15 min,取上清液于−20℃存储待检。

8.1.7 指标检测

测定前,将血浆冻品在 37℃条件下进行解冻,利用 ELISA 试剂盒和酶标仪对血浆 ET-1、sICAM-1 以及 TNF 进行处理和测定,利用硝酸还原酶法对血浆 NO 进行测定。利用 ELISA 试剂盒和酶标仪对血浆 EPI、NE、ET-1、ANGII 及 Tn-T 进行处理和测定。利用 Clauss 法对血浆 FG 含量进行测定[19]。利用 GPO-PAP 法、CAT 法及 CHOD-PAP 法分别对血浆 TG、LDL-C 和 LDL-CL 及 TG 含量进行测定[14~19]。同理,将大鼠心肌组织液冻品复溶,利用羟胺法测定心肌组织 SOD 活性,用 ELISA 法对心脏 sICAM-1、HSP60 的含量进行测定。具体检测方法操作严格按照试剂盒说明书进行。

8.1.8 统计分析

利用 SPSS19.0 软件建立数据库并对所有指标数据进行统计分析和处理,计量数据均以均数±标准差($\overline{x}± s$)表示,进行了各组渐进显著性 H 检验(Kruskal Walls H),两组间比较采用独立样本 t 检验(Independent-Sample T test)。$P<0.05$ 即为差异具有统计学意义。

8.2 高温热浪期间突然强降温对健康大鼠心脑血管系统影响的实验结果分析

8.2.1 体重、体温分析

如图 8.2 所示,受高温热浪影响 59 h,高温热浪组大鼠肛温、体表温度与相应的对照组比较,肛温出现明显下降,下降了 0.62℃,体表温度却稍有上升,上升了 0.07℃。当在热浪发展期间突然出现强降温时,肛温继续下降,体表温度由上升转为下降,随着气温的回升,大鼠肛温、体表温稍有回升,但不明显。表 8.1 是实验各组肛温之间的独立样本 t 检验,对照组与各组之间的独立样本 t 检验 $P < 0.01$,存在明显的统计学差异,其他各组之间 P 值均 > 0.05,不存在差异。健康大鼠表温各组渐进显著性检验 $P = 0.595$,各组间不存在渐进性差异。

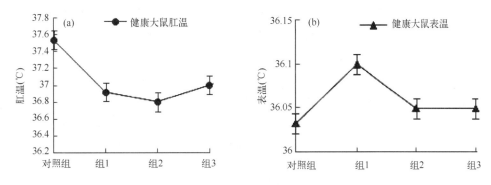

图 8.2　健康大鼠肛温(a)体表温度(b)变化图

表 8.1　实验各组肛温之间的独立样本 t 检验表

	对照组	1 组	2 组	3 组
对照组		0.001	0.001	0.001
1 组	0.001		0.329	0.501
2 组	0.001	0.329		0.145
3 组	0.001	0.501	0.145	

如图 8.3 是高温热浪突然出现强降温过程健康大鼠体重变化图,由图可知,当热浪影响 59 小时时,健康大鼠体重与对照组比较,呈下降趋势,值为 5.3 g;当出现强降温,且温度达到最低时,体重稍有回升,上升幅度值为 2.2 g;当温度回升达到 27℃ 时,大鼠体重却出现明显下降,下降值为 16.1 g。

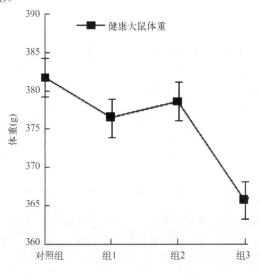

图 8.3　健康大鼠体重变化图

8.2.2 血压和心率分析

如图 8.4(a)高温热浪突然强降温过程健康大鼠血压收缩压变化图,各组与对照组比较,热浪组比对照组血压低 2.67 mmHg,热浪期间突然降温,降温组血压迅速上升,比对照组升高了 7 mmHg,随着气温回升,血压逐渐下降,与降温组比下降了 8.34 mmHg。如图 8.4(b)高温热浪突然强降温过程健康大鼠心率变化图,心率随着热浪期间温度的变化而变化,与血压的变化趋势基本上一致,受高温热浪影响,高温热浪组心率比对照组低 21 beat/min,突然降温时心率加速,降温组比热浪组心率升高了 39 beat/min 随着回温,心率逐渐变慢,比降温组下降了 20 beat/min。可见高温热浪使大鼠血压下降,心率变慢,气温突然下降使血压上升,心率加速。

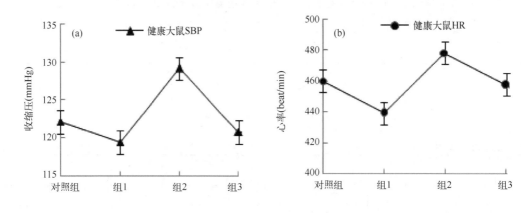

图 8.4　健康大鼠收缩压(a)心率(b)变化图

如表 8.2 是实验各组血压之间的独立样本 t 检验的结果,从中可知,除对照组与 3 组差异不显著之外,其余各组之间 P 均小于 0.05,均存在显著差异。

表 8.2　实验各组血压之间的独立样本 t 检验表

	对照组	1组	2组	3组
对照组		0.001	0.001	0.076
1组	0.001		0.001	0.016
2组	0.001	0.001		0.001
3组	0.076	0.016	0.001	

如表 8.3 是实验各组心率之间的独立样本 t 检验的结果,从中可知,除组 1 与组 2、组 3 差异显著之外,其余各组之间 P 均大于 0.05,均不存在显著性差异。综合表 8.2、8.3 结果可知高温热浪期间强降温对血压、心率的影响是显著的。

表 8.3　实验各组心率之间的独立样本 t 检验表

	对照组	1组	2组	3组
对照组		0.155	0.339	0.054
1组	0.155		0.012	0.03
2组	0.339	0.012		0.64
3组	0.054	0.03	0.64	

8.2.3　热应激因子变化分析

图 8.5 是高温热浪期间突然强降温对健康大鼠心肌组织 HSP60 的影响的变化。由图可以看出,受到热浪刺激后,高温热浪组的 HSP60 与对照组相比,含量明显上升,其上升值为 1.46 ng/ml,并且与对照组相比具有统计学差异($P<0.01$)。可见,热浪可诱导机体 HSP60 的表达明显增加。在热浪发生期间,气温突然下降,仅用了 3 个小时气温由 36.7℃ 降到 25.1℃,降幅达到 11.6℃。此时降温组 HSP60 明显下降,与热浪组相比下降了 1.81ng/ml,并具有统计学差异($P<0.01$)。当气温回升到 27℃时,复温组 HSP60 稍有回升,与降温组相比上升了 0.12 ng/ml,与热浪组相比,仍具有统计学差异($P<0.01$)。可见 HSP60 含量受热浪影响而上升,伴随气温下降而减少,在夏季两者变化成正比。

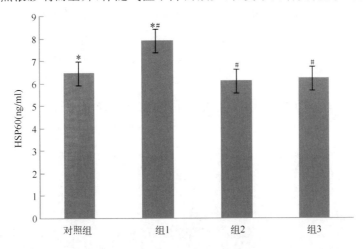

图 8.5　高温热浪期间突然强降温对健康大鼠心肌组织 HSP60 的影响变化图
（ * $P<0.01$ 与对照组相互对比；♯ $P<0.01$ 热浪组(组 1)与降温组(组 2)、复温组(组 3)相比）

目前研究指出机体在热刺激下产生的过多的 HSP60 可以活化免疫细胞,诱导内皮细胞、巨噬细胞分泌大量 ICAM-1、TNF-α 等炎性细胞因子[20,21],图 8.6 是高温热浪期间突然强降温对健康大鼠心肌组织 sICAM-1 的影响变化分析图。如图可知,热浪组与对照组相比 sICAM-1 含量明显升高,其上升值为 46.36 ng/L,并具有统计学差异($P<0.01$)。降温组 sICAM-1 含量与热浪组比较显著下降,其下降值为 57.71 ng/L,并具有统计学差异($P<0.01$)。复温组 sICAM-1 含量与降温组相比,上升了 12.92 ng/L。比较图 8.5 与图

8.6 sICAM-1 伴随 HSP60 含量的变化而变化,成正比。

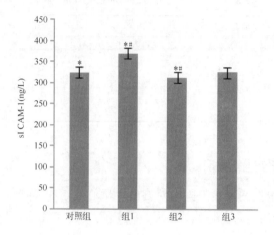

图 8.6　高温热浪期间突然强降温对健康大鼠心肌组织 sICAM-1 的影响变化图

(* $P<0.01$ 与对照组相互对比;♯ $P<0.01$ 热浪组(组 1)与降温组(组 2)相比)

缺氧诱导因子-1(hypoxia inducible factor-1,HIF-1)是一种具有转录活性的核蛋白,与缺氧适应、炎症过程中的大量相关基因的表达相关,可上调红细胞生成素、血管内皮因子等多种靶基因的转录。Treinin 等[22]通过线虫实验证实,HIF-1α 在热耐受性及热适应响应有着重要作用,可在热环境下被诱发,但是主要体现在热应激的初始阶段,对于热应激的耐受仅能起到短暂的作用,不足以应付长时间的热刺激或是极端高温。赵爱华[23]指出 HIF-1α 的含量与冠心病疾病的发生及患者病情程度相关,HIF 与冠心病等缺血性疾病发生发展可能存在密切关系。实验结果如图 8.7 所示,热浪组大鼠体内 HIF-1α 含量与对照组相比明显增加,其上升值为 12.05 ng/L,降温组、复温组大鼠心脏匀浆 HIF-1α 表达水平低于对照组和热浪组,其值分别为 36.52 ng/L、37.86 ng/L。由此可知,热浪可诱导大鼠 HIF-1α 表达增加,伴随气温下降而降低。

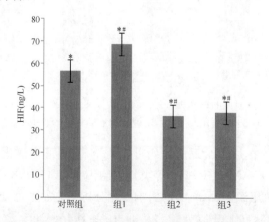

图 8.7　高温热浪期间突然强降温对健康大鼠心肌组织 HIF 的影响变化图

(* $P<0.01$ 与对照组相互对比;♯ $P<0.01$ 热浪组(组 1)与降温组(组 2)、复温组(组 3)相比)

由图 8.8 可见,与对照组相比,热浪刺激使得热浪组大鼠心脏组织中的 SOD 活性下降 ($P<0.01$),下降了 4.96 ng/ml,差异具有统计学意义($P<0.01$)。降温组、复温组大鼠心脏匀浆 SOD 表达水平低于对照组和热浪组,其值分别为 75.97 ng/ml,74.63 ng/ml,与热浪组相比,存在统计学差异($P<0.01$)。由此可知,健康大鼠热暴露 3 天可使它心脏组织的 SOD 活力下降,气温突然下降不但没有缓解热浪对健康大鼠 SOD 活力下降的影响,反而进一步加剧了 SOD 的活力下降。

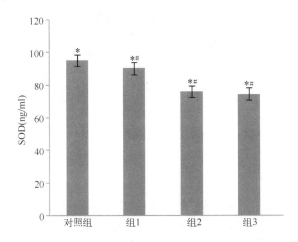

图 8.8　高温热浪期间突然强降温对健康大鼠心肌组织 SOD 的影响变化图

(* $P<0.01$ 与对照组相互对比;♯ $P<0.01$ 热浪组(组 1)与降温组(组 2)、复温组(组 3)相比)

心脏组织 SOD 活力下降,可导致心脏组织氧自由基过多,脂质过氧化反应加剧,造成内皮细胞和心功能损伤,引起心肌缺血;同时,产生的大量活性氧(ROS)会直接损伤血管内皮细胞,使得 NO 灭活,并氧化血液中的脂蛋白,使胆固醇沉积在血管壁上,形成动脉粥样硬化[24]。陈瑷等[25]指出氧化损伤是冠状动脉硬化形成的一个重要机制,SOD 减少越多说明氧化损伤愈严重,脂质代谢愈紊乱。可见,SOD 这类特殊蛋白的活性与冠心病等心血管疾病的发生存在联系。动脉粥样硬化患病机体 SOD 活性较低[26],是易受热浪危害的高危群体。由此分析可知,高温热浪可导致冠心病患者心脏组织 SOD 活性下降[27],导致心脏组织氧自由基过多,使氧化血液中的脂蛋白加剧,加速胆固醇在血管壁上的沉积,形成动脉粥样硬化,致使冠心病病情加重。

8.2.4　血管收缩因子 ET-1 和 NO 的变化分析

图 8.9 为大鼠体内 NO 受高温热浪期间突然强降温影响的变化情况,大鼠的热浪组相对于对照组差异显著($P<0.01$),其中热浪组 NO 水平较对照组高出 4.65 μmol/L。降温组 NO 水平显著下降,其降幅为 10.51 μmol/L,随着气温回升,复温组的 NO 含量与降温组相比,基本上没有变化,这个结果有待进一步研究。热浪组与降温组及复温组差异显著($P<0.01$),具有统计学意义。降温组和复温组相对于对照组,比值也呈现下降并且具有统计学差异($P<0.01$)。可见高温热浪可使健康大鼠体内 NO 上升,降温可使下降,复温变化不大。

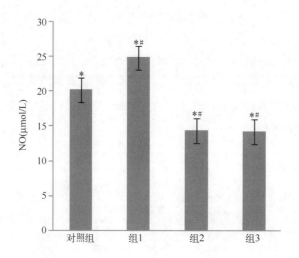

图 8.9　高温热浪期间突然强降温对健康大鼠 NO 的影响变化图

（＊$P<0.01$ 与对照组相互对比；♯$P<0.01$ 热浪组（组1）与降温组（组2）、复温组（组3）相比）

由图 8.10 可以看到，健康大鼠热浪组与对照组相比，对体内的 ET-1 水平没有任何影响，不具有统计学差异（$P>0.05$）。伴随气温突然下降，降温组大鼠体内的 ET-1 水平显著上升，比热浪组升高了 29.16 ng/L，相对于对照组和热浪组均具有统计学差异（$P<0.01$）。随着气温回升，复温组大鼠体内的 ET-1 含量有所下降，相对降温组下降了 15.84ng/L，但比热浪组仍高了 13.32 ng/L，与各组相比均不具有统计学差异（$P>0.05$）。可知热浪对 ET-1 没有影响，降温可使 ET-1 分泌增多，随着气温的升高，ET-1 逐渐减少。

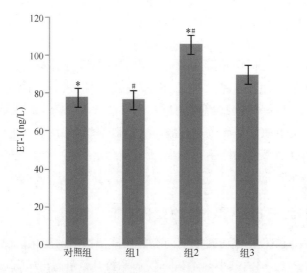

图 8.10　高温热浪期间突然强降温对健康大鼠 ET-1 的影响变化图

（＊$P<0.01$ 与对照组相互对比；♯$P<0.01$ 热浪组（组1）与降温组（组2）相比）

血管内皮素 1(ET-1)是由血管内皮细胞和心肌细胞分泌的一类多功能生物活性多肽，是目前已知最强烈的血管收缩因子[28]。内皮源性的一氧化氮(NO)是机体内主要的血管舒张因子，可促进血管平滑肌舒张，使得血管扩张。上述分析表明热浪刺激对大鼠 ET-1 水平没有影响，高温热浪使 NO 明显增加，使得血管扩张，增强机体散热，促进体温下降。随着热浪过程的发生发展，大鼠内皮释放的 NO 不足以缓解热浪的影响，使得大鼠体温随着热浪影响而升高。气温突然下降，ET-1 分泌增加，使血管收缩，减少机体散热，保持体温恒定。

8.2.5　冷应激因子变化分析

张书余[29]指出去甲肾上腺素(NE)是机体产生应激反应的直接体现，冷刺激可引起血管收缩，导致血压的升高。图 8.11 是高温热浪期间突然强降温对健康大鼠 NE 的影响变化情况，受持续高温热浪天气的影响，热浪组与对照组相比健康大鼠体内的 NE 稍有下降，下降幅度为 2.01 ng/L，两者不存在统计学差异($P>0.05$)。伴随气温突然下降，降温组大鼠体内的 NE 水平显著上升，比热浪组升高了 21.65 ng/L，相对于热浪组具有显著地统计学差异($P<0.01$)。随着气温回升，复温组大鼠体内的 NE 含量显著下降，相对降温组下降了 38.28 ng/L，比热浪组下降了 16.63 ng/L，与各组相比均有显著的统计学差异($P<0.01$)。可见高温热浪可使去甲肾上腺素(NE)下降，冷刺激可使去甲肾上腺素(NE)显著升高，回温时气温升高导致 NE 的下降幅度比热浪持续期间的影响更显著。

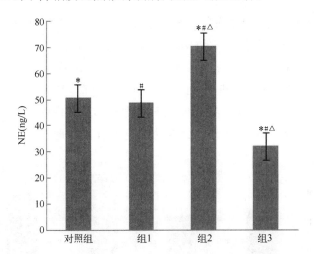

图 8.11　高温热浪期间突然强降温对健康大鼠 NE 的影响变化图
(* $P<0.01$ 与对照组相互对比；♯$P<0.01$ 热浪组(组 1)与降温组(组 2)、
复温组(组 3)相比；△$P<0.01$ 降温组(组 2)与复温组(组 3)相比)

文献[30]研究指出冷刺激对 EPI 影响变化很小，那么在高温热浪期间突然强降温对健康大鼠机体内的 EPI 的影响是否也是有类似的结果呢？图 8.12 是高温热浪期间突然强降温对健康大鼠肾上腺素(EPI)的影响变化图，从图中可以看出，与对照组相比，持续高温热浪天气的热刺激可使健康大鼠机体含的 EPI 水平下降，其降幅为 6.18 ng/L，两者有统计学差异

($P<0.01$)。伴随气温突然下降,降温组大鼠体内的 EPI 水平显著上升,比热浪组升高了 10.12 ng/L,相对于热组具有显著地统计学差异($P<0.01$)。随着气温回升,复温组大鼠体内的 EPI 含量显著下降,相对降温组下降了 5.24 ng/L,但比热浪组还高 4.88 ng/L,与降温组相比有统计学差异($P<0.01$)。由此结果可知在热刺激的条件下,突然冷刺激比仅仅冷刺激对 EPI 影响要明显的多,而且变幅大,其原因有待进一步研究。

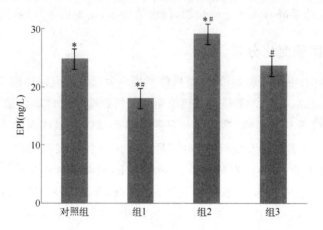

图 8.12　高温热浪期间突然强降温对健康大鼠 EPI 的影响变化图

(＊$P<0.01$ 与对照组相互对比;♯$P<0.01$ 热浪组(组 1)与降温组(组 2)、复温组(组 3)相互对比)

血管紧张素Ⅱ(ANGⅡ)也是血管收缩的重要因子之一,ANGⅡ浓度水平的升高,可促进 NE 的释放增加,因此去甲肾上腺素 NE 的变化与 ANGⅡ有关。图 8.13 是高温热浪期间突然强降温对健康大鼠的 ANGⅡ影响变化图。从图中可以看出,与对照组相比,持续高温热浪天气的热刺激可使健康大鼠机体含的 ANGⅡ水平下降,其降幅为 4.47 ng/L,两者不具有统计学差异($P>0.05$)。伴随气温突然下降,降温组大鼠体内的 ANGⅡ水平显著上升,比热浪组升高了 13.33 ng/L,相对于对照组和热浪组具有显著地统计学差异($P<0.01$)。随

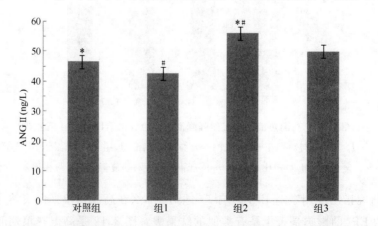

图 8.13　高温热浪期间突然强降温对健康大鼠的 ANGⅡ影响变化图

(＊$P<0.01$ 与对照组相互对比;♯$P<0.01$ 热浪组(组 1)与降温组(组 2)相互对比)

着气温回升,复温组大鼠体内的ANGⅡ含量显著下降,相对降温组下降了4.84 ng/L,但比热浪组还高8.49 ng/L,与降温组相比不具有统计学差异($P>0.05$)。由如上分析可知,高温热浪可使健康大鼠机体内的ANGⅡ减少,不利于血管收缩,冷刺激可使健康大鼠机体内的ANGⅡ明显增多,使机体血管收缩,对心脑血管患者有不利的影响,随着温度的回升ANGⅡ逐渐减少。

8.2.6　冷刺激心脑血管危险因素分析

正常人体内血脂的产生、消耗或转化等维持动态平衡,所以血脂含量基本恒定不变。血脂测定可反映体内脂类代谢状况,也是临床常规分析的重要指标。目前临床常规测定的项目主要有血清总胆固醇(TC)、甘油三酯(TG)、低密度脂蛋白胆固醇(LDL-C)和高密度脂蛋白胆固醇(LDL-CL)。血脂是冠状动脉粥样硬化性心脏病(冠心病)的高危因素。动脉粥样硬化是一个慢性过程,轻度血脂异常通常没有任何不适症状,这也是高血脂症的一个重要特点。目前国内要求临床血脂检测中应至少测定TC、TG、LDL-CL和LDL-C这4项,仅检测血清TC、TG不足以反映脂质代谢紊乱的全貌,因为即使TC或TG属正常水平,HDL-C、LDL-C也有可能出现异常。因此,根据临床检测的要求,在动物实验中对血脂的检测也同样要进行这4项的检测。

图8.14是高温热浪期间突然强降温对健康大鼠的高密度脂蛋白胆固醇(LDL-CL)的影响变化分析。从图中可以看出,与对照组相比,持续高温热浪天气的热刺激可使健康大鼠机体含的LDL-CL水平下降,其降幅为0.17 mmol/L,两者不具有统计学差异($P>0.05$)。伴随气温突然下降,降温组大鼠体内的LDL-CL水平显著上升,比热浪组升高了0.93 mmol/L,相对于热浪组和对照组具有显著的统计学差异($P<0.01$)。随着气温回升,复温组大鼠体内的LDL-CL含量继续上升,相对降温组上升了0.3 mmol/L,比热浪组高1.23 mmol/L,与降温组相比有显著的统计学差异($P<0.01$)。由如上分析可知,

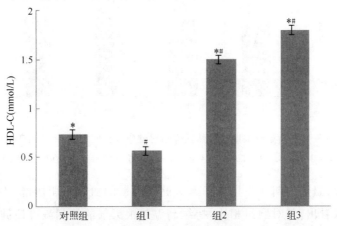

图8.14　高温热浪期间突然强降温对健康大鼠的LDL-CL影响变化图

(* $P<0.01$与对照组相互对比;# $P<0.01$热浪组(组1)与降温组(组2)、复温组(组3)相比)

高温热浪可使健康大鼠机体内的高密度脂蛋白胆固醇(LDL-CL)减少,可降低血液中的高密度脂蛋白胆固醇(LDL-CL)浓度,可缓解高血脂疾病的影响,冷刺激可使健康大鼠血液中的高密度脂蛋白胆固醇(LDL-CL)含量明显增多,随着温度的回升健康大鼠血液中的高密度脂蛋白胆固醇(LDL-CL)含量不但没有下降,反而继续升高,对高血脂患者造成非常不利的影响。

图 8.15 是高温热浪期间突然强降温对健康大鼠的低密度脂蛋白胆固醇(LDL-C)的影响变化分析。从图中可以看出,与对照组相比,持续高温热浪天气的热刺激可使健康大鼠机体含的 LDL-C 水平下降,其降幅为 0.1 mmol/L,两者不具有统计学差异($P>0.05$)。伴随气温突然下降,降温组大鼠体内的 LDL-C 水平显著上升,比热浪组升高了0.32 mmol/L,相对于热浪组和对照组具有显著的统计学差异($P<0.01$)。随着气温回升,复温组大鼠体内的 LDL-C 含量稍有下降,相对降温组下降了 0.12 mmol/L ,但仍比热浪组高0.2 mmol/L,与降温组相比不具有统计学差异($P>0.05$)。由如上分析可知,高温热浪可使健康大鼠机体内的低密度脂蛋白胆固醇(LDL-C)减少,可降低血液中的低密度脂蛋白胆固醇(LDL-C)浓度,可缓解高血脂疾病的影响,冷刺激可使健康大鼠血液中的低密度脂蛋白胆固醇(LDL-C)含量明显增多,对高血脂患者造成非常不利的影响,随着温度的回升健康大鼠血液中的低密度脂蛋白胆固醇(LDL-C)含量逐渐下降,有利于高血脂患者症状缓解。

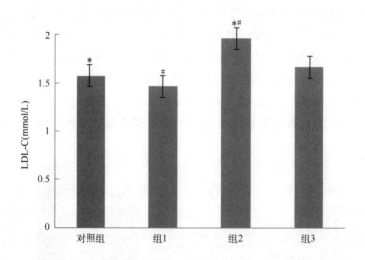

图 8.15　高温热浪期间突然强降温对健康大鼠的 LDL-C 影响变化图
(* $P<0.01$ 与对照组相互对比;♯ $P<0.01$ 热浪组(组 1)与降温组(组 2)相互对比)

图 8.16 是高温热浪期间突然强降温对健康大鼠的血清总胆固醇(TC)的影响变化分析。从图中可以看出,与对照组相比,持续高温热浪天气的热刺激可使健康大鼠血液中的TC 水平稍有下降,其降幅为 0.03 mmol/L,两者不具有统计学差异($P>0.05$)。伴随气温突然下降,降温组大鼠体内的 TC 水平显著上升,比热浪组升高了 0.25 mmol/L,相对于热浪组和对照组具有统计学差异($P<0.01$)。随着气温回升,复温组大鼠体内的 TC 含

量稍有下降,相对降温组下降了 0.04 mmol/L ,但仍比热浪组高 0.21 mmol/L,与降温组相比不具有统计学差异($P>0.05$)。由如上分析可知,高温热浪可使健康大鼠机体内的 TC 减少,可降低血液中的 TC 浓度,冷刺激可使健康大鼠血液中的 TC 含量明显增多,对高血脂患者造成非常不利的影响,随着温度的回升健康大鼠血液中的 TC 含量逐渐下降,但降幅不显著。

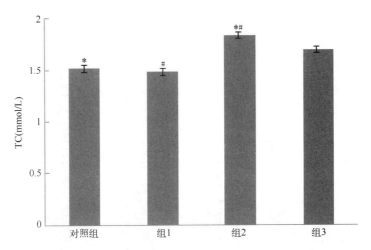

图 8.16 高温热浪期间突然强降温对健康大鼠的 TC 影响变化图
(* $P<0.01$ 与对照组相互对比;♯ $P<0.01$ 热浪组(组 1)与降温组(组 2)相互对比)

图 8.17 是高温热浪期间突然强降温对健康大鼠甘油三酯(TG)的影响变化分析。从图中可以看出,与对照组相比,持续高温热浪天气的热刺激可使健康大鼠血液中的 TG 水平显著下降,其降幅为 0.28 mmol/L,两者具有统计学差异($P<0.01$)。伴随气温突然下降,降温组大鼠血液中的 TG 水平显著上升,比热浪组升高了 0.81 mmol/L,相对于热浪组和对照组具有统计学差异($P<0.01$)。随着气温回升,复温组大鼠血液中的 TG 含量稍有下降,相对降温组下降了 0.04 mmol/L ,但仍比热浪组高 0.77 mmol/L,与对照组和热浪组相比具有统计学差异($P<0.01$)。由如上分析可知,高温热浪可使健康大鼠机体内的 TG 减少,可降低血液中的 TG 浓度,冷刺激可使健康大鼠机血液中的 TG 含量明显增多,对高血脂患者造成非常不利的影响,随着温度的回升健康大鼠血液中的 TG 含量逐渐下降,但降幅不显著。

肌钙蛋白(Tn-T)是心肌缺血、心肌损伤的重要标志物。图 8.18 是高温热浪期间突然强降温对健康大鼠的 Tn-T 影响变化分析图,从图中可以看出,与对照组相比,持续高温热浪天气的热刺激可使健康大鼠血清中的 Tn-T 水平下降,其降幅为 0.43 μg/L,两者不具有统计学差异($P>0.05$)。伴随气温突然下降,降温组大鼠血清中的 Tn-T 水平显著上升,比热浪组升高了 0.93 μg/L,相对于热浪组和对照组均具有统计学差异($P<0.01$)。随着气温回升,复温组大鼠血清中的 Tn-T 含量不但没有下降,反而继续上升,相对降温组上升了 0.09 μg/L,比热浪组高 1.02 μg/L,与对照组和热浪组相比均具有统计学差异

（$P<0.01$）。由如上分析可知,高温热浪可使健康大鼠血清的 Tn-T 减少,表明高温热浪对健康大鼠心肌缺血和损伤没有风险影响,突然强降温的冷刺激可使健康大鼠血清的 Tn-T 含量明显增多,可见强降温导致血管收缩可能已经引起了心肌缺血,而且随着温度的回升健康大鼠血清中的 Tn-T 含量继续上升,说明气温回升到 27℃ 还不足以缓解突然强降温造成的应激刺激,不但没有缓解而且还在加重。实验结果表明突然的冷刺激增大了心肌风险。

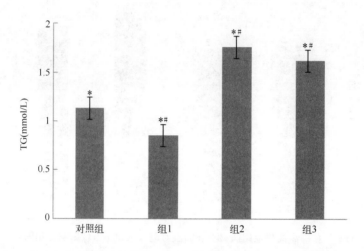

图 8.17　高温热浪期间突然强降温对健康大鼠的 TG 影响变化图

（＊$P<0.01$ 与对照组相互对比;＃$P<0.01$ 热浪组(组 1)与降温组(组 2)、复温组(组 3)相互对比)

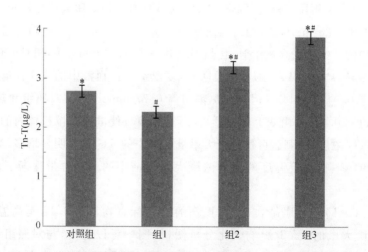

图 8.18　高温热浪期间突然强降温对健康大鼠的 Tn-T 影响变化图

（＊$P<0.01$ 与对照组相互对比;＃$P<0.01$ 热浪组(组 1)与降温组(组 2)、复温组(组 3)相互对比)

8.3　高温热浪期间突然强降温对高血压大鼠心脑血管系统影响的实验结果分析

8.3.1　肛温和体重变化分析

如表 8.4 所示,受高温热浪影响 59 h,高温热浪组高血压大鼠肛温与对照组比较,肛温没有变化,当在热浪发展期间突然出现强降温时,大鼠肛温出现明显下降,与热浪组比较,肛温下降了 1.04℃,随着气温的回升,高血压大鼠肛温迅速回升,分别比热浪组和降温组升高了 0.73℃ 和 1.77℃,实验结果表明受热浪影响高血压大鼠肛温没有出现下降,突然降温也未能保持肛温不变,当气温回升时肛温迅速回升,可见高血压大鼠受外界气温影响对体温的调节能力较差。实验各组肛温之间的独立样本 t 检验表明,对照组和热浪组与降温组和复温组之间、降温组与复温组之间存在明显的统计学差异($P < 0.01$),对照组与热浪组之间 $P > 0.05$。

表 8.4　高血压大鼠肛温及体重变化比较($\bar{x} \pm s, n = 6$)

组别	对照组	热浪组	降温组	复温组
肛温(℃)	36.87±0.23	36.87±0.25	35.83±0.21*#	37.6±0.29*#
体重(g)	209.93±12.48	207.67±11.88	187.7±10.3*#	213.13±9.1

＊$P < 0.05$ 与对照组相比;#$P < 0.01$ 与热浪组相比。

由表 8.4 可知,高温热浪突然出现强降温过程对高血压大鼠体重的影响,当热浪影响 59 h 时,高血压大鼠体重与对照组比较,呈下降趋势,降幅为 2.26 g,当出现突然降温,温度达到最低时,体重出现明显下降,下降值为 19.97 g,当温度回升达到 27℃ 时,大鼠体重却出现明显回升,与降温组相比升高了 25.43 g。

8.3.2　血压和心率变化分析

如表 8.5 是高血压大鼠血压及心率变化表,各组与对照组比较,热浪组比对照组血压低 15.77 mmHg,热浪期间突然降温,降温组血压迅速上升,比对照组升高了 11 mmHg,随着气温回升,血压逐渐下降,与降温组比下降了 6.26 mmHg。由表 8.5 可知心率随着热浪期间温度的变化而变化,与血压的变化趋势基本上一致,受高温热浪影响,高温热浪组心率比对照组低 22 deat/min,突然降温时心率加速,降温组比热浪组心率升高了 47 deat/min,随着回温,心率逐渐变慢,比降温组下降了 43 deat/min。由此可知高温热浪使大鼠血压下降,心率变慢,气温突然下降使血压上升,心率加速。

表 8.5 高血压大鼠血压及心率变化($\bar{x} \pm s, n = 6$)

组别	对照组(C)	热浪组	降温组	复温组
血压(mmHg)	172.17±1.25	156.4±2.21*△	183.17±3.24*#△	176.91±2.31
心率(次/分)	457±4.48	435±3.88	482±5.33*#△	439±3.51

*$P < 0.05$ 与对照组相比；# $P < 0.01$ 与热浪组相比；△$P < 0.01$ 与复温组相比。

实验各组血压之间的独立样本 t 检验的结果可知,除对照组与复温组差异不显著之外,其余各组之间 P 均小于 0.05,均存在显著差异。实验各组心率之间的独立样本 t 检验的结果表明,除降温组与各组差异显著之外,其余各组之间 P 均大于 0.05,均不存在显著性差异。综合表 8.5 结果可知高温热浪期间强降温对血压、心率的影响是显著的。

8.3.3 热应激因子变化分析

表 8.6 是高温热浪期间突然强降温对高血压大鼠 HSP60、SOD、sICAM-1、HIF-1α 的影响的变化分析表。由表可以看出,受到热浪刺激后,高温热浪组的 HSP60 与对照组相比,含量明显上升,其上升值为 1.43 ng/ml,并且与对照组相比具有统计学差异($P < 0.01$)。可见,热浪可诱导机体 HSP60 的表达明显增加。在热浪发生期间,气温突然下降,仅用了 3 个小时气温由 36.7℃降到 25.1℃,降幅达到 11.6℃。此时降温组 HSP60 明显下降,与热浪组相比下降了 2.28 ng/ml,并具有统计学差异($P < 0.01$)。当气温回升到 27℃时,复温组 HSP60 也随之回升,与降温组相比上升了 0.55 ng/ml,与热浪组相比,仍具有统计学差异($P < 0.01$)。可见 HSP60 含量受热浪影响而上升,伴随气温下降而减少,在夏季两者变化成正比。

表 8.6 高血压大鼠 HSP60、SOD、sICAM-1、HIF-1α 变化表($\bar{x} \pm s, n = 6$)

指标	对照组	热浪组	降温组	复温组
HSP60(ng/ml)	6.45±0.47	7.88±0.29*	5.60±0.39*#	6.15±0.25#
SOD(ng/ml)	97.19±1.82	82.55±4.61*	103.03±6.73#	76.95±2.24*#
sICAM-1(ng/L)	550.63±15.12	825.13±20.93*	742.53±25.18*#	792.87±19.89*
HIF-1α(ng/L)	59.34±2.97	81.41±3.11*	62.50±1.67*#	70.56±1.55*

*$P < 0.05$ 与对照组相比；# $P < 0.05$ 与热浪组相比。

由表 8.6 可见,与对照组相比,热浪刺激使得热浪组高血压大鼠心脏组织中的 SOD 活性明显下降,降幅达 14.64 ng/ml,差异具有统计学意义($P < 0.01$);随着气温突然下降,降温组大鼠心脏匀浆 SOD 表达水平迅速上升,其值为 103.03 ng/ml,与热浪组相比上升了 20.48 ng/ml,并存在统计学差异($P < 0.01$)。当气温回升到 27℃时,复温组的 SOD 值下降到 76.95 ng/ml,比降温组下降了 26.08 ng/ml,复温组与对照组、热浪组存在显著性差异($P < 0.01$)。由此可知,高血压大鼠心脏组织的 SOD 活力大小与热浪气温和突然降温成反比。

sICAM-1 的变化分析,由表 8.6 可知,热浪组与对照组相比 sICAM-1 含量大幅度升高,其上升值为 274.5 ng/L,并具有统计学差异($P<0.01$)。降温组 sICAM-1 含量与热浪组比较显著下降,其下降值为 82.6 ng/L,并具有统计学差异($P<0.01$)。复温组 sICAM-1 含量与降温组相比,上升了 50.34 ng/L。比较 sICAM-1 与 HSP60 含量的变化可知,二者变化具有同相的趋势,而且受高温热浪期间突然强降温的影响,高血压大鼠较健康大鼠的 sICAM-1 伴随温度变化的变幅更大。

HIF-1α 的变化分析,由表 8.6 可知,受持续高温热浪天气影响,热浪组大鼠体内 HIF-1α 含量与对照组相比明显上升,其上升值为 22.07 ng/L,并具有统计学差异($P<0.01$)。伴随突然降温,降温组高血压大鼠心脏匀浆 HIF-1α 表达水平显著下降,其值为 62.5 ng/L,与热浪组相比下降了 18.91 ng/L,与对照组和热浪组相比,均具有统计学差异($P<0.01$)。随着气温的回升,高血压大鼠心脏匀浆 HIF-1α 表达水平也逐渐回升,并与对照组具有显著性差异($P<0.01$)。由此可知,热浪可诱导大鼠 HIF-1α 表达增加,伴随气温下降而降低。

8.3.4　血管收缩因子 ET-1 和 NO 的变化分析

由图 8.19 可以知,高血压大鼠热浪组与对照组相比,对体内的 ET-1 水平稍有影响,受高温热浪天气的影响,ET-1 的含量下降了 2.15 ng/L,但不具有统计学差异($P>0.05$),ET-1 的减少有利于血管扩张,对高血压大鼠散热降温有利。伴随气温突然下降,降温组大鼠体内的 ET-1 水平显著上升,比热浪组升高了 7.12 ng/L,相对于对照组和热浪组均具有统计学差异($P<0.01$)。随着气温回升,复温组大鼠体内的 ET-1 含量有所下降,相对降温组下降了 1.13 ng/L,但比热浪组仍高了 5.99 ng/L,与对照组、热浪组相比均具有统计学差异($P<0.01$)。可见热浪使 ET-1 稍有减少,降温使 ET-1 分泌增多,随着气温的升高,ET-1 逐渐减少,也就是说,高温热浪有利于高血压大鼠血管舒张散热,突然降温有利于高血压大鼠血管收缩保温。

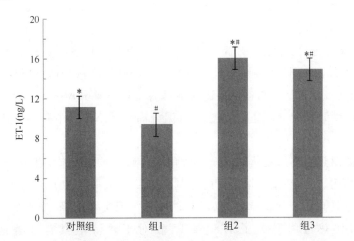

图 8.19　高温热浪期间突然强降温对高血压大鼠的 ET-1 影响变化图

（ * $P<0.01$ 与对照组相互对比;# $P<0.01$ 热浪组(组 1)与降温组(组 2)、复温组(组 3)相互对比）

图 8.20 为高血压大鼠体内 NO 受高温热浪期间突然强降温影响的变化情况,大鼠的热浪组相对于对照组差异显著($P<0.01$),其中热浪组 NO 水平较对照组高出 4.45 μmol/L。降温组 NO 水平显著下降,其降幅为 8.21 μmol/L,随着气温回升,复温组的 NO 含量与降温组相比,基本上没有变化,这个结果有待进一步研究。热浪组与降温组及复温组差异显著($P<0.01$),具有统计学意义。降温组和复温组相对于对照组,比值也呈现下降并且具有统计学差异($P<0.01$)。可见高温热浪可使健康大鼠体内 NO 上升,降温可使其下降,复温变化不大。

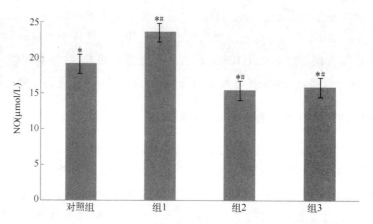

图 8.20　高温热浪期间突然强降温对高血压大鼠的 NO 影响变化图

(* $P<0.01$ 与对照组相互对比;# $P<0.01$ 热浪组(组 1)与降温组(组 2)、复温组(组 3)相互对比)

8.3.5　冷应激因子变化分析

图 8.21 是高温热浪期间突然强降温对高血压大鼠去甲肾上腺素(NE)的影响变化情况,受持续高温热浪天气的影响,热浪组与对照组相比高血压大鼠体内的 NE 明显下降,下降幅度为 3.53 ng/L,两者具有统计学差异($P<0.01$)。伴随气温突然下降,降温组大鼠体内的 NE 水平显著上升,比热浪组升高了 4.4 ng/L,相对于热浪组具有显著地统计学差异($P<0.01$)。随着气温回升,复温组大鼠体内的 NE 含量下降,相对降温组下降了 4.39 ng/L,比热浪组上升了 1.3 ng/L,与各组相比均不具有统计学差异($P<0.01$)。总之高温热浪可使 NE 下降,冷刺激可使 NE 升高,回温时气温升高导致 NE 的下降幅度比热浪持续期间的影响要小。

图 8.22 是高温热浪期间突然强降温对高血压大鼠的 EPI 影响变化分析图,从图中可以看出,与对照组相比,持续高温热浪天气的热刺激可使大鼠体含的 EPI 水平下降,其降幅为 3.0 ng/L,两者不具有统计学差异($P>0.05$)。伴随气温突然下降,降温组大鼠体内的 EPI 水平显著上升,比热浪组升高了 7.8 ng/L,相对于热浪组具有显著地统计学差异($P<0.01$)。随着气温回升,复温组大鼠体内的 EPI 含量显著下降,相对降温组下降了 4.88 ng/L,但比热浪组还高 2.92 ng/L,与降温组相比不具有统计学差异($P>0.05$)。由此结果可知,在热刺激下 EPI 减少,冷刺激可使 EPI 增多。

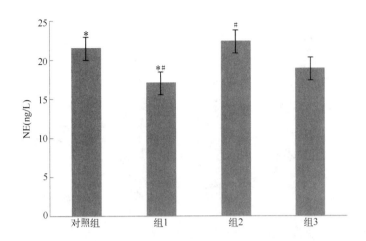

图 8.21　高温热浪期间突然强降温对高血压大鼠的 NE 影响变化图

（ ＊ $P < 0.01$ 与对照组相互对比；♯ $P < 0.01$ 热浪组（组 1）与降温组（组 2）相互对比）

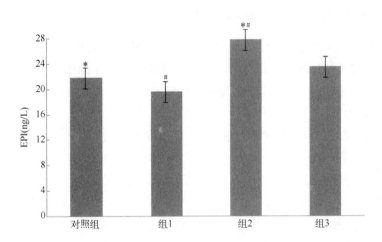

图 8.22　高温热浪期间突然强降温对高血压大鼠的 EPI 影响变化图

（ ＊ $P < 0.01$ 与对照组相互对比；♯ $P < 0.01$ 热浪组（组 1）与降温组（组 2）相互对比）

　　图 8.23 是高温热浪期间突然强降温对高血压大鼠的 ANG Ⅱ影响变化图。从图中可以看出，与对照组相比，持续高温热浪天气的热刺激可使大鼠体含的 ANG Ⅱ水平下降，其降幅为 8.92 ng/L，两者不具有统计学差异（ $P > 0.05$ ）。伴随气温突然下降，降温组大鼠体内的 ANG Ⅱ水平显著上升，比热浪组升高了 11.79 ng/L，相对于对照组和热浪组具有显著地统计学差异（ $P < 0.01$ ）。随着气温回升，复温组大鼠体内的 ANG Ⅱ含量显著下降，相对降温组下降了 11.43 ng/L，但比热浪组还高 0.36 ng/L，与降温组相比不具有统计学差异（ $P > 0.05$ ）。由如上分析可知，高温热浪可使高血压大鼠体内的 ANG Ⅱ减少，不利于血管收缩，冷刺激可使高血压大鼠体内的 ANG Ⅱ明显增多，使机体血管收缩，对心脑血管患者有不利的影响，随着温度的回升 ANG Ⅱ含量逐渐减少。

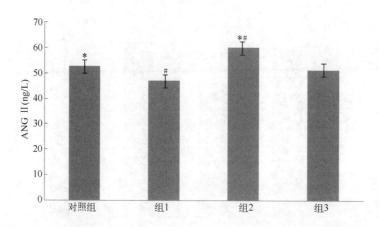

图 8.23　高温热浪期间突然强降温对高血压大鼠的 ANGⅡ影响变化图

（ ＊ P＜0.01 与对照组相互对比；♯ P＜0.01 热浪组（组 1）与降温组（组 2）相互对比）

8.3.6　突然强降温对心脑血管影响的危险因素分析

　　表 8.7 是热浪期间突然强降温对高血压大鼠心血管影响的危险因素分析表，从表中可以看出，高温热浪期间突然强降温对高血压大鼠的高密度脂蛋白胆固醇（LDL-CL）的影响变化情况。与对照组相比，持续高温热浪天气的热刺激可使高血压大鼠机体内含的 LDL-CL 水平下降，其降幅为 0.01 mmol/L，两者不具有统计学差异（P＞0.05）。伴随气温突然下降，降温组大鼠体内的 LDL-CL 水平显著上升，比热浪组升高了 0.93 mmol/L，相对于热浪组和对照组具有显著的统计学差异（P＜0.01）。随着气温回升，复温组大鼠体内的 LDL-CL 含量开始下降，相对降温组下降了 0.89 mmol/L，但仍比热浪组高 0.04 mmol/L，与降温组相比有显著的统计学差异（P＜0.01）。由如上分析可知，高温热浪可使健康大鼠机体内的 LDL-CL 减少，冷刺激可使高血压大鼠血液中的 LDL-CL 含量明显增多，随着温度的回升健康大鼠血液中的 LDL-CL 含量逐渐下降。

　　从表 8.7 中可以看出，高温热浪期间突然强降温对高血压大鼠的低密度脂蛋白胆固醇（LDL-C）的影响变化情况。与对照组相比，持续高温热浪天气的热刺激可使大鼠体含的 LDL-C 水平下降，其降幅为 0.1 mmol/L。伴随气温突然下降，降温组大鼠体内的 LDL-C 水平显著上升，比热浪组升高了 0.12 mmol/L。随着气温回升，复温组大鼠体内的 LDL-C 含量稍有下降，相对降温组下降了 0.16 mmol/L ，也低于热浪组高于对照组。各组之间相比均不具有统计学差异（P＞0.05）。由如上分析可知，高温热浪可使高血压大鼠机体内的 LDL-C 减少，可降低血液中的 LDL-C 浓度，可缓解高血脂疾病的影响，冷刺激可使大鼠血液中的 LDL-C 含量明显增多，对高血脂患者造成非常不利的影响，随着温度的回升大鼠血液中的 LDL-C 含量逐渐下降，有利于高血脂患者症状缓解。

　　从表 8.7 中可以看出，高温热浪期间突然强降温对高血压大鼠的血清总胆固醇（TC）的影响变化情况。与对照组相比，持续高温热浪天气的热刺激可使健康大鼠血液中的 TC 水平稍有下降，其降幅为 0.03 mmol/L，两者不具有统计学差异（P＞0.05）。伴随气温突然下降,降温组大鼠体内的 TC 水平显著上升,比热浪组升高了 0.11 mmol/L。随着气温回升,复温组大鼠体内的 TC 含量稍有下降,相对降温组下降了 0.25 mmol/L 。各组之间相比均不具有统计学差异($P>0.05$)。由如上分析可知,高温热浪可使高血压大鼠机体内的 TC 减少,可降低血液中的 TC 浓度,冷刺激可使大鼠血液中的 TC 含量明显增多,对高血脂患者造成非常不利的影响,随着温度的回升大鼠血液中的 TC 含量逐渐下降,但降幅不显著。

表 8.7　热浪期间突然强降温对高血压大鼠心血管影响的危险因素分析表($\overline{x}\pm s, n=6$)

指标	对照组	热浪组	降温组	复温组
LDL-CL(mmol/L)	0.53±0.02	0.52±0.03	1.45±0.04 * #	0.56±0.039△
LDL-C(mmol/L)	1.33±0.08	1.23±0.12	1.35±0.13	1.19±0.13
TC(mmol/L)	1.80±0.04	1.77±0.18	1.88±0.09	1.63±0.07
TG(mmol/L)	1.37±0.12	2.26±0.56 *	2.48±0.49 *	2.33±0.74 *
Tn-T(μg/L)	3.79±1.06	2.14±0.36 * #	3.30±0.59 #	3.38±0.59 #

* $P<0.05$ 与对照组相比;# $P<0.05$ 与热浪组相比;△$P<0.05$ 与降温组相比。

从表 8.7 中可以看出,高温热浪期间突然强降温对高血压大鼠甘油三酯(TG)的影响变化情况。与对照组相比,持续高温热浪天气的热刺激可使高血压大鼠血液中的 TG 水平显著上升,其升幅为 0.98 mmol/L,两者具有统计学差异($P<0.01$)。伴随气温突然下降,降温组大鼠血液中的 TG 水平进一步上升,比热浪组升高了 0.22 mmol/L,相对于对照组具有统计学差异($P<0.01$)。随着气温回升,复温组大鼠血液中的 TG 含量稍有下降,相对降温组下降了 0.15 mmol/L ,但仍比热浪组高 0.07 mmol/L,与对照组相比具有统计学差异($P<0.01$)。由如上分析可知,高温热浪可使高血压大鼠机体内的 TG 增多,冷刺激可使大鼠血液中的 TG 含量进一步升高,对高血脂患者造成非常不利的影响,随着温度的回升健康大鼠血液中的 TG 含量逐渐下降,但降幅不显著。

从表 8.7 中可以看出,高温热浪期间突然强降温对高血压大鼠的肌钙蛋白(Tn-T)影响变化情况,与对照组相比,持续高温热浪天气的热刺激可使高血压大鼠血清中的 Tn-T 水平下降,其降幅为 1.65 μg/L,两者具有统计学差异($P<0.01$)。伴随气温突然下降,降温组大鼠血清中的 Tn-T 水平显著上升,比热浪组升高了 1.16 μg/L,相对于热浪组具有统计学差异($P<0.01$)。随着气温回升,复温组大鼠血清中的 Tn-T 含量不但没有下降,反而继续上升,相对降温组上升了 0.08 μg/L,比热浪组高 1.24 μg/L,与热浪组相比具有统计学差异($P<0.01$)。由如上分析可知,高温热浪可使高血压大鼠血清的 Tn-T 减少,表明高温热浪对健康大鼠心肌缺血和损伤没有风险影响,突然强降温的冷刺激可使大鼠血清的 Tn-T 含量明显增多,可见强降温导致血管收缩可能已经引起了心肌缺血,而且随着温度的回升大鼠血清中的 Tn-T 含量继续上升,说明气温回升到27℃还不足以缓解突然强降温造成的应激刺激,不但没有缓解而且还在加重。实验结果表明突然的冷刺激增大了心肌风险。

8.4 高温热浪期间突然强降温对高血压和健康大鼠心脑血管系统影响的对比分析

8.4.1 血压和心率变化对比分析

比较高温热浪突然强降温高血压和健康大鼠血压、心率变化发现,各组与对照组比较,受高温热浪影响高血压大鼠血压比健康大鼠血压降低的更明显,热浪期间突然降温,高血压大鼠血压比健康大鼠血压上升的更显著,随着气温回升,血压逐渐下降,与降温组相比,高血压大鼠血压比健康大鼠血压下降的要少。由此可知高温热浪和强降温对高血压大鼠血压的影响比健康大鼠要明显,影响结束后健康大鼠恢复的要比高血压大鼠快,对高血压大鼠的影响具有滞后性。高温热浪突然强降温过程高血压和健康大鼠心率的影响,各组与对照组比较,受高温热浪影响,高血压大鼠心率比健康大鼠心率下降的次数多,突然降温时心率加速,与热浪组比较,高血压大鼠比健康大鼠心率多升高了 8beat/min,随着回温,心率逐渐变慢,与降温组相比高血压大鼠比健康大鼠多下降了 23beat/min。可见高温热浪突然强降温对高血压大鼠比对健康大鼠血压、心率影响的更显著,天气过程影响结束后,高血压大鼠比健康大鼠恢复的要慢,也就是说高血压大鼠受影响滞后的时间长。

8.4.2 热应激因子变化对比分析

比较高温热浪突然强降温对高血压和健康大鼠心肌组织 HSP60 的影响变化可知,受到热浪刺激后,与对照组相比,高血压和健康大鼠心肌组织 HSP60 含量明显上升,两者大小相同没有差异,气温突然下降时,高血压大鼠比健康大鼠心肌组织 HSP60 含量下降更加明显,当气温回升到 27℃时,复温组 HSP60 随之回升,高血压大鼠比健康大鼠心肌组织 HSP60 含量上升的更加明显。可见高血压大鼠心肌组织的 HSP60 比健康大鼠更易受到高温热浪突然强降温天气的影响。

高温热浪突然强降温对高血压和健康大鼠心脏组织的 SOD 含量的对比分析,与对照组相比,热浪刺激使得高血压大鼠比健康大鼠心脏组织中的 SOD 活性下降的更大,两者具有显著的统计学差异($P<0.01$)。随着气温突然下降,降温组高血压大鼠比健康大鼠心脏匀浆 SOD 表达水平上升的非常明显,其差值为 27.06 ng/ml,存在统计学显著差异($P<0.01$)。当气温回升到 27℃时,复温组高血压大鼠比健康大鼠心脏匀浆的 SOD 值下降的更明显。由此可知,高血压大鼠比健康大鼠心脏组织的 SOD 更易受热浪和突然降温的影响。

高温热浪期间突然强降温对高血压和健康大鼠心肌组织 sICAM-1 影响的对比分析,与对照组相比,受高温热浪天气影响,热浪组高血压大鼠心肌组织 sICAM-1 含量比健康大鼠的明显偏高,其差值为 228.14 ng/L,并具有统计学差异($P<0.01$)。受突然强降温影响,降温组高血压大鼠比健康大鼠 sICAM-1 含量显著下降,并具有统计学差异($P<0.01$)。随着

气温回升,复温组高血压大鼠比健康大鼠 sICAM-1 含量回升的更明显,其差值为 37.42 ng/L。因此,受高温热浪期间突然强降温的影响,高血压大鼠较健康大鼠的 sICAM-1 伴随温度变化的变幅更大。

高温热浪期间突然强降温对高血压和健康大鼠体内 HIF-1α 影响的对比分析,与对照组相比,受高温热浪影响热浪组高血压大鼠比健康大鼠体内 HIF-1α 含量升高的显著,其上升的差值为 10.02 ng/L,具有统计学差异($P<0.01$)。伴随突然降温,大鼠体内 HIF-1α 含量随之下降,而且降温组高血压大鼠比健康大鼠心脏匀浆的 HIF-1α 下降的显著,下降的差值为 25.98 ng/L,两者具有统计学差异($P<0.01$)。随着气温的回升,大鼠心脏匀浆 HIF-1α 表达水平也逐渐回升,其中高血压大鼠比健康大鼠心脏匀浆 HIF-1α 的回升值高。由此可知,高温热浪期间突然强降温对高血压大鼠的 HIF-1α 影响比健康大鼠的明显。

8.4.3　血管收缩因子 ET-1 和 NO 的变化对比分析

高温热浪期间突然强降温天气过程对高血压和健康大鼠 NO 影响的对比分析,与对照组相比,受高温热浪天气的影响,高血压和健康大鼠 NO 均呈上升趋势,高血压大鼠比健康大鼠的 NO 少上升 0.2 μmol/L,不具有统计学差异($P>0.05$)。伴随气温突然下降,降温组高血压和健康大鼠 NO 水平均呈显著下降,高血压大鼠比健康大鼠的 NO 降幅小 2.3 μmol/L,二者不具有统计学差异($P>0.05$)。随着气温回升,复温组高血压和健康大鼠 NO 含量与降温组相比,基本上没有变化。由此可知,高温热浪均可使高血压和健康大鼠体内 NO 上升,降温可使下降,复温变化不大,唯一差距是高血压大鼠体内 NO 的水平伴随热浪上升和强降温下降的幅度比健康大鼠小,可见高血压大鼠比健康大鼠适应热刺激或冷刺激的要慢。

高温热浪期间突然强降温天气过程对高血压和健康大鼠体内的 ET-1 水平影响的对比分析,与对照组相比,受高温热浪天气的影响,高血压和健康大鼠体内的 ET-1 水平稍有差异,健康大鼠体内的 ET-1 水平没有任何变化,高血压大鼠体内的 ET-1 水平下降了 2.15 ng/L,但高血压和健康大鼠体内的 ET-1 含量没有统计学差异($P>0.05$)。伴随气温突然下降,降温组高血压和健康大鼠体内的 ET-1 水平显著上升,高血压大鼠比健康大鼠体内的 ET-1 少上升 22.04 ng/L,两者具有统计学差异($P<0.01$)。随着气温回升,与降温组相比,复温组高血压和健康大鼠体内的 ET-1 含量有所下降,但是高血压大鼠比健康大鼠体内的 ET-1 少下降 14.71ng/L,并且两者具有统计学差异($P<0.01$)。由此可知,高温热浪可使高血压大鼠体内 ET-1 含量下降,降温可使高血压和健康大鼠体内的 ET-1 含量上升,复温可使大鼠体内的 ET-1 含量下降,两者的差距是高血压大鼠体内的 ET-1 含量伴随强降温上升的幅度比健康大鼠小,伴随复温下降的幅度也小。可见高血压大鼠比健康大鼠适应热刺激或冷刺激的要慢,而且高温热浪期间突然强降温天气过程对高血压大鼠体内的 ET-1 含量影响具有滞后性。

8.4.4　冷应激因子变化对比分析

高温热浪期间突然强降温天气过程对高血压和健康大鼠体内 NE 影响的对比分析,与对照组相比,受持续高温热浪天气的影响,高血压和健康大鼠体内的 NE 稍有下降,高血压大鼠比健康大鼠体内的 NE 多下降了 1.52 ng/L,两者不存在统计学差异($P>0.05$)。伴随气温突然下降,与热浪组相比,降温组高血压和健康大鼠体内的 NE 水平显著上升,高血压大鼠比健康大鼠体内的 NE 少上升 17.25 ng/L,两者具有显著地统计学差异($P<0.01$)。随着气温回升,复温组高血压和健康大鼠体内的 NE 含量显著下降,高血压大鼠比健康大鼠体内的 NE 少下降 33.89 ng/L,并且两者具有统计学差异($P<0.01$)。由此可知,高温热浪均可使高血压和健康大鼠体内 NE 含量下降,影响不显著。降温可使高血压和健康大鼠体内的 NE 含量上升,复温可使大鼠体内的 NE 含量下降,两者的差距是高血压大鼠体内的 NE 含量伴随强降温上升的幅度比健康大鼠小,伴随复温下降的幅度也小。可见高血压大鼠比健康大鼠适应热刺激或冷刺激的要慢,而且高温热浪期间突然强降温天气过程对高血压大鼠体内的 NE 含量影响具有滞后性。

高温热浪期间突然强降温天气过程对高血压和健康大鼠体内 EPI 影响的对比分析,与对照组相比,受持续高温热浪天气的影响,高血压和健康大鼠含的 EPI 水平下降,高血压大鼠比健康大鼠体内的 EPI 少下降了 3.18 ng/L,两者不存在统计学差异($P>0.05$)。伴随气温突然下降,与热浪组相比,降温组高血压和健康大鼠体内的 EPI 水平显著上升,高血压大鼠比健康大鼠体内的 EPI 少上升 2.32 ng/L,两者不具有显著地统计学差异($P>0.05$)。随着气温回升,复温组高血压和健康大鼠体内的 EPI 含量显著下降,高血压大鼠比健康大鼠体内的 EPI 少下降 0.36 ng/L,两者不具有统计学差异($P>0.05$)。由此可知,高血压和健康大鼠的 EPI 均伴随热浪和强降温下降和升高,只是高血压大鼠比健康大鼠的 EPI 变幅小,也就是说无论是热刺激还是冷刺激对高血压大鼠 EPI 的影响均比健康大鼠的影响反应慢,高血压大鼠对环境巨变适应慢。

高温热浪期间突然强降温天气过程对高血压和健康大鼠体内 ANGⅡ影响的对比分析,与对照组相比,受持续高温热浪天气的影响,高血压和健康大鼠机体含的 ANGⅡ水平均呈下降趋势,高血压大鼠比健康大鼠体内的 ANGⅡ多下降了 4.45 ng/L,两者不具有统计学差异($P>0.05$)。伴随气温突然下降,与热浪组相比,降温组高血压和健康大鼠体内的 ANGⅡ水平显著上升,高血压大鼠比健康大鼠体内的 ANGⅡ少上升 1.54 ng/L,两者不具有统计学差异($P>0.05$)。随着气温回升,复温组高血压和健康大鼠体内的 ANGⅡ含量显著下降,高血压大鼠比健康大鼠体内的 ANGⅡ多下降 6.59 ng/L,两者不具有统计学差异($P>0.05$)。由此可知,高血压和健康大鼠伴随热浪和强降温而下降和上升,两者受高温热浪期间突然强降温天气过程影响没有显著差异。

8.4.5 突然强降温对心脑血管影响的危险因素对比分析

高温热浪期间突然强降温天气过程对高血压和健康大鼠的高密度脂蛋白胆固醇(LDL-CL)影响对比分析,与对照组相比,受持续高温热浪天气的影响,高血压和健康大鼠机体含的 LDL-CL 含量均呈下降趋势,高血压大鼠比健康大鼠下降的幅度小,其差值为 0.16 mmol/L,两者不具有统计学差异($P>0.05$)。伴随气温突然下降,降温组高血压和健康大鼠体内的 LDL-CL 水平显著上升,与热浪组相比,两者均升高了 0.93 mmol/L,两者不具有统计学差异($P>0.05$)。随着气温回升,复温组大鼠体内的 LDL-CL 含量继续上升,与降温组相比有显著的统计学差异($P<0.01$)。由如上分析可知,高温热浪期间突然强降温天气过程对高血压和健康大鼠的高密度脂蛋白胆固醇(LDL-CL)的影响变化趋势是相同的,高血压大鼠比健康大鼠变幅小,不存在显著差异。

高温热浪期间突然强降温天气过程对高血压和健康大鼠的低密度脂蛋白胆固醇(LDL-C)影响对比分析,与对照组相比,受持续高温热浪天气的影响,高血压和健康大鼠机体内的 LDL-C 含量均呈下降趋势,降幅大小相同,两者不具有统计学差异($P>0.05$)。伴随气温突然下降,降温组高血压和健康大鼠体内的 LDL-C 水平显著上升,与热浪组相比,高血压大鼠比健康大鼠升高幅度小,其差值为 0.2 mmol/L,两者不具有统计学差异($P>0.05$)。随着气温回升,复温组高血压和健康大鼠体内的 LDL-C 含量稍有下降,与降温组相比,高血压大鼠比健康大鼠下降的幅度稍大些,其差值为 0.04 mmol/L ,两者相比不具有统计学差异($P>0.05$)。由如上分析可知,高温热浪可使大鼠体内的低密度脂蛋白胆固醇(LDL-C)减少,冷刺激可使大鼠血液中的低密度脂蛋白胆固醇(LDL-C)含量明显增多,随着温度的回升大鼠机体血液中的低密度脂蛋白胆固醇(LDL-C)含量逐渐下降,高血压和健康大鼠伴随温度变化,它们之间没有显著差异。

高温热浪期间突然强降温天气过程对高血压和健康大鼠的血清总胆固醇(TC)影响对比分析,与对照组相比,受持续高温热浪天气的影响,高血压和健康大鼠机体内的 TC 含量均稍有下降,降幅大小相同,两者不具有统计学差异($P>0.05$)。伴随气温突然下降,与热浪组相比,降温组高血压和健康大鼠体内的 TC 水平显著上升,高血压大鼠比健康大鼠升高幅度小,其差值为 0.14 mmol/L,两者不具有统计学差异($P>0.05$)。随着气温回升,与降温组相比,复温组高血压大鼠比健康大鼠下降的幅度稍大些,其差值为 0.21 mmol/L,两者不具有统计学差异($P>0.05$)。由如上分析可知,高血压和健康大鼠体内的 TC 变化水平相比差异不显著,因此可以概括为:高温热浪可使大鼠体内的血清总胆固醇(TC)减少,可降低血液中的血清总胆固醇(TC)浓度,冷刺激可使大鼠血液中的血清总胆固醇(TC)含量明显增多,随着温度的回升大鼠血液中的血清总胆固醇(TC)含量逐渐下降,但降幅不显著。

高温热浪期间突然强降温天气过程对高血压和健康大鼠的甘油三酯(TG)影响对比分析,与对照组相比,受持续高温热浪天气的影响,高血压大鼠血液中的 TG 水平显著上升,健康大鼠机体的 TG 含量呈显著下降,尽管两者正好相反,但升降幅度较小,两者不具有统计学差异($P>0.05$)。伴随气温突然下降,与热浪组相比,降温组高血压和健康大鼠体内的 TG 水平均呈显著上升趋势,高血压大鼠比健康大鼠升高幅度小,其差值为 0.59 mmol/L,两者不具有统计学差异($P>0.05$)。随着气温回升,与降温组相比,复温组高血压大鼠比健康大鼠血液中的 TG 含量下降的幅度稍大些,其差值为 0.11 mmol/L,两者不具有统计学差异($P>0.05$)。由此可知,无论是高温热浪还是突然强降温均可使高血压大鼠机体内的甘油三酯(TG)升高,对健康大鼠而言高温热浪使 TG 下降,冷刺激可使 TG 含量增多,随着温度的回升均使高血压和健康大鼠血液中的甘油三酯(TG)含量逐渐下降,但降幅不显著。因此高温热浪期间突然强降温天气过程对高血压大鼠会造成非常不利的影响。

高温热浪期间突然强降温天气过程对高血压和健康大鼠的肌钙蛋白(Tn-T)影响对比分析,与对照组相比,受持续高温热浪天气的影响,高血压和健康大鼠机体的 Tn-T 含量均呈下降趋势,高血压大鼠比健康大鼠下降的幅度大,其差值为 1.22 $\mu g/L$,两者不具有统计学差异($P>0.05$)。伴随气温突然下降,与热浪组相比,降温组高血压和健康大鼠体内的 Tn-T 水平均呈上升趋势,高血压大鼠比健康大鼠升高幅度大,其差值为 0.23 $\mu g/L$,两者不具有统计学差异($P>0.05$)。随着气温回升,与降温组相比,复温组高血压和健康大鼠血清中的 Tn-T 含量不但没有下降,反而继续上升,两者上升数值大小基本相同,两者不具有统计学差异($P>0.05$)。由如上分析可知,高温热浪期间突然强降温天气过程对高血压和健康大鼠的肌钙蛋白(Tn-T)影响没有显著差异。

8.5 讨论与总结

本次实验利用气象环境模拟箱模拟了南京一次高温热浪期间突然强降温天气过程,通过测定高血压和健康大鼠在受高温热浪天气影响 56 小时,突然出现强降温,气温下降到最低时和 16 小时以后回温达到 27℃时,三个时间点的大鼠肛温、体重及生化指标等。生化指标包括热应激因子 HSP60、sICAM-1、SOD 和 HIF-1α,血管收缩因子 ET-1 和 NO,冷应激因子 NE、EPI 和 ANG Ⅱ,冷刺激心脑血管危险因子 TC、TG、LDL-CL 、LDL-C 和 Tn-T。对上述各指标的变化进行了分析,探讨了高温热浪期间突然强降温天气过程对健康和高血压大鼠的影响及其机理。

受高温热浪期间突然强降温天气过程影响,高温使大鼠肛温少变或稍有下降,当在热浪发展期间突然出现强降温时,肛温出现明显下降,当降温结束随着气温的回升,大鼠肛温迅速回升;受热浪影响,大鼠体重呈下降趋势,当出现突然降温,温度达到最低时,体重出现明显下降,当温度回升时大鼠体重随之上升。高血压和健康大鼠的差异是高血压大鼠适应环境温度变化能力差。

高温热浪突然强降温对大鼠血压、心率变化影响,高温热浪使大鼠血压下降,热浪期间突然降温,大鼠血压显著上升,随着气温回升,血压逐渐下降。高温热浪和强降温对高血压大鼠血压的影响比健康大鼠要明显,影响结束后健康大鼠恢复得要比高血压大鼠快,对高血压大鼠的影响具有滞后性。高温热浪突然强降温过程对大鼠心率的影响,各组与对照组比较,高温热浪可使大鼠心率下降,突然降温使心率加速,随着回温,心率逐渐变慢。高温热浪突然强降温对高血压大鼠比对健康大鼠血压、心率影响的更显著,天气过程影响结束后,高血压大鼠比健康大鼠恢复的要慢,也就是说高血压大鼠受影响滞后的时间长。

高温热浪突然强降温对大鼠热应激因子的影响,受到热浪刺激后,大鼠心肌组织 HSP60、sICAM-1 和 HIF-1α 含量明显上升,气温突然下降时,大鼠心肌组织 HSP60、sICAM-1 和 HIF-1α 含量随之下降,当气温回升到 27℃时,大鼠心肌组织 HSP60、sICAM-1 和 HIF-1α 含量明显上升。高血压大鼠比健康大鼠心肌组织的 HSP60、sICAM-1 和 HIF-1α 更易受到高温热浪突然强降温天气的影响,高血压大鼠较健康大鼠的 HSP60、sICAM-1 和 HIF-1α 伴随温度变化的变幅更大。热浪刺激使大鼠心脏组织中的 SOD 活性下降,随着气温突然下降,大鼠心脏匀浆 SOD 表达水平上升,当气温回升到 27℃时,大鼠心脏匀浆的 SOD 值随之下降,高血压大鼠比健康大鼠心脏组织的 SOD 更易受热浪和突然降温的影响。热休克蛋白(HSPs)也称热应激蛋白。热浪可诱导大鼠心肌组织 HSP60 含量明显增加,血清 HSP60 水平与冠脉病变程度相关,过多的 HSP60 可以活化免疫细胞,诱导内皮细胞、巨噬细胞分泌大量 ICAM-1、TNF-α 等炎性细胞因子,机体血浆中 TNF-α 和 sICAM-1 的增加可以激活体内炎症系统,通过调节细胞黏附因子等多种细胞因子和炎性介质,加重动脉粥样硬化斑块的炎性反应,促进动脉粥样硬化的形成和发展。高温热浪使大鼠心脏组织 SOD 活性下降,导致心脏组织氧自由基过多,使氧化血液中的脂蛋白加剧,大量的胆固醇生成,加速胆固醇穿透内膜在血管内壁上的沉积,形成动脉粥样硬化,致使心脑血管疾病病情加重。

　　高温热浪突然强降温对大鼠血管收缩因子的影响。高温热浪天气可使大鼠 NO 呈上升趋势,伴随气温突然下降,大鼠 NO 水平呈显著下降,随着气温回升,大鼠 NO 水平基本上没有变化。唯一差距是高血压大鼠体内 NO 的水平伴随热浪上升和强降温下降的幅度比健康大鼠小,可见高血压大鼠比健康大鼠适应热刺激或冷刺激的要慢。高温热浪对大鼠体内的 ET-1 水平没有影响,伴随气温突然下降,大鼠体内的 ET-1 水平显著上升,当气温回升时,大鼠体内的 ET-1 含量有所下降,高血压与健康大鼠的差距是高血压大鼠体内的 ET-1 含量伴随强降温上升的幅度比健康大鼠小,伴随复温下降的幅度也小。可见高血压大鼠比健康大鼠适应热刺激或冷刺激的要慢,而且高温热浪期间突然强降温天气过程对高血压大鼠体内的 ET-1 含量影响具有滞后性。

　　高温热浪突然强降温对大鼠冷应激因子的影响。持续高温热浪天气可使大鼠的 NE、EPI 和 ANG II 水平下降,伴随气温突然下降,大鼠体内的 NE、EPI 和 ANG II 水平显著上升,随着气温回升,可使大鼠体内的 NE、EPI 和 ANG II 含量下降,大鼠体内的 NE、EPI 和 ANG II 含量均伴随热浪和强降温下降和升高,只是高血压大鼠比健康大鼠的 NE、EPI 和 ANG II 变幅小,也就是说无论是热刺激还是冷刺激对高血压大鼠 NE、EPI 和 ANG II 的影响均比健康大鼠的影响反应慢,高血压大鼠对环境气温巨变适应慢。而且高温热浪期间突然强降温天气过程对高血压大鼠体内的 NE、EPI 和 ANG II 含量影响具有滞后性。

　　高温热浪期间突然强降温对大鼠冷应激心脑血管危险因子 TC、TG、LDL-CL、LDL-C 和 Tn-T 的影响。高温热浪期间突然强降温天气过程对高血压和健康大鼠的高密度脂蛋白胆固醇(LDL-CL)的影响变化趋势是相同的,高血压大鼠比健康大鼠变幅小,不存在显著差异;高温热浪可使大鼠体内的低密度脂蛋白胆固醇(LDL-C)减少,冷刺激可使大鼠血液中的低密度脂蛋白胆固醇(LDL-C)含量明显增多,随着温度的回升大鼠机体血液中的低密度脂蛋白胆固醇(LDL-C)含量逐渐下降,高血压与健康大鼠伴随温度变化,它们之间没有显著差异;高血压和健康大鼠体内的 TC 变化水平相比差异不显著,因此可以概括为:高温热浪可使大鼠体内的血清总胆固醇(TC)减少,可降低血液中的血清总胆固醇(TC)浓度,冷刺激可使大鼠血液中的血清总胆固醇(TC)含量明显增多,随着温度的回升大鼠血液中的血清总胆固醇(TC)含量逐渐下降,但降幅不显著;无论是高温热浪还是突然强降温均可使高血压大鼠机体内的甘油三酯(TG)升高,对健康大鼠而言高温热浪使 TG 下降,冷刺激可使 TG 含量增多,随着温度的回升均使高血压和健康大鼠 TG 含量逐渐下降,但降幅不显著。因此高温热浪期间突然强降温天气过程对高血压大鼠会造成非常不利的影响;持续高温热浪天气可使大鼠体的 Tn-T 含量下降,伴随气温突然下降,大鼠体内的 Tn-T 水平均呈上升趋势,气温回升时,大鼠血清中的 Tn-T 含量不但没有下降,反而继续上升,高温热浪期间突然强降温天气过程对高血压和健康大鼠的肌钙蛋白(Tn-T)影响没有显著差异。

参考文献

[1] 罗圆,马文军,刘涛,肖建鹏. 极端气候对健康的影响[J]. 华南预防医学,2012,**38**(2):75-77.

[2] Hajat S, Haines A. Associations of cold temperatures with GP consultation for respiratory and cardiovascular diseases among the elderly in London[J]. International Journal of Epidemiology, 2002(31): 825-830.

[3] 李雄,董蕙青,郭琳芳,等. 南宁医疗气象预报系统[J]. 广西气象,2005,**26**(1):35-40.

[4] 程义斌,金银龙,李永红,等. 武汉市高温对心脑血管疾病死亡的影响[J]. 环境与健康杂志,2009,**26**(3):224-225.

[5] Hausfater P, Doumenc B, Chopin S, et al. Elevation of cardiac troponin I during non-exertional heat-related illnesses in the context of a heatwave[J]. Critical Care, 2010, **14**(3): R99.

[6] Li G, Zhou M, Cai Y, et al. Does temperature enhance acute mortality effects of ambient particle pollution in Tianjin City, China [J]. Science of the Total Environment, 2011,**409**(10): 1811-1817.

[7] 田颖,张书余,罗斌,等. 热浪对人体健康影响的研究进展[J]. 气象科技进展, 2013, 2: 014.

[8] 朱卫浩,张书余,田颖,等. 热浪对 ApoE 基因缺陷小鼠 ET-1,NO 及体温的影响[J]. 科学技术与工程, 2013 (16): 4626-4630.

[9] 田颖,张书余,朱卫浩,等. 热浪对 ApoE 基因缺陷小鼠超氧化物歧化酶的影响[J]. 科学技术与工程, 2013 (35): 10600-10603.

[10] Ktz A, Biron A, Ovsyshcher E, et al. Seasonal variation in sudden death in the Negev dese-region of Israel[J]. IMAJ, 2000, **2**: 17-21.

[11] Braga L F, AntonellaZanobetti, Joel Schwartz1. The Effect of Weather on Respiratory and Cardiovascular Deaths in 12 U. S. Cities Alfesio[J]. Environmental Health Perspectives, 2002, **110**(9): 859-863.

[12] Basu R, Ostro BD. A multicounty analysis identifying the populations vulnerable to mortality associated with high ambient temperature in California[J]. Am J Epidemiol,2008,**168**:632-637.

[13] 许遐祯,郑有飞,尹继福,等. 南京市高温热浪特征及其对人体健康的影响[J]. 生态学杂志,2011,**30**(12): 2815-2820.

[14] Nauck, M., G. R. Warnick, and N. Rifai, *Methods for measurement of LDL-cholesterol: a critical assessment of direct measurement by homogeneous assays versus calculation*. Clin Chem, 2002. **48**(2): 236-54.

[15] Sakaue, T, et al., *Reactions of direct LDL-cholesterol assays with pure LDL fraction and IDL:*

comparison of three homogeneous methods. Clin Chim Acta，2000. **295**(1－2)：p. 97-106.

［16］Siedel，J.，*et al.*，*Reagent for the enzymatic determination of serum total cholesterol with improved lipolytic efficiency.* Clin Chem，1983. **29**(6)：p. 1075-80.

［17］Sullivan，D. R.，*et al.*，*Determination of serum triglycerides by an accurate enzymatic method not affected by free glycerol.* Clin Chem，1985. **31**(7)：p. 1227-8.

［18］Warnick，G. R.，M. Nauck，and N. Rifai，*Evolution of methods for measurement of LDL-CLholesterol：from ultracentrifugation to homogeneous assays.* Clin Chem，2001. **47**(9)：p. 1579-96.

［19］Clauss，A.，［*Rapid physiological coagulation method in determination of fibrinogen*］. Acta Haematol，1957. **17**(4)：p. 237-46.

［20］王贺，卢义. 热休克蛋白 60 与冠状动脉粥样硬化关系的研究进展［J］. 中国实验诊断学，2012，**16**(4)：750-753.

［21］杨军，吴小庆，薄小萍，等. 血清中人热休克蛋白 60 的检测在急性冠状动脉综合征中的价值分析［J］. 现代医学，2011，**39**(1)：1-5.

［22］Treinin M，Shliar J，Jiang H，*et al.* 2003. HIF-1 is required for heat acclimation in the nematode Caenorhabditis elegans［J］. Physiological genomics，**14**(1)：17-24.

［23］赵爱华. 2011. 冠心病患者血清 HIF-1α 及 HO-1 水平的变化及其意义［J］. 当代医学，**17**(9)：48.

［24］胡平，吴耿伟，夏青，等. SOD 模拟及其抗氧化和抗炎症功能的研究进展［J］. 化学进展，2009，**21**(5)：873-879.

［25］陈瑷，周玫. 氧化应激－炎症在动脉粥样硬化发生发展中作用研究的新进展［J］. 中国动脉硬化杂志，2008，**16**(10)：757-762.

［26］苏显明，马丙寅，王东琦，等. 冠心病患者血中 SOD 及 MDA 检测的临床意义［J］. 陕西医学杂志，2003，**32**(12)）：1070-1072.

［27］Chunling Wang，Shuyu Zhang，*et al.* Effects of Simulated Heat Waves on ApoE-/- Mice. *Int. J. Environ. Res. Public Health*，2014，**11**(2)：1549-1556.

［28］甘富东，黄照河. ET，NO 和 TNF-α 在冠心病发病中的关系探讨［J］. 现代中西医结合杂志，2010，**19**(18)：2223-2224.

［29］张夏琨，周骥，张书余，等. 模拟寒潮对高血压疾病的影响实验研究［J］. 气象，2014，**40**(6)：784-788.

［30］Bin Luo，Shuyu Zhang，Shoucun Ma，*et al.* Artificial Cold Air Increases the Cardiovascular Risks in Spontaneously Hypertensive Rats. Int. J. Environ. Res. Public Health 2012，**9**(9)：3197-3208.

第9章
高温热浪对心血管系统影响的可能机制

9.1 高温热浪影响心血管系统可能机制

IPCC第4次评估报告指出，全球平均表面温度在1906—2005年增加了(0.74 ± 0.18)℃[1]。中国同期升温幅度约为(0.78 ± 0.27)℃，高于全球平均值[2]。近30年(1979—2006年)来，中国气温增暖趋势为(0.45 ± 0.126)℃/10年，夏季为(0.37 ± 0.095)℃/10年，可知近30年中国处于升温加速期[3]。随着气温的上升，中国夏季高温天气开始频繁出现。2002年，黄淮、华北、西北东部等地出现了10 d左右日最高气温≥35℃的高温天气，部分地区气温达39~43℃[4]。2003年夏季，中国南方特别是江南和华南地区出现了持续高温天气，历时40余天，其持续时间之长、范围之广、强度之强，十分罕见[5]。2010年入夏以来石家庄共出现5次热浪天气，其中7月6日最高温度41.8℃达到其自1955年有气象数据记录以来的最高值[6]。高温热浪的频繁出现不仅对中国国民经济造成巨大的损失，同时也对中国居民健康构成巨大的危害，其对人体健康的影响已经成为一个严重的公共卫生问题，每次热浪的发生都会引起许多人因热暴露而入院或死亡[7,8]。在众多热浪引发的健康事件中，心脑血管疾病(包括高血压、脑卒中、冠心病、风湿性心脏病、特发性心脏病、心肌病以及肺心病等)发生和死亡占有很大的比例。Kunst等通过研究1979—1987年间极端天气与死亡的关系，发现在热浪引起的死亡中，26%是由心脑血管疾病引起[9]。Pan等人发现中国老年人群在气温32℃时发生脑梗的危险性比在27~29℃时高66%，并且每升高1℃危险性将增加3.0%[10]。通过分析北京1999—2000年热浪对居民每日心脑血管疾病死亡人数的影响，发现热浪对心脑血管疾病死亡有显著影响[11]。还有研究表明热浪更易对患有心脑血管疾病人群和老年人群造成影响。目前中国约有2.3亿人患冠心病、脑卒中、心力衰竭和高血压等心血管病，每年死于心脑血管疾病者近300万人，城乡居民的心血管病发病和死亡率较之以往仍呈增长趋势[12]。并且，老龄化程度在中国也随着人民经济及卫生保障的不断发展而不断严峻化。由此可见，日益频发的热浪将会给中国日益增加的心脑血管疾病人群和易感人群造成严重的危害。为了减少热浪对中国人群带来的危害，目前最有效的方法莫过于能对其做出积极有效的预防。目前国内气象系统已开展了疾病的专业气象预警预报，但这些预报多较笼统，所用的医学指标多来源于流行病学方面的统计数据，并不能准确的对热浪的危害做出预警。为了更好的降低热浪对人类健康的影响，目前急需探讨热浪引发和加重心脑血管疾病的机制，为健康气象预报提供科学依据。由此，本项目综合利用医疗气象学和人群流行病学监测、毒理学实验等手段，分析研究高温热浪对心脑血管疾病的影响机制,为深入开展心脑血管疾病气象预警及疾病预防奠定基础,为预防气象因素剧烈变化对人类健康的损害提供科学依据,并探索中国医疗气象科学发展的新途径。项目的完成可降低心脑血管疾病发生带来的医疗卫生经济负担,提高国民生活质量,具有重要的现实意义。

9.1.1　研究背景

现代医疗气象的发展始于 20 世纪 30 年代,德国 De Rudder 教授首先用现代统计方法分析了天气与疾病的关系,美国 Petersen 教授进行了气候对疾病及疗养等方面的研究,主要用单一气象要素作为研究指标。随着气象学、统计学和实验方法的发展进步,除用统计方法探讨天气、气候和疾病的关系外,又出现了在人工气候室进行生理常数监测,观察不同气温、气压、湿度对人体影响的研究[13]。

关于高温热浪对心脑血管疾病的影响,国内外均取得许多研究成果。20 世纪 60 年代美国热浪和 70 年代英国热浪期间心脑血管疾病发病、死亡率上升,90 年代费城和芝加哥等地研究也表明,热浪会造成心脑血管疾病发病率、死亡率上升,也有对实验小鼠和英国老年志愿者的研究表明,高温下,冠心病和脑血管疾病发病增多[14～16]。Mastrangelo[17] 等发现,老人在热浪期间更易发生心脑血管疾病。Loughnan 等则发现 65 岁以下人群某些心脏类疾病发病率也明显增加,本身患有心脑疾病人群发病风险更大[18]。最近,Hausfater 等还发现,热浪期间人体心肌蛋白增加,过多时可迫害心脏,热浪引起的大气颗粒物浓度增加也可引发急性心肌梗死等疾病[19,20]。黄如训等[21] 对 RHRSP 大鼠血压的变化与气象因素关系的研究表明,气象要素的变化会导致心脑血管疾病发病率增加。张书余[22] 总结了高温、高压对心脑血管疾病的影响机理,表明当温度达到 30℃时,人体便开始发热,人体散热只能通过出汗以及皮肤和肺泡表面蒸发来完成,此时皮肤血管扩张,血液重新分配,同时心排出量增加,心脏负荷加重,最终导致心功能衰减,心排血量降低。另外高温出汗会使人体内盐分丢失,导致电解质紊乱和酸碱平衡失调,出现心律失常,此时患有心脑血管疾病的患者的病情容易恶化。国外有关高温热浪对心脑血管疾病的影响机理研究起步较早,Katz 等[23] 建议采用临床试验,对气象与心脑血管疾病之间的关系进行研究,众多机理研究表明[24],高温可以引起交感神经兴奋,使肾上腺分泌的肾上腺素先增多后减少,机体因受热而导致血管扩张,继而血管又收缩;气温较高又使人体排汗增加,大量的钠随之排泄,导致细胞的电解质紊乱和酸碱平衡失调而出现心律失常,水分的过多丢失会引起循环障碍,容易使心脑血管疾病患者复发[25]。20 世纪,国外很多研究者利用流行病学方法,统计不同城市和地区气温的升高对心脑血管疾病的影响。有研究表明[26],在伦敦,当温度高于 19℃时,气温每升高 1℃,心脑血管疾病的发病率将会增加 3.01%;在荷兰,当温度高于 16.5℃时,心脑血管疾病就会增加 1.86%;Russia 对莫斯科和俄国气象要素变化对心脑血管疾病的影响做了统计分析,得到了相似的结论。国内最初有关气象对心脑血管疾病影响的研究也是从流行病学出发,统计了不同地区和城市心脑血管疾病的发病率与气象要素之间的关系。李雄等[27] 的研究表明,夏季高温(最高气温≥34℃)、同时气压偏低易引起冠心病发病。杨宏青等[28] 研究结果表明,当气温骤降、气压剧升时容易造成脑溢血的发病;而当气温剧升、气压下降时,脑梗塞的发病率将升高[24~29]。由此可见,高温高湿、低气压天气极易诱发心脑血管疾病。也有研究表明[30],高温、高湿的天气容易导致心脑血管疾病的发病。王佳佳[31]对北京市某区日最高气温与某医院心脑血管疾病急诊人次的关系做了研究,结果表明日最高气温对心脑血管疾病有着不利影响。

综上所述,经过近80年的发展,人类关于医疗气象的研究已取得了很大成绩,特殊的气象条件对心脑血管疾病具有一定影响也已通过一些研究得到定性证实。但是在欣慰现有成绩的同时,也要清醒地看到以下不容忽视的问题:①研究方法大多局限于统计分析,而气象要素对心脑血管疾病发生和加重的影响机理方面的研究还很欠缺。尤其在中国,这方面的工作近于空白。②以往研究大多使用病例资料进行分析,而针对特定人群的心脑血管敏感指标进行跟踪监测的研究十分少见。高温热浪对心脑血管系统的损害作用有待定量证实。③尚未见到利用动物实验观察高温热浪对心脑血管疾病影响机制的相关研究工作,因此开展相关研究十分必要。

9.1.2 热浪影响心血管疾病的可能机制

热浪诱导人或动物心肌组织HSP60含量明显增加,过多的HSP60可以活化免疫细胞,诱导内皮细胞、巨噬细胞分泌大量ICAM-1、TNF-α等炎性细胞因子,机体血浆中TNF-α和sICAM-1的增加,首先可激活体内炎症系统,HIF-1α表达增加,进一步加重了机体炎症反应,在sICAM-1的介导下,白细胞、血小板可实现黏附聚集,炎症细胞会黏附于血管内皮,并渗透到内皮细胞下分泌细胞活性物质,导致血管平滑肌细胞增生、形成泡沫细胞,促进动脉粥样硬化的形成和发展,严重的可以形成血栓;同时也可以破坏内皮细胞结构,使其通透性增高。同时高温热浪诱导心肌组织HIF-1α增多,又进一步促进血管炎性加重。另外,高温热浪使心脏组织SOD活性下降,导致心脏组织氧自由基过多,使氧化血液中的脂蛋白加剧,大量的胆固醇生成,使胆固醇穿透内膜在血管内壁上沉积,进一步促进了动脉粥样硬化。进而形成了对心血管疾病高风险影响。这就是热浪天气对心血管影响的初步机理。

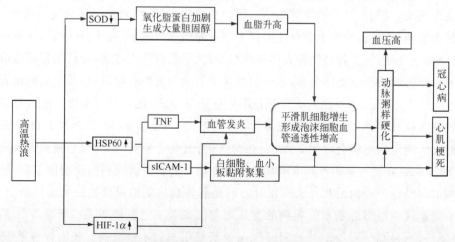

图9.1 高温热浪影响心血管疾病的可能机制

9.2　高温热浪期间突然强降温对心血管疾病影响的可能机制

9.2.1　研究背景

对南京市 2005—2008 年期间的热浪过程进行统计,结果如表 9.1 所示,南京市共发生热浪过程 8 次,其中,持续高温的热浪过程有 4 次,有降温的热浪过程也为 4 次。对比两种类型的热浪过程可以看出,有降温的热浪过程心脑血管疾病死亡人数日平均为 19 人/d,持续高温的热浪过程心脑血管疾病死亡人数日平均为 17 人/d,可见有降温的热浪过程对心脑血管疾病的影响比持续高温的热浪过程的影响更显著。这个统计发现的事实目前还没有看到有关文献的报道,这是什么原因呢? 本项目动物毒理学实验给出了科学的回答。

表 9.1　2005—2008 年南京市夏季热浪过程及心脑血管死亡人数统计

持续高温热浪过程				有降温的热浪过程			
过程	持续日数	心脑血管总死亡人数	日平均死亡人数	过程	持续日数	心脑血管总死亡人数	日平均死亡人数
2005 8.10—8.12	3	50	16.67	2005 8.15—8.17	3	55	18.33
2005 6.22—6.25	4	58	14.5	2006 6.18—6.21	4	74	18.5
2006 8.12—8.15	4	78	19.5	2008 7.4—7.7	4	78	19.5
2006 7.28—8.1	5	89	17.8	2007 7.25—8.2	9	167	18.56

9.2.2　高温热浪期间突然强降温引起心血管疾病发生和加重的可能机制

高温热浪期间突然强降温天气导致心血管疾病发生发展的可能机制(如图 9.2)是:持续的高温热浪可诱导冠心病小鼠心肌组织 HSP60 含量明显增加,过多的 HSP60 可以活化免疫细胞,诱导内皮细胞、巨噬细胞分泌大量 ICAM-1、TNF-α 等炎性细胞因子,机体血浆中 TNF-α 和 sICAM-1 的增加,激活体内炎症系统,通过调节细胞黏附因子等多种细胞因子和炎性介质,加重动脉粥样硬化斑块的炎性反应,HIF-1α 表达增加,进一步加重了机体炎症反应,促进动脉粥样硬化的形成和发展。细胞炎性因子破坏内皮细胞结构,使血管内膜通透性增高,同时高温热浪使心血管疾病患者心脏组织 SOD 活性下降,导致心脏组织氧自由基过多,使氧化血液中的脂蛋白加剧,大量的胆固醇生成,加速胆固醇穿透内膜在血管内壁上的沉积,形成动脉粥样硬化,致使心血管疾病病情加重。TNF-α 在病理情况下可持续大量产生,并在心肌组织累积,过多 TNF-α 可破坏心肌细胞内钙平衡、影响脂多糖水平,高浓度的TNF-α 可促进心肌和血管内皮细胞凋亡,这种破坏作用随 TNF-α 的作用时间和浓度的增加而加剧。高温热浪诱导 ICAM-1、血栓素等血管活性物增加,造成血液黏度增加,促进原癌基因转录,产生血小板源性生长因子,促进血小板凝集,破坏血凝与抗血凝平衡,利于血栓的形成。高温热浪抑制脂蛋白酯酶活性,加速肝脏脂肪酸合成,使得脂质过氧化反应加强,诱导脂质浸润血管内膜,形成动脉硬化斑块,同时控制巨噬细胞的胆固醇代谢,利于脂质物质沉积于血管壁而增加冠脉疾病风险,总之持续的高温热浪影响最终使血脂升高,动脉发生粥样硬化。伴随突然强降温,热应激因子 HSP60、SOD、HIF-1α 缓解,仅有细胞炎性因

TNF、sICAM-1仍处于较高的水平,因此它们进一步加剧心肌和血管内皮细胞凋亡和血栓的形成。受冷刺激影响,NE血浆浓度的升高说明机体SNS正被激活,而ANGⅡ血浆浓度的升高表明机体内RAS也被激活,这两个系统的激活必然导致血压的升高。NE和ANGⅡ都是收缩血管物质,具有很强收缩血管功能,在这两个物质的作用下,全身血管收缩,从而导致血压的升高。高温热浪期间突然强降温天气过程对实验用大/小鼠血脂的影响,在整个影响过程中高密度脂蛋白胆固醇(LDL-CL)呈现持续小幅下降,甘油三酯(TG)呈现持续显著上升,低密度脂蛋白胆固醇(LDL-C)、总胆固醇(TC)及LDL-C/LDL-CL与气温变化成反相关,即伴随热浪呈现小幅下降,伴随强降温呈现小幅上升。可见高温热浪期间突然强降温对心血管疾病影响的血脂危险因子是加重的,使血脂进一步升高。综上分析可知无论是高温热浪还是高温热浪期间突然强降温,它们通过不同的机理,但最终产生了同样的结果,导致高血压、冠心病、缺血性心脏病、心肌梗死等心血管疾病的发生及加重,而且高温热浪期间强降温对心血管疾病的影响比仅仅持续的高温热浪单一的天气过程影响的更明显。这个机理回答了为什么有降温的热浪过程导致心血管疾病死亡人数比持续高温的热浪过程导致心血管疾病死亡人数多的原因。

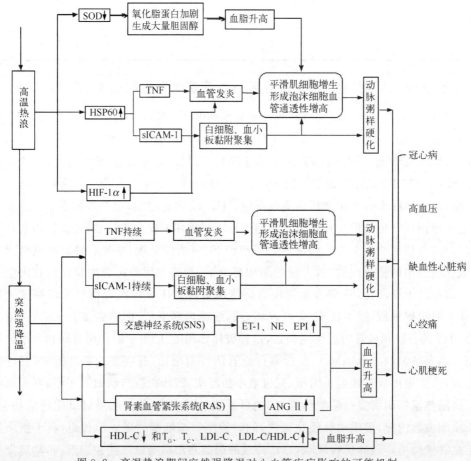

图9.2 高温热浪期间突然强降温对心血管疾病影响的可能机制

参考文献

［1］IPCC. Climate change 2007：The Physical Science Basis［M］. Cambridge，UK：Cambridge University Press，2007.

［2］唐国利,丁一汇,王绍武,等. 中国近百年温度曲线的对比分析［J］. 气候变化研究进展,2009,**5**(2):71-78.

［3］李庆祥,董文杰,李伟,等.近百年中国气温变化中的不确定性估计［J］.科学通报,2010,**55**(16):1544-1554.

［4］张尚印,宋艳玲,张德宽.华北主要城市夏季高温气候特征及评估方法［J］.地理学报,2004,**59**(3):64-71.

［5］中国气象局国家气候中心.中国气候公报［Z］.2002:16-17.

［6］刘建军,郑有飞,吴荣军.热浪灾害对人体健康的影响及其方法研究.自然灾害学,2008,**17**(1):152-156.

［7］Rupa Basu and Jonathan M. Samet. Relation between Elevated Ambient Temperature and Mortality：A Review of the Epidemiologic Evidence. Epidemiologic Reviews. 2002,**24**:190-202.

［8］Kim Knowlton，Miriam Rotkin－Ellman，Galatea King,*et al*. The 2006 California Heat Wave:Impacts on Hospitalizations and Emergency Department Visits Environ Health Perspect. 2009 January,**117**(1):61-67.

［9］Kunst A E，Loomanc W N，Mackenbaeh J P. Outdoor air temperature and mortality in the Netherlands：a time-series analysis［J］. American Journal of Epidemiology，1993,**137**(3):331-341.

［10］Pan W H，Li L A，Tsai M J. Temperature extremes and mortality from coronary heart disease and cerebral infarction in elderly Chinese. Lancet，1995,**345**:353-355.

［11］刘玲,张金良.气温热浪与居民心脑血管疾病死亡关系的病例交叉研究.中华流行病学杂志,2010,**31**(2):179-184.

［12］中国心血管病报告 2010:中国卫生部心血管病防治研究中心,北京.

［13］郑有飞.气象与人类健康及其研究［J］.气象科学,1999,**19**(4):424-428.

［14］Mastrangelo G，Hajat S，Fadda E，*et al*.Contrasting patterns of hospital admissions and mortality during heat waves：Are deaths from circulatory disease a real excess or an artifact［J］. Medical hypotheses，2006,**66**(5):1025-1028.

［15］Semenza J C，McCullough J E，Flanders W. D，*et al*. Excess hospital admissions during the July 1995 heat wave in Chicago［J］. American Journal of Preventive Medicine，1999,**16**(4):269-277.

［16］Cheng X，Su H. Effects of climatic temperature stress on cardiovascular diseases［J］. European Journal of Internal Medicine，2010,**21**(3):164-167.

［17］Mastrangelo G，Fedeli U，Visentin C，*et al*. Pattern and determinants of hospitalization during heat waves：an ecologic study［J］. BMC Public Health，2007,**7**:200.

［18］Loughnan M E,Nicholls N,Tapper N J. When the heat is on:Threshold temperatures for AMI admissions to hospital in Melbourne Australia［J］. Applied Geography，2010,**30**(1):63-69.

［19］Hausfater P,Doumenc B，Chopin S，*et al*. Elevation of cardiac troponin I during non-exertional heat-related illnesses in the context of a heatwave［J］. Critical Care，2010,**14**(3):R99.

[20] Li G，Zhou M，Cai Y，et al. Does temperature enhance acute mortality effects of ambient particle pollution inTianjin City，China[J]. Science of the Total Environment，2011，**409**(10)：1811-1817.

[21] 黄如训,肖小华李玲,等.气象因素促发卒中的实验研究[J].中华老年医学杂志,2001,**20**(5)：366-368.

[22] 张书余,王宝鉴,谢静芳等.吉林省心脑血管病与气象条件关系分析与预报研究[J].气象,2010,**36**(9):115-119.

[23] Ktz A，Biron A，Ovsyshcher E，et al. Seasonal variation in sudden death in the Negev dese-region ofIsrael[J]. IMAJ，2000，**2**：17-21.

[24] Braga LF，Antonella Zanobetti,Joel Schwartz1. The Effect of Weather on[24]Braga L F，Antonella Zanobetti,Joel Schwartz1. The Effect of Weather on Respiratory and Cardiovascular Deaths in 12 U. S. Cities Alfesio[J]. Environmental Health Perspectives,2002,**110**(9)：859-863.

[25] 杨正志,杨利华.气象因素对老年高血压患者血压的影响[J].世界中西医结合杂志,2009,**4**(6)：418-419.

[26] Hajat S，Haines A. Associations of cold temperatures with GP consultation for respiratory and cardiovascular diseases among the elderly inLondon[J]. International Journal of Epidemiology，2002(31)：825-830.

[27] 李雄,董蕙青,郭琳芳等.南宁医疗气象预报系统[J].广西气象,2005,**26**(1):35-40.

[28] 杨宏青,陈正洪,刘建安.武汉市中暑发病的流行病学分析及统计预报模型的建立[J].湖北中医学院学报,2000,**3**:51-52.

[29] 郭琳芳,董惠青,覃天信.南宁市居民心脑血管病与气象要素关系探讨[J].广西预防医学,2000,**6**(6):341-343.

[30] 杨民,丁瑞强,王式功等.兰州市大气气溶胶的特征及其对呼吸道疾病的影响[J].干旱气象,2005,**23**(1):54-57.

[31] 王佳佳,郭玉明,李国星等.日最高气温与医院心脑血管疾病急诊人次关系的病例交叉研究[J].环境与健康杂志,2009,**26**(12):1073-1076.

第 40 卷 第 6 期
2014 年 6 月

气 象
METEOROLOGICAL MONTHLY

Vol. 40 No. 6
June,2014

文章编号:1006-7639(2011)-03-0350-05

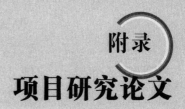

附录

项目研究论文

模拟寒潮对高血压疾病的影响实验研究 *

张夏琨[1] 周 骥[2] 张书余[3] 马守存[4] 王宝鉴[5]

(1. 南京信息工程大学大气科学学院,南京 210044; 2. 上海市浦东新区气象局,上海 200030;
3. 中国气象局兰州干旱气象研究所,甘肃省干旱气候变化与减灾重点实验室,兰州 730020;
4. 青海省气象服务中心,西宁 810001;5. 兰州中心气象台,兰州 730020)

摘 要:本文通过动物实验初步探讨了寒潮天气发生过程中对高血压疾病的影响。在张书余等 (2013)研究的基础上,应用 TEM1880 气象环境模拟箱模拟寒潮温压变化,将 27 只健康大鼠按 每组 3 个随机分为 9 组,分别为空白对照组、最低温前 3 h 组、最低温前 1 h 组、最低温组、最低温 后 1 h 组、最低温后 3 h 组、全过程结束组、全过程结束后 5 h 组和全过程结束后 7 h 组,放入模 拟箱内,使其受寒潮天气影响,按照寒潮天气过程发生的不同时间先后分批取出实验大鼠,测量 各组大鼠的收缩压、心率、体重,并通过腹主动脉采血测量血脂、去甲肾上腺素、血管紧张素Ⅱ及 全血黏度等。实验结果分析表明,在寒潮天气发生过程中,冷锋通过后,受冷高压控制,气温迅 速下降,当气温达到最低时,全血黏度、去甲肾上腺素和血管紧张素Ⅱ等上升到最大值,致使健 康大鼠血压升高,并维持到寒潮天气影响结束以后还不能立刻恢复正常。

关键词:高血压,寒潮天气,影响

中图分类号:P49   文献标识码:A   **doi**: 10.7519/j. issn. 1000-0526. 2014. 06. 012

* 资助项目:国家自然科学基金项目(40975069)和公益性行业(气象)科研专项(GYHY201106034)共同资助
2013 年 7 月 17 日收稿;2013 年 11 月 12 日收修定稿
第一作者:张夏琨,主要从事气象学研究. E-mail:zxk668@126.com
通信作者:张书余,主要从事医疗气象学研究. E-mail:zhangsy@cma.gov.cn

Experimental Research of the Impact of Simulated Cold Wave on Hypertension Disease

ZHANG Xiakun[1]   ZHOU Ji[2]   ZHANG Shuyu[3]   MA Shoucun[4]   WANG Baojian[5]

(1. *College of Atmospheric Sciences, Nanjing University of Information Science and Technology, Nanjing* 210044;

2. *Pudong New Area Weather Office, Shanghai Meteorological Bureau, Shanghai* 200030;

3. *Key Laboratory of Arid Climatic Change and Reducing Disaster of Gansu Province, Lanzhou Institute of Arid Meteorology, CMA, Lanzhou* 730020;

4. *Qinghai Meteorological Service Center, Xining* 810001;

5. *Lanzhou Central Meteorological Observatory, Lanzhou* 730020)

Abstract: Based on Zhang Shuyu's research (2013), the impact of cold wave on hypertension disease is preliminarily discussed through the animal experiments. The cold wave process is simulated in the environmental test chamber (TEM1880). At the same time, 27 healthy rats are randomly divided into the control group, 3 hours before T_{min} (minimum temperature) group, 1 hour before T_{min} group, T_{min} group, 1 hour after T_{min} group, 3 hours after T_{min} group, cold wave process group, 5 hours after the cold wave process group, 7 hours after the cold wave process group, respectively. Each group has 3 rats. All the groups except the control group are exposed to the cold environment and taken out in accordance with the developing progress of cold wave respectively. The following indexes are measured: systolic blood pressure (SBP), heart rate (HR), weight, blood lipid, noradrenaline (NA), angiotensin Ⅱ (Ang Ⅱ), whole blood viscosity (WBV), etc. The experimental results show that the air temperature decreases rapidly under the control of the high pressure after cold front leaves in the cold wave process. WBV, NA and Ang Ⅱ can rise to the maximum value at the T_{min}, making blood pressure increase in experimental rats in the whole time, and are hard to return to the original level even after the cold wave.

Key words: hypertension, cold wave, impact

引言

天气条件作为环境中变化最显著的因子,其变化常常会引起多种疾病的发生或加重(张书余等,2012)。心脑血管疾病(Cerebrovascular Disease,CVD)就是一种受气象条件变化影响较大的疾病,主要包括脑梗塞、脑出血、高血压、冠心病(包括心肌梗死、心绞痛、供血不足等)。张书余等(2010)研究指出,心脑血管疾病的复发、加重与气象条件有明显的关系,76%的患者疾病复发、加重与天气变化有关,其余的主要与劳累、情绪等因素相关。冬季是心脑血管疾病的高发季节,尤其在冷空气前后,温差变化比较大,心脑血管疾病的复发和加重的发病率有明显加剧。李萍阳(2010)研究指出全球每 3 个死亡的人中就有 1 人死于心脑血管疾病。目前中国患有心血管疾病的人数至少为 2.3 亿,平均每 10 个成年人中就有 2 人是心脑血管疾病患者,每年的心血管死亡人数高达 300 万人,该病已经成为中国居民健康的"头号杀手"。其中高血压又是心脑血管疾病患者最早出现的病症,因此做好高血压病机制研究,对预防其他心脑血管疾病的发生发展更为重要。

张书余等(2013)通过模拟寒潮天气,进行了高血压致病机制实验研究,指出寒潮刺激使 HR、Ang Ⅱ 和 WBV 显著升高,这些指标的升高导致 SBP 升高,对高血压疾病产生影响。本文就是在此研究的基础上,采用 Wistar 大鼠,选取与文献(张书余等,2013)同样的寒潮模型,按中国气象局 2004(48)号文件中的寒潮国家标准,筛选寒潮天气过程,其标准以日最低气温降温幅度及其持续时间表示,具体标准为 48 h 内日最低气温降幅 ≥10℃,并且日最低气温 ≤4℃。通过多元线性回归统计分析,建立了甘肃省张掖市寒潮模型,整个寒潮过程持续时间为 52 h,最低温出现在第 44 h 为 −3.4℃,日最低温降温幅度为 (11.2±0.51)℃。利用历史观测资料对模型进行检验,结果表明模型能够很好地模拟寒潮温度、湿度与气压变化。张书余等(2010)通过心脑血管疾病与各种气象要素统计分析指出,与风速的相关性很小,因此在此实验中没有考虑风的影响。用人工气候箱模拟该型寒潮,研究寒潮发生过程中,对不同时间点的大鼠血压、血脂、全血黏度、去甲肾上腺素及血管紧张素 Ⅱ 等相关激素指标的影响。分析冷刺激过程中随着时间的推移大鼠体内的相关激素是如何变化的,以及在何时能达到最大值,为高血压疾病预防和制作医疗气象预报提供理论依据。

1　材料和设备

人工气候箱:它具有温度、气压、湿度等气象要素同时交变的工作性能。温度范围:−30～120℃;温度波动度:±0.5℃;温度均匀度:±0.2℃;升降温速率 0.01～1.3℃·min^{-1};湿度范围:30%～98%;升降湿速率:(0.1%～1%)·min^{-1};湿度波动度 ±3%RH(≥75%RH 时),±5%RH(<75%RH 时);气压变化范围:±1200 Pa;箱体内容积:500 L,800 mm×700 mm×900 mm。根据实验需求和基本功能,实验箱提供高低气温、湿度、气压联合试验环境,还能保证高低温湿压交变实验有新鲜的空气(氧气)补入,满足实验动物呼吸需求。

智能无创血压计:它可以运用红外线传感技术精确地检测脉搏振动波,准确测量老鼠的心率、收缩压、平均压,并自动通过计算得到扩张压。测量的重复再现率高。自动判断测量鼠血压的变化,进入可测量状态时自动开始测量。并能根据设定的次数自动进行多次测量。

实验动物的选择:购置 SPF 级 10 周龄健康雄性 Wistar 大鼠 27 只,体重 200 g,由兰州大学医学院公共卫生学院动物实验中心提供,予以标准鼠食喂养。

实验主要的手术用具:手术刀、手术剪、骨钳、止血钳、采血针和真空采血管等。

动物饲料:大鼠维持颗粒饲料;产品符合 GB13078-2001 和 GB14924.2-2001;该饲料为全价饲料,可直接饲养动物。原料组成:玉米、豆粕、鱼粉、面粉、麸皮、磷酸氢钙、石粉、多种维生素、多种微量元素和氨基酸等。

2 实验前期准备

2.1 实验动物的适应性饲养

实验之前采用标准鼠食,对所有大鼠进行为期两周的适应性饲养,以满足实验用健康大鼠的要求。由于模拟的是寒潮天气,温度较低,大鼠在放入实验箱后会由于温差过大而直接冻死或冻伤,因此,将适应性饲养的环境温度设置为10℃,即接近于冷空气模拟的起始温度。由于适应性饲养的温度比较低,为了避免低温干燥,引起大鼠尾部坏死现象发生,将饲养室的湿度控制在40%~70%。并且通过安装隔音窗和吸音海绵,使饲养室的噪音降至55 dB以下。照明的周期为 12 h 光照,12 h 黑暗;光照度为 170 Lux;动物饲养过程中保证充足的水源和饲料。此外,每日清扫并消毒,保证动物饲养室内清洁,垫料做到每日一换,以减少非实验因素对动物造成的影响。气候箱中也保证同样的噪音要求和光照环境条件。

2.2 动物的编号和分组

第一步:用标签将健康大鼠编上 1~27 号。第二步:随机将 27 只大鼠分为 9 个小组,每组 3 只。第三步:用抓阄的方法将 9 组大鼠随机分别分配到各自的空白对照组、最低温前 3 h 组、最低温前 1 h 组、最低温组、最低温后 1 h 组、最低温后 3 h 组、全过程结束组、全过程结束后 5 h 组和全过程结束后 7 h 组,依次对应编号为 1~9 组。

3 模拟寒潮的动物实验

将气象要素值输入人工气候箱,提前 30 min 打开气候箱,让箱体内环境达到稳定后,将最低温前 3 h 组、最低温前 1 h 组、最低温组、最低温后 1 h 组、最低温后 3 h 组、全过程结束组、全过程结束后 5 h 组和全过程结束后 7 h 组这 8 个组同时放入气候箱内,并按次序将鼠笼编上 1~8 号,实验的全过程保持 12 h 光照和 12 h 黑暗以及充足的水和饲料。在寒潮冷空气过程达到最低温前 3 h 取出 1 号鼠笼,并立即对大鼠测血压和采血。以相同的步骤在最低温前 1 h 取出 2 号鼠笼、最低温时取出 3 号鼠笼、最低温后 1 h 取出 4 号鼠笼、最低温后 3 h 取出 5 号鼠笼、全过程结束取出 6 号鼠笼、全过程结束后 5 h 取出 7 号鼠笼和全过程结束后 7 h 取出 8 号鼠笼。并检测各组的血压和采血,血液样本用来检测 ANGⅡ、NE、血脂和全血黏度。

4 实验结果分析

Luo 等(2012)研究指出冷空气可导致健康大鼠产生应激反应,致使健康大鼠机体发生各种生化指标改变,正是由于这些生化变化才引起血压的升高,因此可以用生化指标的变化来研究高血压发生、发展的过程。

4.1　血脂的变化

正常人体内血脂的产生、消耗或转化等维持动态平衡,所以血脂含量基本恒定不变。血脂测定可反映体内脂类代谢状况,也是临床常规分析的重要指标。目前临床常规测定的项目主要有血清总胆固醇(TC)、甘油三酯(TG)、低密度脂蛋白胆固醇(LDL-C)和高密度脂蛋白胆固醇(HDL-C)。血脂是冠状动脉粥样硬化性心脏病(冠心病)的高危因素。动脉粥样硬化是一个慢性过程,轻度血脂异常通常没有任何不适症状,这也是高血脂症的一个重要特点。Gadegbeku 等(2006)和 Marfella 等(2001)通过对高血压及健康志愿者静脉输入脂肪乳发现,血脂的急性增高导致动脉压力感受器的迅速重置并降低了压力反射的敏感性而使血压升高。目前国内要求临床血脂检测中应至少测定 TC、TG、HDL-C 和 LDL-C 这 4 项,仅检测血清 TC、TG 不足以反映脂质代谢紊乱的全貌,因为即使 TC 或 TG 属正常水平,HDL-C、LDL-C 也有可能出现异常。因此,根据临床检测的要求,在动物实验中对血脂的检测也同样要进行这 4 项的检测。

图 1 给出血脂 4 项伴随寒潮过程的变化。由图 1 分析可知,血清总胆固醇(TC)在最低温度出现前 3 h 达到最大值(1.72 mmol·L^{-1}),比对照组的值高出了 0.4 mmol·L^{-1},之后伴随寒潮天气的发展其值变化很小,在全过程结束时达到在最低值;甘油三酯(TG)随寒潮天气过程呈波动下降,在全过程结束后 5 h 达到最低值,在全过程结束后 7 h 恢复正常;高密度脂蛋白胆固醇(HDL-C)变化不大,寒潮发生时稍有上升,之后缓慢稍有下降;低密度脂蛋白胆固醇(LDL-C)伴随寒潮天气的发展,先是下降而后迅速上升,波动比较大,在全过程结束后 5 h 达到最大值,而后逐渐恢复正常。由此可见寒潮天气对血清总胆固醇(TC)和低密度脂蛋白胆固醇(LDL-C)有明显影响,而且在寒潮天气发生的初期就产生了明显影响。

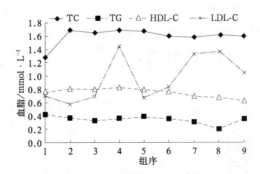

图 1　血脂 4 项(TC、TG、HDL-C、LDL-C)伴随寒潮天气发生过程的变化图

Fig. 1　The change of four items of blood lipid tests (TC,TG,HDL-C and LDL-C)

accompanied by cold wave weather process

4.2 全血黏度的变化

全血黏度是血液最基本的流变特征,是血液流变学研究的核心,是反映血液"浓、黏、聚、凝"的一项重要指标。王世民等(1991)指出检查全血黏度,对预防动脉硬化、高血压、冠心病、心绞痛、心肌梗死和脑血管等疾病有非常好的指示意义。

如图 2 是全血黏度伴随寒潮天气影响的变化图,图中的 3 条曲线自上而下分别是全血黏度低切 10(1/s)、中切 60(1/s)和高切 150(1/s)的实验结果,3 种指标所表现出来的变化趋势是一致的,全血黏度在最低温出现时达到最大,而后稍下降,并基本保持不变直到全过程结束后 5 h,才开始进一步下降。可见寒潮天气在最低气温出现时影响最大,而后直到寒潮结束后 7 h,对全血黏度影响的作用仍未结束。

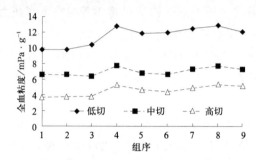

图 2 全血黏度伴随寒潮天气发生过程的变化图

Fig. 2 The change of whole blood viscosity (WBV) accompanied by cold weather process

4.3 去甲肾上腺素的变化

张书余(2010)指出去甲肾上腺素(NE)是机体产生应激反应的直接体现,可引起血管收缩,进而导致高血压疾病发生、复发或加重。

图 3 为去甲肾上腺伴随寒潮天气过程的变化图,甲肾上腺素受寒潮天气的影响,随着气温的下降而升高,当气温达到最低时,NE 上升到最大值29.1 pg · (ml)$^{-1}$,大约维持到最低气温出现后 1 h,伴随气温的回升而下降。直到寒潮天气结束后,仍维持在较高的水平上。可见寒潮天气对 NE 的影响有明显的滞后性。

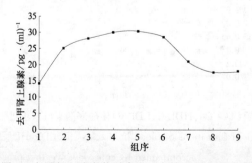

图 3 去甲肾上腺素伴随寒潮天气发生过程的变化图

Fig. 3 The change of noradrenaline (NA) accompanied by cold weather process

4.4 血管紧张素Ⅱ的变化

Jones 等(2008)和 Esses 等(2001)研究指出血管紧张素Ⅱ(AngⅡ)是肾素-血管紧张系统(RAS)的重要活性肽,主要通过 AngⅡ受体 AT1 和 AT2 发挥作用,参与机体血压调节。AngⅡ还可以通过 AT2 受体影响血管舒展,水纳的排泄等,从而影响机体血压的水平。

血管紧张素Ⅱ随着冷空气的到达迅速增加,在最低气温出现前 3 h,血管紧张素Ⅱ数值达到了 59.3 pg·(ml)$^{-1}$,比对照组高出了 28.1 pg·(ml)$^{-1}$,而后呈缓慢增长,在冷空气过程结束时达到最大值,并且直到冷空影响结束后 7 h 仍维持在较高的数值上不变(见图 4)。可见冷空气对血管紧张素Ⅱ影响有明显的滞后性。

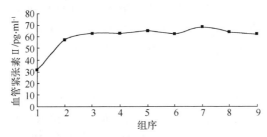

图 4 血管紧张素Ⅱ伴随寒潮天气发生过程的变化图

Fig. 4 The change of angiotensin Ⅱ (AngⅡ) accompanied by cold weather process

4.5 血压的变化

血压是影响心脑血管系统的直接体现。血压受寒潮天气影响,随着温度的降低而升高,在最低温时达到最大值,之后都随着温度的回升而逐渐降低(如图 5 所示)。但是从图中发现,寒潮天气过程结束后,血压并没有恢复到对照组的水平,而是维持在较高的水平上持续不变。

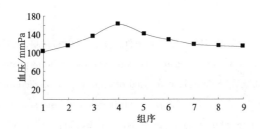

图 5 血压伴随寒潮天气发生过程的变化图

Fig. 5 The change of blood pressure accompanied by cold weather process

5 结论

张书余等(2013)通过模拟寒潮天气,进行了高血压致病机制实验研究指出,当寒潮天气出现时,可使人类及动物交感神经兴奋,致使肾上腺素增加,心跳加速,血液黏滞度升高,血管扩张反应减弱等,导致外周阻力增加并最终引起血压升高;当寒潮天气影响时,同时也导致 ArgⅡ升高,可使全身微动脉收缩,引起血压升高。本文在此研究的基础上,对寒潮发生过程中不同时间点的大鼠血压、血脂、全血黏度、去甲肾上腺素和血管紧张素Ⅱ等相关激素指标进行了实验研究,结果表明:寒潮天气对血清总胆固醇(TC)和低密度脂蛋白胆固醇(LDL-C)有明显影响,而且在寒潮天气发生的初期影响效果最显著;寒潮天气对全血黏度的影响,使其全血黏度低切、中切和高切值在最低气温出现时达到最大,而且影响的作用直到寒潮结束后仍持续;去甲肾上腺素受寒潮天气的影响,随着气温的下降而升高,当气温达到最低时,NE 上升到最大值,而后伴随气温的回升而下降。直到寒潮天气结束后,仍维持在较高的水平上;血管紧张素Ⅱ受寒潮天气影响,在最低气温出现前 3 h,血管紧张素Ⅱ值迅速上升,而后呈缓慢增长,在冷空气过程结束时达到最大值,并且直到冷空气影响结束后仍维持在较高的数值上不变;血压受寒潮天气影响,随着温度的降低而升高,在最低温时达到最大值,之后随着温度的回升而逐渐降低。而且在寒潮天气过程结束后,血压仍维持在较高的水平上持续不变。

综上所述,寒潮天气对动物高血压影响的预报着眼点是:在寒潮天气发生过程中,冷锋通过后,受冷高压控制,气温迅速下降,当气温达到最低时,全血黏度、去甲肾上腺素和血管紧张素Ⅱ上升到最大值,可导致动物血压升高,并持续维持到寒潮天气影响结束以后还不能立刻恢复正常。

参考文献

[1] 李萍阳.从第18届国际生物气象会议看生物气象研究的进展与动向.气象,2010,**36**(2):136-141.

[2] 王世民,饶明利,张淑琴,等.多发性脑梗塞62例血液流变学的观察.中风与神经疾病杂志,1991,**8**(4):226-228.

[3] 张书余.医疗气象预报.北京:气象出版社,2010,40-47.

[4] 张书余,马守存,周骥,等.模拟寒潮对高血压疾病影响机理的实验研究.气象,2013,**39**(6):830-835.

[5] 张书余,王宝鉴,谢金芳,等.吉林省心脑血管疾病与气象条件关系分析和预报研究.气象,2010,**36**(9):115-119.

[6] 张书余,张夏琨,谢静芳,等.白山市感冒与气象条件的关系分析和预报.气象,2012,**38**(6):740-744.

[7] Esses D,Gallagher E J,Iannaccone R,*et al*. Six-hour versus 12-hour protocols for AMI:CK-MB in conjunction with myoglobin. The American Journal of Emergency Medicine,2001,**19**(3):182.

[8] Gadegbeku C A,Shrayyef M Z,Taylor T P,*et al*. Mechanism of lipid enhancement of alpha1-adrenoceptor pressor sensitivity in hypertension. J Hypertens,2006,**24**(7):1383-1389.

[9] Jones E S,Vinh A,McCarthy C A,*et al*. AT2 receptors:functional relevance in cardiovascular disease. Pharmacol Ther,2008,**120**(3):292-316.

[10] Luo Bin,Zhang Shuyu,*et al*. Effects of cold air on cardiovascular disease risk factors in Rat. Int J Environ Res Public Health,2012,**9**(6):2312-2325.

[11] Marfella R,De Angelis L,Nappo F,*et al*. Elevated plasma fatty acid concentrations prolong cardiac repolarization in healthy subjects. Am J Clin-Nutr,2001,**73**(1):27-30.

Int. J. Environ. Res. Public Health 2014,11,1549−1556; doi:10.3390/ijerph110201549

OPEN ACCESS

International Journal of
Environmental Research and
Public Health
ISSN 1660-4601
www.mdpi.com/journal/ijerph

Article

Effects of Simulated Heat Waves on ApoE-/- Mice

WANG Chunling[1,2]　ZHANG Shuyu[2]*　TIAN Ying[1]
WANG Baojian[3] and SHEN Shuanghe[1]

(1. *School of Applied Meteorology, Nanjing University of Information Science and Technology*, 219
Ningliu Road, Nanjing 210044, *China*; E-Mails: *wangchunling668@126.com* (C. W.);
yngtian@163.com (Y. T.); *yqzhr@nuist.edu.cn* (S. S.);

2. *Key Laboratory of Arid Climatic Change and Reducing Disaster of Gansu Province*,
Lanzhou Institute of Arid Meteorology, China Meteorological Administration, 2070
Donggang East Road, Lanzhou 730020, *China*;

3. *Lanzhou Central Meteorological Observatory*, 2070 *Donggang East*
Road, Lanzhou 730020, *China*; E-Mail: *baojianwang@126.com*

Abstract: The effects of simulated heat waves on body weight, body temperature, and biomarkers of cardiac function in ApoE-/- mice were investigated. Heat waves were simulated in a meteorological environment simulation chamber according to data from a heat wave that occurred in July 2001 in Nanjing, China. Eighteen ApoE-/- mice were divided into control group, heat wave group, and heat wave BH4 group. Mice in the heat wave and BH4 groups were exposed to simulated heat waves in the simulation chamber. Mice in BH4 group were treated with gastric lavage with BH4 2 h prior to heat wave exposure. Results showed that the heat waves did not significantly affect body weight or ET-1 levels. However, mice in the heat wave group had significantly higher rectal temperature and NO level and lower SOD activity compared with mice in the control group ($p < 0.01$), indicating that heat wave had negative effects on cardiac function

* Author to whom correspondence should be addressed; E-Mail: zhangsy@cma.gov.cn; Tel.: +86-931-467-7529; Fax: +86-931-467-7529.

in ApoE-/- mice. Gastric lavage with BH4 prior to heat wave exposure significantly reduced heat wave-induced increases in rectal temperature and decreases in SOD activity. Additionally, pretreatment with BH4 further increased NO level in plasma. Collectively, these beneficial effects demonstrate that BH4 may potentially mitigate the risk of coronary heart disease in mice under heat wave exposure. These results may be useful when studying the effects of heat waves on humans.

Keywords: heat wave weather, SOD, ApoE-/- mice, coronary disease, BH4

1　Introduction

Heat waves, as a type of extreme weather, have significant impacts on human health[1]. Duration and frequent occurrence of high-temperature weather leads to increased hospitalization and mortality of patients with cardiovascular disease. The number of deaths from cardiac events caused by hot weather in China has increased and contributed to the increasing prevalence of coronary heart disease in China, which reached 6.49% in 2004 [2]. Nanjing, a big city in Eastern China with the nickname "stove", is well known for its high summer temperatures. In recent years, the average summer temperature in Nanjing has shown a significant upward trend, with more frequent occurrence of heat waves than the national average, likely attributable to global warming[3]. Consequently, the rate of heart diseases such as coronary disease has significantly increased in Nanjing over the years [4,5]. In the present study, we aimed to investigate effects of heat waves on cardiac function in ApoE-/- mice, a well-established animal model for atherosclerosis [6~8]. ApoE-/- mice were placed in a meteorological environment simulation chamber and exposed to simulated heat waves according to heat wave data recorded in Nanjing. Cardiac functions of ApoE-/- mice were monitored by levels of cardiac biomarkers, including body temperature and levels of Superoxide Dismutase (SOD), Endothelin-1 (ET-1) and Nitric Oxide (NO). SOD levels start to change in the early stages of cardiovascular disease and thus are a sensitive biomarker for the diagnosis of coronary heart disease and other closely related diseases. Moreover, we studied effects of exogenous tetrahydrobiopterin (BH4) on cardiac functions of ApoE-/- mice exposed to simulated heat waves. BH4 is an important cofactor of NO synthase (NOS). Research shows that NO content decreases with decreasing level of BH4, resulting in impaired vascular expansion and poor body heat dissipation. Additionally, studies have shown that exogenous BH4 significantly prevents endothelial cell dysfunction, increases NO levels, promotes angiectasis recovery, increases heat dissipation, and helps body adaptation to heat. Therefore low levels of BH4 are believed to play a role in cerebrovascular diseases, especially in patients exposed to high temperatures and heat waves [9]. Finally, we discussed the potential effects of heat waves on coronary heart diseases in humans based on our experimental results obtained in ApoE-/- mice.

2　Experimental Section

2.1　Meteorological Environmental Simulation Chamber

The TEM1880 meteorological environment simulation chamber was provided by Tianjin Sprint Environmental Test Equipment Co. ,Ltd. (Tianjin,China). The chamber is capable of simulating a combined temperature-humidity-pressure test environment in the temperature range from $-30\sim120℃$ with $\pm0.5℃$ fluctuations,humidity range of $30\%\sim98\%$ with $\pm3\%$ Relative Humidity (RH) fluctuations when the humidity is higher than 75% RH or $\pm5\%$ RH fluctuations when the humidity is lower than 75% RH. The chamber also allowed fresh air (oxygen) injection when necessary during the experiments. A TH212 special thermal detector from Hong'ou Science and Technology Co. , Ltd. (Beijing,China) was used in the study. The thermal detector had a measurable temperature range of $-30\sim50℃$ with accuracy of $\pm0.2℃$ and resolution of $0.1℃$. A balance and an enzyme-linked immunity analyzer from G&G Measurement Plant (Changshu,China) were also used.

2.2　Modeling and Grouping of Animals

Eighteen 8-week-old Specific Pathogen Free (SPF) male ApoE-/- mice with average weight of 27.46 g were fed with high-fat diet for 8 weeks in plastic and metal cages under a circadian rhythm of 12 h/12 h with light supply from 08:00 to 20:00. The cages were kept at 27℃ (average summer temperature in Nanjing) with relative humidity of 45%. Noise in the breeding room was kept below 60 dB (A). The high-fat diet containing 10% lard,10% cholesterol,2% cholate,and 78% basal feed was purchased from Beijing Ke'ao Xieli Feed Co. ,Ltd. (Beijing,China). The high fat diet has been proved to induce atherosclerosis in rodents[6]. ApoE-/- mice fed for 8 weeks on this diet develop visible AS plates and thickening in aorta and coronary artery wall.

The eighteen ApoE-/- mice were randomly divided into three groups including control group ($n=6$),heat wave group ($n=6$),and heat wave BH4 group ($n=6$). After the control period,mice in the heat wave and heat wave BH4 groups were exposed to a complete heat wave treatment. Heat wave BH4 group received gastric lavage with 10 mg/kg BH4 2 h prior to the heat wave treatment. Control and heat wave groups received gastric lavage with equal amounts of standard saline. Mice in the control group were kept in the same environment except for the heat wave treatment. All ApoE-/- mice were purchased from Vital River Laboratories (Beijing，China).

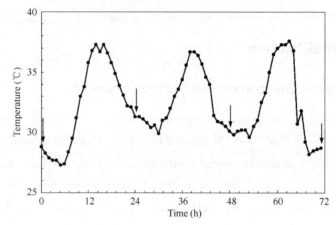

Figure 1　Temperature curve of simulated heat wave. The *arrows* stand for sampling time points when body temperature and body weight of ApoE-/- mice were measured in the three experimental groups.

2. 3　Establishment of a Heat Wave Model

According to the China Meteorological Administration criteria，a maximum temperature ≥35℃ on a given day is called high temperature，and three or more consecutive days of high-temperature is called a heat wave. We developed a heat wave model based on hourly meteorological data (temperature，humidity，and precipitation) collected in Nanjing during the summer seasons (June to August) from 2001 to 2010. A heat wave occurred in July 2001 in Nanjing was used to establish the temperature simulation curve (Figure 1)[10,11]. The experimental temperature of the control group was set at 27℃，the average summer temperature in Nanjing during 2001—2010.

2. 4　Experimental Scheme

After grouping，all ApoE-/- mice were kept under the same feeding and environmental conditions as those in the adaptation period for 1 week. Heat wave and heat wave BH4 groups were exposed to heat wave treatment as shown in Figure 1 in the meteorological environment simulation chamber. Body weight and temperature of ApoE-/- mice in each group were measured before，during，and after the treatment at specific time points illustrated in Figure 1. After 3 days of heat wave exposure，ApoE-/- mice were removed from the chamber，anaesthetized (7% chloral hydrate，0. 3 mL/100 g)，and blood samples (approximately 1 mL each) were collected by decollation into centrifuge tubes. Plasma samples were separated 15 min later and stored in refrigerators at low temperature

（－80℃）until analysis. ET-1 level in plasma was measured using an ELISA assay kit from EIAAB Science Co. ,Ltd. （Wuhan,China）. Plasma NO level was determined by the nitrate reductase method using a reagent from Biological Engineering Research Institute of Nanjing （Nanjing,China）. SOD level in cardiac tissues was determined as follows: The heart was extracted and the heart apex was weighed. Heart tissue was homogenized in 0.9% saline and centrifuged at 3,000 rpm for 15 min. The supernatant was collected and SOD concentration in redissolved cardiac tissue fluid was measured using an SOD measurement kit from the Biological Engineering Research Institute of Nanjing.

2.5　Statistical Analysis

Data were analyzed with SPSS 19.0 and shown as mean ± SE （standard error）. Differences between treatment groups were interpreted by one-way ANOVA with the LSD （least square difference）post hoc multiple comparisons. Differences with $p < 0.05$ were considered statistically significant.

3　Results and Discussion

3.1　Results

3.1.1　Body Weight and Rectal Temperature

Body weight and rectal temperature of ApoE-/- mice were monitored daily. As shown in Figure 2, body weight had increased slightly in all three groups by the end of the experiment （$p > 0.05$）. Rectal temperature increased obviously by 0.7℃ in the heat wave group,while the heat wave BH4 and control groups showed only slight increases of 0.2℃ and 0.1℃,respectively,in rectal temperature. Rectal temperature increases in the heat wave group were significantly higher than those in control group （$p < 0.01$）; however,the rectal temper ature differences between heat wave BH4 group and control group were statistically insignificant （$p > 0.05$）.

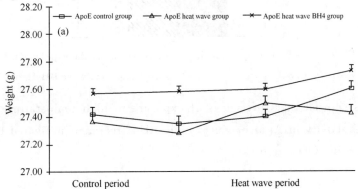

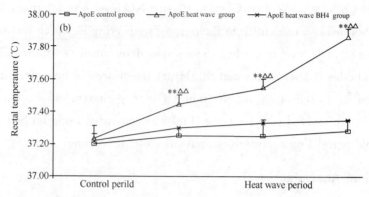

Figure 2　Body weight (a) and rectal temperature (b) of ApoE-/- mice.

(＊＊ *p*＜0.01 vs. control group;△△ *p*＜0.01vs. heat wave BH4 group at time of measurement)

3.1.2　SOD Activity

At the end of the experiment, SOD activity in the heat wave group was significantly lower than in control group (*p*＜0.01). However, SOD activity in the heat wave BH4 group, although slightly lower than control (*p*＞ 0.05), was significantly higher than that in the heat wave group (*p*＜0.01) (Figure 3).

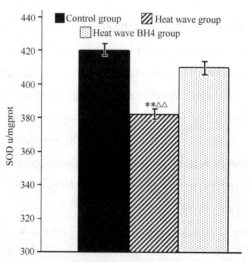

Figure 3　SOD activity in ApoE-/- mice at the end of the experiment.

(＊＊ *p*＜0.01vs. control group; △△ *p*＜0.01vs. heat wave BH4 group)

Our results showed that three days of exposure to high temperatures resulted in a decrease in SOD activity in ApoE-/- mice, while BH4 treatment mitigated the heat wave-induced reduction in SOD activity.

3.1.3 Levels of ET-1, NO, and ET-1/NO

At the end of the experiment, ApoE-/- mice in the three groups showed similar plasma ET-1 levels (Table 1). P-values associated with ANOVA for the three groups were greater than 0.05. Table 1 also shows NO levels in ApoE-/- mice at the end of the experiment. NO levels in the heat wave and heat wave BH4 groups were both significantly higher than those in control group ($p < 0.01$). Furthermore, the NO level in the heat wave BH4 group was significantly higher than that in the heat wave group ($p < 0.01$). NO/ET-1 ratios in ApoE-/- mice at the end of the experiment are also shown in Table 1. Since ET-1 levels were similar in the three groups, differences in NO/ET-1 ratios largely resembled those in NO levels. While the NO/ET-1 ratio in the heat wave group was slightly significantly higher than that in control group ($p < 0.05$), the NO/ET-1 ratio in the heat wave BH4 group was significantly higher than that in control group ($p < 0.01$). Furthermore, the NO/ET-1 ratio in the heat wave BH4 group was significantly higher than that in the heat wave group ($p < 0.01$).

Table 1 ET-1 level, NO level and NO/ET-1 ratio in ApoE-/- mice at the end of the experiments

		Group(s)	ET-1 (ng/L)	NO (μmol/L)	NO/ET-1 (%)
		Control	167.84±8.59	52.17±5.92	31.13±3.57
	Mean±SE	Heat wave	165.82±8.77	62.53±5.07	37.84±4.22
		Heat wave BH4	166.93±12.98	96.99±6.45	58.32±5.05
P value	of ANOVA among	the all three groups	0.945	0.000	0.000
	of post hoc test between	Control & heat wave	—	0.008	0.017
		Control & heat wave BH4	—	0.000	0.000
		Heat wave & heat wave BH4	—	0.000	0.000

3.2 Discussion

Pathological features of atherosclerosis in ApoE-/- mice are close to those of atherosclerosis in humans. Therefore we chose to use a ApoE-/- mouse model to study the effects of heat waves on coronary heart disease. NO and ET-1 are important regulators of cardiovascular functions. They have vital roles in maintaining basal vascular tone and cardiovascular homeostasis[12], and changes in their levels affect diastole and contraction of blood vessels. Vascular relaxation directly affects body heat loss. Heat wave-induced angiectasis promotes body heat loss through body surface, which helps prevent heat-induced body damage. Therefore, NO and ET-1, as key regulators of vascular relaxation, are biomarkers of cardiac function under heat wave exposure. SOD is an antioxidant enzyme that clears peroxide radicals generated from lipid peroxidation[13,14] and thereby protects the organism from free radical-induced damage. Studies have reported that SOD levels decrease with high temperature exposure in animals[15]. Therefore, SOD level can be at least partly or indirectly a bio-marker for cardiac function.

In this study, we monitored body weight, rectal temperature, levels of plasma ET-1 and NO, and heart SOD activity in ApoE-/- mice exposed to three consecutive days of simulated heat wave. Our results showed that heat wave exposure did not have a significant effect on body weight. While rectal temperature increased significantly in the heat wave group, gastric lavage with BH4 significantly reduced heat wave-induced rectal temperature increases (Figure 2b). Our results also showed that although ET-1 levels in the three groups of ApoE-/- mice showed no significant differences after heat wave exposure, the NO level in the heat wave group was 10.36 μmol/L higher than that in the control group, implying that heat wave exposure increased vasodilation and heat dissipation in ApoE-/- mice, as a defense mechanism against heat-induced increase in body temperature. Importantly, gastric lavage with BH4 in the BH4 group further increased NO levels compared with the heat wave group (34.46 μmol/L, $p < 0.01$), suggesting that BH4 treatment further promoted vascular dilation and heat dissipation in ApoE-/- mice during heat wave exposure. Collectively, our results suggested that BH4 promotes cardiac function in ApoE-/- mice during heat wave treatment and thus may potentially help reduce the incidence of heat wave-induced coronary heart disease in mice.

Our results also showed that heat wave exposure significant decreased SOD activity in ApoE-/- mice. Gastric lavage with BH4 mitigated heat waved-induced decrease in SOD activity, indicating that BH4 may protect ApoE-/- mice from heat-induced cardiac damage via maintaining SOD activity. These results may be useful when studying the effects of heat waves on cardiac function in humans.

4 Conclusions

In summary, heat wave exposure significantly increased body temperature and NO level and decreased SOD activity in ApoE-/- mice, while having little effect on ET-1 levels. BH4 mitigated heat wave-induced increases in body temperature and decreases in SOD activity. Additionally, BH4 further elevated NO levels in ApoE-/- mice under heat wave exposure. Our results indicate that BH4 may protect ApoE-/- mice from heat-induced cardiac damage by promoting vascular relaxation and heat dissipation and maintaining efficient clearance of harmful free radicals. Collectively, these beneficial effects demonstrate that BH4 may potentially mitigate the risk of coronary heart disease in mice under heat wave exposure. Further studies are needed to assess the role of these results on cardiac function and coronary heart disease in humans under heat wave exposure.

Acknowledgments

This work has been supported by the National Natural Science Foundation of China (No. 41375121), the Special Scientific Research Program for Public Welfare (Meteorology) of China (No. GYHY 201106034) and the Scientific Research and Innovation Plan for College Graduates of Jiangsu Province, China (No. CXZZ13_0521).

Author Contributions

Shuyu Zhang conceived the study idea and designed the experiments; Baojian Wang accumulated and provided the meteorological data; Ying Tian performed the experiments and acquired data; Chunling Wang statistically analyzed and interpreted the data; Chunling Wang and Shuyu Zhang wrote the manuscript; Shuanghe Shen edited and revised the manuscript.

Conflicts of Interest

The authors declare no conflict of interest.

References

[1] Zhang S. *Medical Meteorological Forecast*, 1st ed. China Meteorological Press: Beijing, China, 2010: 46-47.

[2] Ye D, Yang X, Wu G. Meteorological evaluating models of coronary heart disease incidence in Beijing area. *Meteorol. Sci. Technol.* 2005, **33**: 565-569.

[3] Zhang G, Zha L. Analysis on the future tendency of climate change in Nanjing in the last 50 years. *Anhui Norm. Univ.* 2008, **31**: 580-584.

[4] Xu X, Zheng Y, Yin J, *et al*. Characteristics of high temperature and heat wave in Nanjing City and their impacts on human health. *Chin. J. Ecol.* 2011, **30**: 2815-2820.

[5] Zheng Y, Ding X, Wu R, *et al*. Temporal and spatial feature analyses of summer high temperature and heat wave in Jiangsu Province in past 50 years. *J. Natur. Disast.* 2012, **21**: 43-50.

[6] Cheng J, Li J, Tian Z, *et al*. Observation on blood-lipoid and histopathological changes of aortic root in apolipoprotein-E knockout mice and C57BL/6J mice fed with feed rich in fat. *Lab. Animal Sci.* 2008, **25**: 4-6.

[7] Pan Y, Hu J, Li D, *et al*. Effects of ApoE polymorphism on plasma lipid levels and coronary disease. *J. Clin. Intern. Med.* 2001, **18**: 267-269.

[8] Li X, Mao W, Wu H, *et al*. Experimental study on the effect of "Denglao Guanxin Capsule" on atherosclerotic plaque. *Prac. Pharm. Clin. Remed.* 2012, **15**: 616-617.

[9] Zhu B. Tetrahydrobiopterin and cardiovascular disease. *Med. Recapitul.* 2009, **15**: 511-513.

[10] Zhu W, Zhang S, Tian Y, *et al*. Effects of heat wave on ET-1, NO and body temperature in ApoE-

deficient mice. Sci. *Technol. Eng.* 2013,**13**:4626-4630.

[11] Tian Y, Zhang S, Zhu W, *et al*. Effects of heat wave mice and the on body temperature in protection of BH4. *Sci. Technol. Eng.* 2013,**13**:6564-6568.

[12] Li Z, Zhao A. Clinical investigation of fluctuation of CNP,ET,NO in blood of old male patients with CHD. *J. Prac. Med. Tech.* 2008,**15**:976-977.

[13] Yang H, Qu X, Chen G. Clinical study of relationship between chronic cardiac insufficiency and lipoid superoxide. *Mil. Med. J. South China* 2004,**18**:9-11.

[14] Fu L, Li L, Jia L, *et al*. Relationship of nitric oxide,activities of antioxidase and atherosclerosis. *Henan Med. Res.* 2001,**10**:301-305.

[15] Li J, Zhu G. The relationship of hyperthermy to the SOD and LPO. *Modern Prev. Med.* 1993,**20**:97-98.

Int. J. Environ. Res. Public Health 2014,11,7841-7855; doi:10.3390/ijerph110807841

OPEN ACCESS

International Journal of
Environmental Research and
Public Health
ISSN 1660-4601
www.mdpi.com/journal/ijerph

Article

Effects of Simulated Heat Waves on Cardiovascular Functions in Senile Mice

ZHANG Xiakun[1]   LU Jing[2]   ZHANG Shuyu[2]*   WANG Chunling[4]
WANG Baojian[5]   GUO Pinwen and DONG Lina[1]

(1. School of Atmospheric Science, Nanjing University of Information Science and Technology, 219
Ningliu Road, Nanjing 210044, China; E-Mails: zxk668@126.com (X.Z.);
guo@nuist.edu.cn (P.G.); dlina@nuist.edu.cn (L.D.);

2. Computer Science Department, Oklahoma State University, 219 MSCS,
Stillwater, OK 74078, USA; E-Mail: lujing19810629@hotmail.com;

3. Key Laboratory of Arid Climatic Change and Reducing Disaster of Gansu Province,
Lanzhou Institute of Arid Meteorology, China Meteorological Administration, 2070
Donggang East Road, Lanzhou 730020, China;

4. School of Applied Meteorology, Nanjing University of Information Science and
Technology, 219 Ningliu Road, Nanjing 210044, China; E-Mail:
wangchunling668@126.com;

5. Lanzhou Central Meteorological Observatory, 2070 Donggang East Road,
Lanzhou 730020, China; E-Mail: baojianwang@126.com)

Abstract: The mechanism of the effects of simulated heat waves on cardiovascular disease in senile mice was investigated. Heat waves were simulated in a TEM1880 meteorological environment simulation chamber, according to a heat wave that occurred in July 2001 in Nanjing, China. Eighteen senile mice were divided into control, heat wave, and heat wave BH4 groups, respectively. Mice in the heat wave and heat wave BH4 groups were exposed to simulated heat

* Author to whom correspondence should be addressed; E-Mail: zhangsy@cma.gov.cn; Tel.: +86-931-4677529;
Fax: +86-931-4677529.

waves in the simulation chamber. The levels of ET-1, NO, HSP60, SOD, TNF, sICAM-1, and HIF-1α in each group of mice were measured after heat wave simulation. Results show that heat waves decreased SOD activity in the myocardial tissue of senile mice, increased NO, HSP60, TNF, sICAM-1, and HIF-1α levels, and slightly decreased ET-1 levels. BH4 can relieve the effects of heat waves on various biological indicators. After a comprehensive analysis of the experiments above, we draw the followings conclusions regarding the influence of heat waves on senile mice: excess HSP60 activated immune cells, and induced endothelial cells and macrophages to secrete large amounts of ICAM-1, TNF-α, and other inflammatory cytokines, it also activated the inflammation response in the body and damaged the coronary endothelial cell structure, which increased the permeability of blood vessel intima and decreased SOD activity in cardiac tissues. The oxidation of lipoproteins in the blood increased, and large amounts of cholesterol were generated. Cholesterol penetrated the intima and deposited on the blood vessel wall, forming atherosclerosis and leading to the occurrence of cardiovascular disease in senile mice. These results maybe are useful for studying the effects of heat waves on elderly humans, which we discussed in the discussion chapter.

Keywords: heat wave weather, senile mice, HSP60, SOD, TNF, sICAM-1, atherosclerosis

1　Introduction

Human health is related to the weather. The frequent occurrence of extreme weather in recent years has brought economic losses and endangered human health[1]. Epidemiological studies and statistical studies have demonstrated that heat waves significantly increase the incidence of coronary heart disease (CHD), and many people are admitted to hospitals or die because of heat exposure during heat waves[2]. Kunst et al. [3] studied the relationship between extreme weather and mortality from 1979 to 1987, and found that 26% of heat-induced deaths were caused by cardiovascular diseases. Lu et al. [4] found that the incidence rate of cardiovascular disease is 35.1% of the total number during hot weather, including the CHD incidence rate of 10.8%. The *China Cardiovascular Report*[5] showed that about 230 million people in China currently suffer from CHD, heart failure, hypertension, and other cardiovascular diseases. Cardiovascular disease is a major disease that threatens the life and health of the elderly. The annual number of deaths caused by cardiovascular disease is nearly 3 million, particularly, cardiovascular events in elderly people showed an increasing trend with the augment of heat wave events due to climate warming[6]. It shows that the heat wave has a significant effect on the prevalence of cardiovascular disease in elderly people. Wang et al. [7] studied the effects of heat waves on 8-week-ApoE-/- mice, while we investigated the effects of heat waves on the cardiac functions of senile mice that Wang et al. did not refer. In our experiment, senile mice were placed in a meteorological environment simulation chamber and exposed to simulated heat waves according to the heat wave data recorded in Nanjing; the cardiac functions of senile mice were monitored by cardiac biomarker levels, including body temperature and levels of endothelin-1 (ET-1), nitric oxide (NO), heat shock protein 60 (HSP60), superoxide dismutase (SOD), tumor necrosis factor (TNF), soluble intercellular adhesion molecule (sICAM), and hypoxia-inducible factor 1-alpha (HIF-1α); the mechanism of the effects of heat waves on cardiovascular functions in mice was also determined.

Nitric oxide synthase (NOS), a key factor in the production of nitric oxide, plays an important role in its biological function. Many cardiovascular diseases are associated with low NOS activity and NO deficiency. Besides, BH4 belongs to the aromatic amino acid mono-oxygenase system and it has been confirmed that NOS would result in coupling lost between oxygen reduction and L-Arg oxidation in the case of BH4 absence and consequently generate O^{2-} and H_2O_2[8], which illustrate NOS function will show a great reversal in the case of BH4 absence. The increments of the NOS activity demand that BH4, catalytic L-Arg cofactors and so on to promote the formation of NO[9]. Verma et al.[10] experimented on isolated rat cardiac and human cardiomyocytes in vitro, and found that BH4 inhibits the decline in coronary endothelial functions, and reduces lipid peroxidation and myocardial cell damage.

HSPs are closely related to the development of autoimmune diseases, atherosclerosis and other diseases[11]. HSP60 is an important member of the HSP family. Zhou et al.[12] found that the HSP60 levels in the sera of patients with CHD are associated with the condition of coronary artery. Zhang et al.[13] proposed that HSP60 expression levels are extremely related with the risk of CHD, and the risk of high expression groups can be several times higher. Li et al.[14] showed through experiments in mice that the oral administration of HSP60 induces antigen-specific immune tolerance by amplifying regulatory T cells, thereby inhibiting atherosclerosis. These results showed that HSP60 is related to the formation and development of CHD. Superoxide dismutase (SOD), as a sensitive indicator of heart disease diagnosis, its character changes in the early stage of many cardiovascular and cerebrovascular diseases and is closely related to coronary heart disease. The SOD activity decreased in cardiac tissues, leading to the release of radicals by excessive oxygen in cardiac tissues and an increase in lipid peroxidation. These effects could result in endothelial cell and cardiac dysfunction and myocardial ischemia. Excess reactive oxygen species production directly damages vascular endothelial cells, induces NO inactivation and lipoprotein oxidation in the blood, and causes the deposition of cholesterol in the blood vessel wall, forming atherosclerosis[15,16]. Chen et al.[17] pointed out that oxidative damage is an important mechanism in the development of coronary atherosclerosis. TNF is a cytokine with a systemic effect. Its two forms, TNF-α and TNF-β, have similar inflammatory activities[18]. These forms may participate in the inflammatory response and immune response, causing myocardial cell injury or remodeling. Moreover, they are closely related to the degree of myocardial ischemia and occurrence of CHD and other cardiovascular diseases. ICAM is a glycoprotein molecule that regulates mutual recognition, adhesion, and signal transduction of cell-cell or cell-extracellular matrix. ICAM is widely distributed in the body, regulating cell growth, differentiation, and inter-cell interactions, and is involved in inflammatory and immune responses, coagulation and thrombosis, and other physiological and pathological processes[19~21]. Studies[20] have shown that blood sICAM-1 is the marker of endothelial cell activation, which reflects the extent of coronary artery inflammation. sICAM-1 is the main inflammatory cytokine in the body. Lin et al.[22,23] reported that inflammation starts at adhesion between leukocytes and vascular endothelium. Leukocytes and platelets adhere and aggregate because of sICAM-1. Inflammatory cells adhere to the vascular endothelium and infiltrate into endothelial cells to secrete active substances, leading to vascular smooth muscle cell proliferation and foam cell formation, which result in the formation and development of atherosclerosis and thrombosis; thus, sICAM-1 is closely related to the occurrence and development of atherosclerosis and CHD[22]. Luc et al.[24] observed more than 300 patients with CHD for five years, and found that increased plasma levels of sICAM-1 are related to the occurrences of angina, myocardial infarction, and other diseases related deaths. sICAM-1 at 100 ng/mL can increase the risk of coronary events by 30%[25]. TNF and ICAM-1, which may mark the extent of the inflammatory response in the body, are independent risk factors for CHD[26~28]. ET-1, a multifunctional bioactive peptide composed of endothelial cell and cardiac cell secretions, is the strongest vasoconstrictor as far as is known[29]. Endothelium-derived NO, which is the main vasodilator in the body, promotes vascular smooth muscle relaxation and vasodilatation. NO and ET-1 are important factors in regulating cardiovascular function. Their changes in the body affect diastolic and systolic pressures of blood vessels, playing an important role in maintaining basic vascular tone and the cardiovascular system[30]. The relaxation of blood vessels directly affects the process of the body heat loss. During heat waves, vasodilation helps heat dissipation through the body surface to avoid the heat influence. HIF-1, a nuclear protein with transcriptional activity that is related to the expression of many genes in hypoxia adaptation and inflammatory processes, promotes the transcription of erythropoietin, vascular endothelial factor, and other target genes[31]. Zhao[32] showed that the HIF-1α levels are associated with the occurrence and the growth of a CHD illness, and HIF may be closely related to the development of ischemic diseases, such as CHD[33].

2 Experimental Section

2.1 Experimental Equipments and Materials

Test instruments included a TEM1880 meteorological environment simulation chamber provided by Tianjin Sprint Environmental Test Equipment Co., Ltd. (Tianjin, China) that can simulate a combined temperature-humidity-pressure test environment and allow fresh air (oxygen) injection when necessary during the experiments. A TH212 special thermal detector from Hong'ou Science and Technology Co., Ltd. (Beijing, China) were used in this study; a medical centrifuge, electronic balance, ultra-low temperature refrigerator, and microplate reader were also used. Test materials included chloral hydrate, tetrahydrobiopterin (BH4), ET-1 ELISA kit, NO nitrate reductase kit, total SOD hydroxylamine kit, sICAM ELISA kit, HSP60 ELISA kit, and TNF ELISA kit.

2.2 Heat Wave Curve

Hourly meteorological data (temperature, humidity, and precipitation) were collected in Nanjing during the summer seasons (June to August) from 2001 to 2010. According to the China Meteorological Administration criteria, a maximum temperature $\geqslant 35\,^{\circ}\mathrm{C}$ on any given day is called high temperature, and three or more consecutive days of high temperature are called a heat wave. A heat wave model was developed based on a heat wave that occurred in July 2001 in Nanjing. The temperature simulation curve is shown in Figure 1. The daily average temperature was $31.8\,^{\circ}\mathrm{C}$; the average maximum temperature

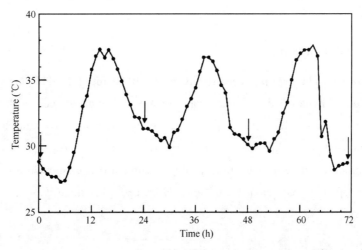

Figure 1　Temperature curve of the simulated heat wave. The arrows denote sampling time points when the body temperatures and weights of experimental mice were measured in the three experimental groups.

was 36. 6; the average duration of heat waves in three days was 5. 7 hours. Experiments started from 0 o'clock on 9 July 2001 and ended at 24 o'clock on 11 July. The experimental temperature of the control group was set at 27℃, which was the average summer temperature in Nanjing from 2001 to 2010.

2. 3　Feeding and Grouping of Animals

Eighteen 15-week-old specific pathogen-free male mice with an average weight of 30. 54g were fed with adequate animal feed and water for eight weeks in plastic and metal cages under a circadian rhythm of 12 h/12 h, with light supply from 08:00 to 20:00. The cages were stored at 27℃ (average summer temperature in Nanjing) with 45％ RH. The animal feed, which contained corn, soybean meal, fish meal, wheat flour, wheat bran, calcium hydrogen phosphate, stone powder, vitamins, trace elements, and amino acids, was purchased from Beijing Ke'ao Xieli Feed Co. ,Ltd. (Beijing, China). Litters were capsule-shaped corn cobs, which were replaced daily. Mice were caught from cage for several times per day to reduce the additional effects caused by the capture of mice during the experimental process. The 18 senile mice were randomly divided into three groups, namely, the control group ($n=6$), heat wave group ($n=6$), and heat wave BH4 group ($n=6$).

The animal protocols used in this work were evaluated and approved by the Animal Use and Ethic Committee of the Institute of Arid Meteorology, China Meteorological Administration (Protocol No. 2014_1). They are in accordance with Guidance Suggestions for the Care and Use of Laboratory Animals (issued by the Ministry of Science and Technology of the People's Republic of China, document No. 2006_398) and the Regulations for Laboratory Animal Management (revised by Decree of the State Council of the People's Republic of China, No. 638).

2. 4　Experimental Scheme

The heat wave BH4 group received gavage with 10 mg/kg BH4 one day before the adaptation period. The control and heat wave groups received gavage with equal amounts of standard saline. After the control period, mice in the heat wave and heat wave BH4 groups were exposed to complete heat wave treatment in the meteorological environment simulation chamber, as shown in Figure 1. Mice in the control group were kept in the same environment, except for heat wave treatment. Each group of mice was allowed to eat and drink freely.

2. 5　Monitoring and Collection of Indicators

The heat wave treatment lasted for 72 h. The conditions of mice were observed during the experiment, and the body weights and temperatures in each group were measured daily at the specific time points illustrated in Figure 1. Mice of the heat wave BH4 group were fed with the drug through gavage. In humans, treatment with BH4 can also improve cutaneous vascular function in aging [34,35]. The mice were removed from the chamber after heat wave simulation, and anaesthetized (7% chloral hydrate, 0.3 mL/100 g). Blood samples (approximately 1 mL each) were collected by decollating into centrifuge tubes. Plasma samples were separated by centrifugation at 3,000 rpm for 15 min, and stored in refrigerators at 20℃ until analysis. Heart tissues were homogenized in 0.9% saline and centrifuged at 3,000 rpm for 15 min. The supernatant was collected and stored in refrigerators at 20℃ until analysis.

The frozen plasma was thawed at 37℃ before measurement. ET-1, sICAM-1, and TNF levels in plasma were measured using ELISA assay kits and a microplate reader. Plasma NO level was determined by the nitrate reductase method. Frozen myocardial tissue fluids of mice were similarly reconstituted. SOD activity levels in cardiac tissues were determined by the hydroxylamine method. The sICAM-1 and HSP60 levels in the heart were measured using ELISA assay kits.

2.6 Statistical Analysis

Data were analyzed using SPSS19.0, and shown as mean±standard error. Differences between treatment groups were interpreted by one-way ANOVA with the least square difference post hoc multiple comparisons. Differences of $p < 0.05$ were considered statistically significant.

3 Results and Discussion

3.1 Body Weight and Rectal Temperature

The body weights and rectal temperatures of senile mice were monitored daily during the 3 d of the experiment. Figure 2 shows that the body weights in all three groups slightly increased by the end of the experiment ($p > 0.05$). Mice in each group showed increased rectal temperature with the progression of the heat process between the start and the end of the experiment. Rectal temperature significantly increased by 0.65℃ in the heat wave group, whereas that of the heat wave BH4 and control groups slightly increased by 0.07℃ and 0.05℃, respectively. Rectal temperature increases in the heat wave group were significantly higher than those in the control group ($p < 0.01$), but the rectal temperature differences between the heat wave BH4 and control groups were not statistically significant ($p > 0.05$).

3. 2　Analysis of the Changes in HSP60

The HSP60 levels in senile mice cardiac tissues of different groups in heat wave experiments (Figure 3) illustrated: compared with the control group, these HSP60 values of the two groups have different increasing in different degrees by 0. 382 and 0. 081 ng/mL respectively, while that of the wave BH4 group were 0. 381 ng/mL lower than those of the heat wave group, with no significant difference. In conclusion, the heat wave could induce the increments of HSP60 in myocardial tissues of senile mice.

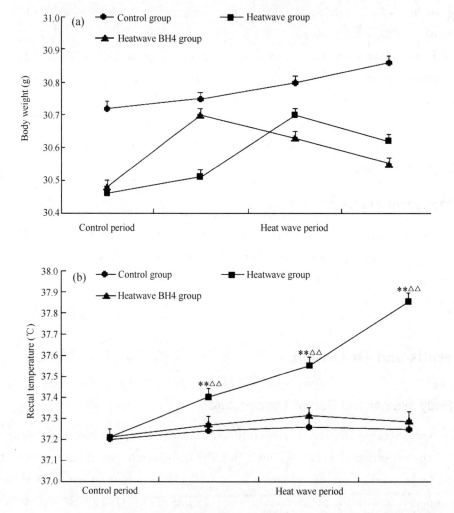

Figure 2　Body weights (a) and rectal temperatures (b) of senile mice in the control,
　　　　heat wave, and heat wave BH4 groups (heat wave exposure for 3 d).
(** $p < 0.01$ vs. control group; △△ $p < 0.01$ vs. heat wave BH4 group at the same
time of measurement)

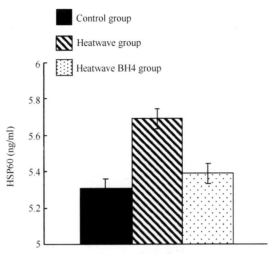

Figure 3　HSP60 levels in senile mice at the end of the experiment.

3. 3　Analysis of TNF and sICAM-1

Table 1 shows the TNF and sICAM-1levels in different groups of senile mice at the end of the experiments. The TNF contents of each group were analyzed. The TNF level in the heat wave group of senile mice was 0. 22 pg/mL higher than that in the control group. The effects of BH4 mitigated the changes in TNF levels of mice in the BH4 group in vivo. Compared with the control group, the TNF level in the BH4 group slightly increased by 0. 06 pg/mL, but with no significant difference between groups ($p > 0.05$). Heat wave increased the TNF levels of the body, but the increase was minimal. Compared with the control group, the sICAM-1 levels of the heat wave group significantly increased by 68. 23 pg/mL ($p < 0.01$). The sICAM-1 levels of the heat wave group increased by 49. 61 pg/mL than those of the heat wave BH4 group, with a statistically significant difference between groups ($p < 0.01$). The sICAM-1 levels of the heat wave BH4 group increased by 18. 62 pg/mL compared with those of the control group; the increase was minimal but significant ($p < 0.01$). These results show that heat waves significantly increased the secretion of sICAM-1 in senile mice. BH4 via gavage alleviated the effect of heat waves on the secretion of sICAM-1 and TNF in senile mice.

Table 1　TNF and sICAM-1 levels in senile mice at the end of the experiments

	Group(s)	TNF (pg/mL)	sICAM-1 (pg/mL)
	Control	7. 18 ±0. 804	121. 19 ±6. 244
Mean±SE	Heat wave	7. 40 ±0. 442	189. 42±8. 246
	Heat wave BH4	7. 24±0. 923	139. 81 ±2. 651

		Group(s)	TNF (pg/mL)	sICAM-1 (pg/mL)
P value	of ANOVA among	the all three groups	0. 349	0. 000
	of post hoc test between	Control & heat wave	0. 286	0. 000
		Control & heat wave BH4	0. 469	0. 003
		Heat wave & heat wave BH4	0. 394	0. 000

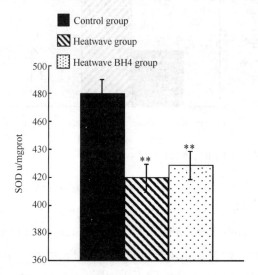

Figure 4　SOD activity in senile mice at the end of the experiment.

(** $p < 0.01$ vs. control group)

3. 4　Analysis of Changes in SOD Activity

Figure 4 shows that the SOD activity in the heat wave group significantly decreased compared with that in the control group ($p < 0.05$), with a decline of 61. 07 u/mg pro. The SOD activity in the heat wave BH4 group also decreased, with a decline of 51. 71 u/mg pro, and the differences were statistically significant ($p < 0.05$). The SOD activity in the BH4 group was 9. 36 u/mg pro more than that in the heat wave group with no significant difference ($p > 0.05$). The SOD activity of senile mice exposed to heat wave for 3 d decreased, whereas BH4 alleviated the effect of heat wave on the decline in SOD activity in senile mice.

The experimental results show that heat waves decreased SOD activity in senile mice and caused excess cardiac oxygen free radicals, which increased lipoprotein oxidation in the blood and accelerated cholesterol deposition in the vessel walls, forming atherosclerosis and promoting the occurrence and development of cardiovascular diseases.

3. 5　Levels of ET-1, NO, and ET-1/NO

Table 2 shows the ET-1 levels in senile mice of each group declined slightly during the experiment. Compared with the control group, the ET-1 level in the heat wave group decreased by 3.47 μmol/L, and that in the heat wave BH4 group decreased by 0.19 μmol/L with no significant difference ($p > 0.05$).

Table 2 ET-1 levels, NO levels, and NO/ET-1 ratios in senile mice at the end of the experiments

		Group(s)	ET-1 (ng/L)	NO (μmol/L)	NO/ET-1 (%)
		Control	164.38±10.53	47.39±6.77	28.62±2.21
	Mean±SE	Heat wave	160.91±7.39	62.06±4.87	38.49±1.84
		Heat wave BH4	164.19±16.21	90.47±9.15	55.19±1.63
P value	of ANOVA among	the all three groups	0.945	0.000	0.000
		Control & heat wave	0.321	0.025	0.001
	of post hoc test between	Control & heat wave BH4	0.468	0.000	0.000
		Heat wave & heat wave BH4	0.368	0.000	0.000

Table 2 also shows the NO levels in senile mice at the end of the experiment. The NO levels in the heat wave and heat wave BH4 groups were both significantly higher than that in the control group ($p < 0.01$). Compared with the control group, the NO level in the heat wave group increased by 14.67 μmol/L, and that in the heat wave BH4 group increased by 43.08 μmol/L. The NO level in the heat wave BH4 group was significantly higher than that in the heat wave group ($p < 0.05$).

The NO/ET-1 ratios in senile mice at the end of the experiment are shown in Table 1. Trends in the NO/ET-1 ratios largely resembled those of NO levels. The NO/ET-1 ratios in both the heat wave and heat wave BH4 groups were significantly higher than that in the control group ($p < 0.01$). The NO/ET-1 ratio in the heat wave group rose by 9.87%, and that of the heat wave BH4 group rose by 26.57%. The NO/ET-1 ratio of the heat wave BH4 group increased by 16.7% compared with that of the heat wave group. Significant differences between the two groups were observed ($p < 0.01$).

The results show that the NO levels in the heat wave and heat wave BH4 groups significantly increased after heat exposure. The administration of BH4 to senile mice resulted in a more pronounced increase in NO levels. A comparative analysis among the rectal temperature measurements in senile mice in each group showed that the rectal temperature of heat wave mice exhibited a more pronounced consecutive daily increase during 3 d of heat exposure, whereas smaller increases were observed in the control and heat wave BH4 groups. The NO contents in mice of each group were sorted from highest to lowest, its value in the heat wave BH4 group was 43.08 μmol/L higher than that of the control group, and 28.41 μmol/L higher than that of the heat wave group after heat exposure. The rectal temperature measurements of each group were compared with those of the control group. The results show that the increase in NO was significantly lower in the heat wave group than that in the control group. Moreover, rectal temperature was significantly higher in the heat wave group than that in the control group. By contrast, the increase in rectal temperature was smaller in the heat wave BH4 group, which had the highest NO content, than that in the control group.

The effect of heat wave stimulation on the ET-1 levels in mice was very small, and the ET-1 levels only showed a minimal decline. Heat waves significantly increased the NO levels in senile mice, making the NO/ET-1 balance favor vasodilation, enhancing body heat dissipation, and promoting the decline in temperature. As the heat wave progressed, NO released by the senile mouse end othelium was insufficient to mitigate the effects of the heat wave. Thus, the mice body temperature notably increased as the heat wave progressed. The experimental results show that BH4, as a NOS synthase, promoted NO release in senile mice in vivo, enhancing the cooling efficiency and reducing heat hazards to senile mice.

3.6　Analysis of HIF-1α Levels

This experiment was performed by heat stimulation on mice to determine the HIF content changes in the animal body during heat waves.

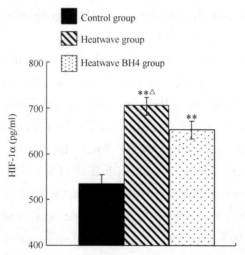

Figure 5　HIF-1α levels in senile mice at the end of the experiment.
(** $p<0.01$ vs. control group, △ $p<0.05$ vs. heat wave BH4 group)

Figure 5 shows that the HIF-1α level of elderly mice in the heat group significantly increased by 169.68 pg/mL at the end of heat exposure compared with that in the control group ($p<0.01$). The HIF-1α expression levels in the heart homogenates of mice in the heat wave BH4 group were lower at 51.63 pg/mL than those of the heat wave group ($p<0.05$), but higher at 118.05 pg/mL than those of the control group ($p<0.01$). Heat waves were observed to induce the increase in HIF-1α expression in senile mice.

4 Discussion and Conclusions

An actual heat wave in Nanjing was simulated using a meteorological environment simulation chamber. The effect of heat waves on senile mice and function of BH4 in the heat stress of the body were preliminarily analyzed by determining body weight, rectal temperature, and levels of ET-1, NO, HSP60, SOD, TNF, sICAM-1, and HIF-1α in senile mice before and after heat wave simulation. Changes in each index in mice treated with BH4 were also analyzed.

4. 1 Discussion

SOD is an important indicator that maintains oxidative balance and vascular endothelial function in the body [7,16,36]. This experiment showed that the heat stimulation can significantly decrease the SOD activity in cardiac tissues of senile mice. BH4 could mitigate the effect of heat waves on SOD activity. The exogenous balance of BH4 may reduce the harm of heat waves on cardiovascular of senile mice.

This study showed heat waves slightly decreased the ET-1 levels and significantly increased the NO levels in senile mice, making the NO/ET-1 balance favor vasodilation, enhancing body heat dissipation, and promoting the decline in temperature[26]; it also showed that BH4, as a NOS synthase, can promote the release of NO in senile mice in vivo and reduce the effect of heat waves on cardiovascular disease. Previous studies [37,38] indicated that excessive HSP60 in myocardium can activate immune cells, induce endothelial cells and macrophages to secrete a large amount of ICAM-1, TNF-α, and other inflammatory cytokines. Then the immune response is activated, making HSP60 locate on the surface of macrophages and then smooth muscle cells bind its own antibodies that results in the generation of the antibody complexes that can damage endodermis, increase inflammatory cell adhesion, lipidosis, and atherosclerosis finally. This experiment showed that high temperature can elevate the HSP60 expression levels in myocardium of senile mice, which then can accelerate atherosclerosis, and result in the occurring and development of CHD; the BH4 can decrease HSP60 expression levels in myocardium of senile mice, thereby it can relieve the effect of heat waves on coronary artery of senile mice; heat wave exposure induces the increment of the secretion of cytokines TNF and sICAM-1 in senile mice, while for the senile mice group that added BH4, they are less subjected to the heat waves with obvious lower TNF and sICAM-1compared with the heat waves group. After analyzing the gained results comprehensively, Leukocytes and platelets can adhere and aggregate through the mediation of sICAM-1 and TNF, inflammatory cells can adhere to the vascular endothelium and infiltrate endothelial cells to secrete active substances,leading to the proliferation of vascular smooth muscle cell,which then forms the foam cell that accelerates the formation and development of atherosclerosis and even thrombosis in serious cases[39]. Therefore, heat waves can lead to the occurrence and development of cardiovascular diseases.

BH4 can relieve the increased expression of inflammatory factors caused by heat wave stimulation,thereby protecting the cardiovascular system. This study showed that Heat waves can induce the increment of HIF-1α expression in senile mice. Cramer et al.[40] demonstrated through in vitro bone marrow cell experiments that HIF-1α is the key factor in the adhesion and migration of invasion,and HIF-1α deletion may inhibit inflammation. Sluimer et al.[33] demonstrated that carotid atherosclerotic plaques increase the occurrence of hypoxia and HIF-1α expression,leading to the further development of atherosclerosis. Thus,heat stimulation can increase the risk of cardiovascular disease by inducing the expression of HIF-1α in myocardial tissues BH4 while supplementation can alleviate the effect caused by thermal stimulation and provides protective effects to the body.

4.2 Conclusions

1. Heat waves decreased SOD activity in the myocardial tissue of senile mice,increased NO, HSP60, TNF, sICAM-1, and HIF-1α levels, and slightly decreased ET-1 levels, increased body weight and body temperature,BH4 can relieve effects of heat waves on various biological indicators.

2. Based on the results of the experiments and discussion,we can consider the possible mechanism of heat wave weather effects on cardiovascular disease in senile mice is as follows. Heat waves slightly decrease the ET-1 levels and significantly increase the NO levels in senile mice,making the NO/ET-1 balance favor vasodilation,enhancing body heat dissipation,and promoting a decline in temperature. NO released by the senile mouse endothelium as the heat wave progresses is insufficient in mitigating the effects of the heat wave,thereby increasing the mice body temperature as the heat wave progresses. Heat waves induce the increase in HSP60 in myocardial tissues of senile mice. Excessive HSP60 activates immune cells,and induces endothelial cells and macrophages to secrete large amounts of ICAM-1, TNF-α,and other inflammatory cytokines. Increased sICAM-1 and TNF-α in the plasma of the body initially activates inflammation. Increased HIF-1α expression further exacerbates the inflammatory response. Leukocyte and platelet adhesion and aggregation are mediated by sICAM-1. Inflammatory cells can adhere to the vascular endothelium and infiltrate endothelial cells to secrete active substances. These substances lead to vascular smooth muscle cell proliferation and foam cell formation,resulting in the

formation and development of atherosclerosis and thrombosis. Heat waves can also decrease the SOD activity in heart tissues, and cause excessive cardiac oxygen free radicals. Lipoprotein oxidation in the blood increases and deposition of cholesterol in the vessel wall accelerates, further promoting atherosclerosis and increasing the risks of cardiovascular disease.

Acknowledgments

This work was supported by the National Natural Science Foundation of China (Nos. 41375121 and 41305079) and the Scientific Research and Innovation Plan for College Graduates of Jiangsu Province, China (Nos. CXZZ13_0500 and CXZZ13_0521).

Author Contributions

Shuyu Zhang conceived the study and conducted the experiments. Baojian Wang gathered and provided the meteorological data. Xiakun Zhang and Chunling Wang statistically analyzed and interpreted the data. Xiakun Zhang, Jing Lu and Shuyu Zhang wrote the manuscript. Pinwen Guo and Lina Dong edited and revised the manuscript.

Conflicts of Interest

The authors declare no conflict of interest.

References

[1] Zhang S, Wang B, Xie J, *et al*. Study and analysis of relationship between CVD and weather conditions and the establishment of medical forecast in Jilin Province. *Meteorol. Mon.* 2010, **36**: 115-119.

[2] Tian Y, Zhang S, Luo B, *et al*. Research progress in impact of heat wave on human health. Adv. Meteorol. Sci. Technol. 2013, **3**: 49-54.

[3] Kunst A, E, Looman C W N, Mackenbach, J P. Outdoor air temperature and mortality in the Netherlands: A time-series analysis. *Am. J. Epidemiol.* 1993, **137**: 331-341.

[4] Lu C, Li Q. Survey report of cardiovascular disease in summer high temperatures of 2002, Beijing. In Proceedings of the Chinese Meteorological Society 2003 Annual Meeting, Beijing, China, 8-10 December 2003.

[5] Hu S, Kong L. *Report on Cardiovascular Disease in China* (2010); Encyclopedia of China Publishing House: Beijing, China, 2011: 1-153.

[6] Alberini A, Gans W, Alhassan M. Individual and public-program adaptation: Coping with heat waves in five cities in Canada. *Int. J. Environ. Res. Public Health* 2011, **8**: 4679-4701.

[7] Wang C, Zhang S, Tian Y, *et al*. Effects of simulated heat waves on ApoE-/- mice. *Int. J. Environ.*

Res. Public Health, 2014,**11**:1549-1556.

[8] Dusting G J, MacDonald P S. Endogenous nitric oxide in cardiovascular disease and transplantation. *Ann. Med.* 2000,**27**:395-406.

[9] Moncada S, Palmer R M J, Hggs E A. Nitric oxide: Physiology,pathophysiology and pharmacology. *Pharmacol. Rev.* 1991,**43**:109-142.

[10] Verma S, Maitland A, Weisel R D. Novel cardio protective effects of tetrahydrobiopterin after anoxia and reoxygenation: Identifying cellular targets for pharmacologic manipulation. *J. Thoracic Cardiovascular Surgery* 2002,**123**:1074-1083.

[11] Pfister G, Stroh C M, Perschinka H, *et al*. Detection of HSP60 on the membrane surface of stressed human endothelial cells by atomic force and co focal microscopy. *J. Cell Sci.* 2005,**118**:1587-1594.

[12] Zhou W, Zhu J, Zhou L, *et al*. The correlation between serum HSP60 levels and the severity of coronary lesions of the aged. Chin. J. Geriatr. Heart Brain Vessel Dis. 2007,**9**:457-459.

[13] Zhang X, He M, Cheng L, *et al*. Elevated heat shock protein 60 levels are associated with higher risk of coronary heart disease in Chinese. *Circulation* 2008,**118**:2687-2693.

[14] Li X, Li D, Wang Z. Induction of oral tolerance to HSP60 and its effects in the progression of atherosclerotic plaque in mice. *Chin. J. Immunol.* 2009,**25**:206-208.

[15] Mandal K, Jahangiri M, Xu Q. Autoimmunity to heat shock proteins in atherosclerosis. *Autoimmunity Rev.* 2004,**3**:31-37.

[16] Hu P, Wu G, Xia Q, *et al*. Achievement in SOD mimics with antioxidant and anti-inflammation functions. *Prog. Chem.* 2009,**21**:873-879.

[17] Chen A, Zhou M. New research progress of the oxidative stress-inflammation's role in the development of atherosclerosis. *Chin. J. Arterioscler.* 2008,**16**:757-762.

[18] Wang W. Study of Tetrahydrobiopterin on Isolated Rat Heart after Myocardialischemia Reperfusion Injury,Ph. D. Thesis; China Medical University: Shenyang,China,2004.

[19] Hulthe J, Wikstrand J, Mattsson H L, *et al*. Circulating ICAM-1 (intercellular cell-adhesion molecule 1) is associated with early stages of atherosclerosis development and with inflammatory cytokines in healthy 58-year-old men: The Atherosclerosis and Insulin Resistance (AIR) study. *Clin. Sci.* 2002, **103**:123-129.

[20] Xu X. Research on the Relation of sE-Selectin and sICAM-1 in Type 2 Diabetes and with Lower Limb Vascular Pathological Plaque Formation, M. D. Thesis; Tianjin Medical University: Tianjin, China,2005.

[21] Xue Y. Change of ICAM-1, sICAM-1,Expulsion Rate of ICAM-1 in Cultured EMs Endometrial Cell Stimulated by TNF-α, M D. Thesis; Ji'nan University: Guangzhou,China,2008.

[22] Lin C. The Changes and the Clinical Significance of Serum Ischemia Modified Albumin, Soluble Intercellular Adhesion Molecule-1 and C-Reactive Protein in Patients with Coronary Heart Disease M D. Thesis; Qingdao University: Qingdao,China,2011.

[23] Zhang H, Fang P, Zhao W,*et al*. Correlation of serum sICAM-1 levels and hypertrigyceridemia. In Proceedings of China First National Conference on Bases and Clinics of Metabolic Syndrome,Jinan, China,11-13 October 2004.

[24] Luc G, Arveiler D, Evans A, *et al*. Circulating soluble adhesion molecules ICAM-1 and VCAM-1 and incident coronary heart disease: The PRIME Study. *Atherosclerosis* 2003,**170**:169-176.

[25] Lai S, Fishman E K, Lai H, *et al*. Serum IL-6 levels are associated with significant coronary stenosis in cardiovascularly asymptomatic inner-city black adults in the US. *Inflamm. Res.* 2009,**58**:15-21.

[26] Li B, Chen X, Chen W. Plasma tumor necrosis factor levels in aged patients with coronary heart disease or hypertension and its clinical significance. *J. Fujian Medical College* 1996,**30**:36-38.

[27] Peng R, Wu W, Ge X. On the toxic heat pathogenesis of coronary heart disease from the perspective of inflammatory cytokines. *World J. Integr. Traditional West. Med.* 2010,**5**:732-735.

[28] WangW, Li R, Chen M, *et al*. Distribution of adiponectinmultimers and their relationship with cardiovascular risk factors in patients with hypercholesterolemia. *Chin. Heart J.* 2012,**24**:446-449.

[29] Gan F, Huang Z. Relationship among tumor ET, NO and TNF-α in patients with coronary heart disease. *J. Integr. Tradit. Chin. West. Med.* 2010,**19**:2223-2224.

[30] Li Z, Zhao A. Clinical investigation of fluctuation of CNP, ET, NO in blood of old male patients with CHD. *J. Pract. Med. Tech.* 2008,**15**:976-977.

[31] Liu F, Liu L, Song H. Review on hypoxia-inducible factor-1 gene polymorphisms and disease-related. *Chin. J. Cell Mol. Immunol.* 2009,**25**:1070-1071.

[32] Zhao A. Serum HIF-1α and HO-1 levels change in patients with coronary heart disease and its significance. *Contemp. Med.* 2011,17,48. Available online: http://www. cmed. org. cn/html/69/ n-11269. html (accessed on 11 April 2011).

[33] Sluimer J C, Gasc J M, van-Wanroij J L, *et al*. Hypoxia, hypoxia-inducible transcription factor, and macrophages in human atherosclerotic plaques are correlated with intraplaque angiogenesis. *Am. Coll. Cardio. Found.* 2008,**51**:1258-1265.

[34] Stanhewicz A E, Alexander L M, Kenney W L. Oral sapropterin augments reflex vasoconstriction in aged human skin through noradrenergic mechanisms. *J. Appl. Physiol.* 2013,**115**:1025-1031.

[35] Stanhewicz A E, Alexander L M, Kenney W L. Oral sapropterin acutely augments reflex vasodilation in aged human skin through nitric oxide-dependent mechanisms. *J. Appl. Physiol.* 2013, **115**: 972-978.

[36] Ble-Castillo J L, Cleva-Villanueva G, Diaz-Zagoya J C, *et al*. Effects of α-tocopherol on oxidative status and metabolic profile in overweight women. *Int. J. Environ. Res. Public Health* 2007,**4**:260-267.

[37] Wang H, Lu Y. Review on HSP60 and coronary atherosclerosis relations. *Chin. J. Lab. Diagn.* 2012,**16**:750-753.

[38] Yang J, Wu X, Bo X, *et al*. The value of human heat shock protein 60 in acute coronary syndrome. *Mod. Medical J.* 2011,**39**:1-5.

[39] Zhang J I. Investigation of the Relationship between Peripheral Artery Stenosis and Cardio-Cerebrovascular Events; II. Investigation of the Relationship between Soluble Cellular Adhesion Molecules and Ischemic Stroke, Ph. D. Thesis, Peking Union Medical College: Beijing, China,2008.

[40] Cramer T，Johnson R S A. Novel role for the hypoxia inducible transcription factor HIF-1α. *Cell Cycle* 2003，**2**：192-193.

Int. J. Environ. Res. Public Health 2014,11,2472-2487; doi:10.3390/ijerph110302472

OPEN ACCESS

International Journal of

Environmental Research and Public Health

ISSN 1660-4601

www.mdpi.com/journal/ijerph

Article

Effects of Moderate Strength Cold Air Exposure on Blood Pressure and Biochemical Indicators among Cardiovascular and Cerebrovascular Patients

ZHANG Xia kun[1]   ZHANG Shuyu[2,*]   WANG Chunling[3]

WANG Baojian[4] and GUO Pingwen[1]

(1. *School of Atmospheric Sciences,Nanjing University of Information Sciences*

and Technology, 219 Ningliu Road,Nanjing 210044,China;

E-Mails: zxk668@126.com (X.Z.); guo@nuist.edu.cn (P.G.);

2. *Key Laboratory of Arid Climatic Change and Reducing Disaster of Gansu Province,*

Lanzhou Institute of Arid Meteorology,China Meteorological Administration,2070

Donggang East Road,Lanzhou 730020,China;

3. *School of Applied Meteorology,Nanjing University of Information Sciences and Technology,* 219

Ningliu Road,Nanjing 210044,China; E-Mail: wangchunling668@126.com;

4. *Lanzhou Central Meteorological Observatory,2070 Donggang East Road,*

Lanzhou 730020,China; E-Mail: baojianwang@126.com)

Abstract: The effects of cold air on cardiovascular and cerebrovascular diseases were investigated in an experimental study examining blood pressure and biochemical indicators. Zhangye,a city in Gansu Province,China,was selected as the experimental site. Health screening and blood tests were conducted, and finally, 30 cardiovascular disease patients and 40 healthy subjects were recruited. The experiment was performed during a cold event during 27 — 28 April 2013. Blood pressure,catecholamine, angiotensin II (ANG-II), cardiac troponin I (cTnI), muscle myoglobin (Mb) and endothefin-1 (ET-1) levels of the subjects were evaluated 1 day before,during the 2nd day of the cold exposure and 1 day after the cold air exposure. Our results suggest that cold air

* Author to whom correspondence should be addressed; E-Mail: zhangsy@cma.gov.cn; Tel./Fax: +86-931-467-7529.

exposure increases blood pressure in cardiovascular disease patients and healthy subjects via the sympathetic nervous system (SNS) that is activated first and which augments ANG-II levels accelerating the release of the norepinephrine and stimulates the renin-angiotensin system (RAS). The combined effect of these factors leads to a rise in blood pressure. In addition, cold air exposure can cause significant metabolism and secretion of Mb, cTnI and ET-1 in subjects; taking the patient group as an example, ET-1 was 202.7 ng/L during the cold air exposure, increased 58 ng/L compared with before the cold air exposure, Mb and cTnI levels remained relatively high (2 219.5 ng/L and 613.2 ng/L, increased 642.1 ng/L and 306.5 ng/L compared with before the cold air exposure, respectively) 1-day after the cold exposure. This showed that cold air can cause damage to patients' heart cells, and the damage cannot be rapidly repaired. Some of the responses related to the biochemical markers indicated that cold exposure increased cardiovascular strain and possible myocardial injury.

Keywords: cold air, catecholamine, myoglobin, endothefin-1, cardiovascular disease

1　Introduction

With the worldwide concern and study of cardiovascular disease caused by low temperatures, cold air exposure has been acknowledged as an important weather risk factor, which affects the increase in morbidity and mortality of cardiovascular disease[1~12]. A study by the World Health Organization showed that incidence of hypertensive disorders and related cardiovascular diseases in colder northern China is significantly higher than that in warmer southern China [13]. Cold weather can aggravate hypertension disease, and increase the incidence of hypertension-associated cardiovascular diseases such as stroke and myocardial infarction [3,14,15]. Several epidemiological studies demonstrated that cold air stimulation can result in blood pressure increase [16~20]; the mechanism of impact has been previously studied in animal experiments [21~23]. We wanted to determine whether a similar mechanism was present in cardiovascular disease patients. In this paper, cold air of moderate intensity in Zhangye City of Gansu Province in northern China was used as the experimental example to study. Zhangye City has a complex climate, changeable weather, and large temperature differences. It is the choke point through which cold air from China's northwest must pass to the southeast. Each year approximately 95% of the cold air affecting China passes through Gansu Province. Adverse weather conditions have a strong impact on the local residents' lives and health, especially cardiovascular disease patients[24,25].

In our studies, the effects of moderate-intensity cold air observed in April 2013 in cardiovascular and cerebrovascular disease patients was evaluated based on a previous studies in healthy and hypertensive rats. Blood pressure, catecholamine, angiotensin II

(ANG-II), cardiac troponin I (cTnI), myoglobin (Mb), and endothelin-1(ET-1) levels of both cardiovascular disease patients and healthy subjects were measured before, during, and after cold air exposure with the aim of investigating the effects on cardiovascular and cerebrovascular diseases induced by changes in catecholamine.

2   Experimental Section

2. 1   Study Site

Zhangye City (38. 9°N, 100. 5°E), Gansu Province, was chosen as the study site. Zhangye is a city in northwestern China, which has a typically temperate, continental and arid climate with four distinct seasons including long, cold winters and short, mild summers. The mean temperature is 7. 3℃; total annual precipitation averages 130. 4 mm; and the mean wind speed is 2. 0 m/s. There is good air cleanliness with no chemical pollution, and air quality meets the set ambient air standards. With control of middle and high-latitude westerly circulation and influence by arctic cold air masses, there is also highly variable weather, and large temperature variations. Cold air pouring south must pass through this location.

2. 2   Study Subjects and Data Acquisition

A random cluster sampling method was used, and the Zhangye City People's Hospital was selected as a monitoring point. Health records of residents between the ages of 40 and 70 years living within 1,000 m of the monitoring point were examined. Cardiovascular and cerebrovascular disease patients without organic disease were selected according to health screening and blood tests. Before the on-site study, 70 volunteers of cardiovascular disease patients, none with alcohol addiction, and none having taken medication for at least 3 days, were selected to form the patient group. At the same time, 70 healthy subjects chosen on the same inclusion criteria were selected to form the control group (sound in body and mind, none having any disease recently).

In the period of 26—29 April 2013, volunteers participating in the experiment were recruited in the Zhangye City People's Hospital every morning. A questionnaire survey was firstly administered by the study groups. The questionnaire included questions on physical condition, diet, medication, activities, etc. The purpose of the questionnaire was to rule out confounding factors and ensure the same exposure history between the patient and control groups. Those who were late or absent in blood sampling or blood pressure measurement, taking any drugs, suffering from mental stimulation, or suffering from influenza or any other diseases during the experiment was abandoned. Then a variety of measurements were conducted in accordance with the experimental requirements. The final data came from 30 patients (16 males,14 females) with cardiovascular or cerebrovascular disease and 40 healthy controls (24 males,16 females) who strictly complied with the experimental requirements during the whole period of the experiment. Cardiovascular and cerebrovascular diseases mainly included thrombosis,stroke,myocardial infarction,coronary heart disease and high blood pressure.

The study was reviewed and approved by the Medical Ethics Committee of Zhangye City People's Hospital before the experiment began. All the volunteers provided their written informed consent to participate in this experiment. This consent procedure was approved by the Medical Ethics Committee of Zhangye City People's Hospital and all the written informed consent was archived by the Committee.

Determination: The measurement indicators were blood pressure, catecholamine, ANG-II,cTnI,Mb,and ET-1 levels.

Sample collection: Five mL samples of fasting venous blood were collected from each volunteer 1 day before cold air exposure (8:00—8:30,26 April),during the 2nd day of the cold exposure (at minimum temperature,7:00—7:30,28 April),and 1 day after the cold air exposure (8:00—8:30,29 April). Samples were collected in vacuum blood collection tubes without anticoagulant. After centrifugation at 3,000 rpm,the serum was frozen at $-80\,^{\circ}\!C$. Blood pressure measurement for every participant volunteers, including diastolic and systolic,performed in every morning during the experiment. Mercury sphygmomanometer was used for the measurement.

Determination: The enzyme-linked immunosorbent assay (ELISA) double antibody sandwich method was used to determine catecholamine level. The steps were as follows: (1) a microtiter plate was coated with purified antibody to make a solid-phase antibody; (2) a test sample and the enzyme reagent were added to form an antibody-antigen-enzyme-antibody complex; (3) a chromogenic agent was added after washing; (4) the absorbance was measured at 450 nm; and (5) the concentration of the test sample was calculated.

The ELISA kit was produced by an American R&D company (Minneapolis, MN, USA) and packaged by Xi'an Kehao Biological Engineering Co.,Ltd. (Xi'an,China),and the microplate reader was produced by the Tecan Company (Gr. dig,Austria). Detection was performed by the Medical Research Center,Lanzhou University.

Meteorological data: The crowd experimental study in Zhangye City,Gansu Province was conducted on 27—28 April 2013 during the onset of cold air. Cold air weather data including temperature, atmospheric pressure, and other hourly monitoring data and the weather forecast for cold air activity were provided by the Lanzhou Central Meteorological Observatory. Cold air weather event was determined according to China's Cold Air Level

National Standard (GB/T20484-2006) developed by the Central Meteorological Observatory in 2006[26].

2. 3 Statistical Methods

SPSS13. 0 software (SPSS Inc. ,Chicago,IL,USA) was used for statistical analysis of data. The chi-square test was used to compare the sex and age composition of the patient and control groups. A randomized block design two-factor variance analysis was used for different times, groups,and gender rheology data; the Mann-Whitney U test for comparing two independent samples was used to compare between subjects with or without a cardiovascular or cerebrovascular diseases; the one-way ANOVA was used to compare the indicators before,during,and after cold air exposure; and Wilcoxon two-related sample tests were used to compare the patient and control groups. These test standards were based on=0. 05.

3. Results and Discussion

3. 1 Analysis of Changes in Cold Air

Table 1 showed that in Zhangye City,the minimum temperature on 26 April 2013 was 16. 2℃ and that on 28 April it was 8. 8℃. Thus, the minimum temperature dropped by 7. 4℃ in 48 h. China's national cold air level standards (GB/T20484-2006)[26] confirms that cold air showing a daily minimum temperature drop greater than or equal to 6℃ but less than 8℃ is moderate strength cold air weather event. This cold air weather event influenced Zhangye from 6:00,27 April. Minimum temperature was at 7:00 on the 28th, and the cold air activity ended at 23:00 on the 28th.

Table 1 The basic meteorological data of the cold air event in Zhangye City, April 2013(℃)

Variables	26th	27th	28th	29th
Tmax24	26. 1	19. 4	16. 4	26. 5
Tmin24	16. 2	14. 9	8. 8	10. 4
ΔTmin48			7. 4	

Tmax24 denotes daily maximum temperature; Tmin24 denotes daily minimum temperature, and ΔTmin48 denotes minimum temperature difference in 48 h.

3. 2 Analysis of the Basic Situation of the Experimental Groups

According to the requirements,the basic description of the subjects participating in the moderate-intensity cold experiment on 26—29 April was as follows (Table 2): the patient group comprised 30 cases,with a sex ratio of 1:1,an average age of 59 years,including six cases of cerebral thrombosis, two cases of cerebral hemorrhage, 12 cases of coronary heart disease, and 10 cases of hypertension. The control group comprised 40 cases, with a sex ratio of 3 : 2 (male : female) and an average age of 55 years. The difference in sex and age composition between the patient and control groups was not statistically significant.

Table 2　Gender and age compositions of the patient and control groups

Group	Cases	Gender/n (%)		Age Composition/n (%)			
		Male	Female	40 to	50 to	60 to 70	$\bar{x} \pm 9.8$
Control	40	24 (60.0)	16 (40.0)	11 (27.5)	14 (35.0)	15 (37.5)	55±9.8
Patient	30	15 (50.0)	15 (50.0)	9 (30.0)	9 (30.0)	12 (40.0)	59±10.0
Total	70	39 (57.1)	31 (42.9)	20 (28.6)	23 (32.8)	27 (38.6)	57±9.6

3.3　Results of Catecholamine Detection

3.3.1　Comparison of Results of the Same Group at Different Times

As shown in Table 3, dopamine (DA) levels in both the patient and control groups before, during, and after cold air exposure decreased, and differences were significant ($p < 0.05$). Epinephrine (E) and norepinephrine (NE) levels increased slightly, but with no significant difference. The three indicators of the patient and control groups were compared. Except for E during the cold air exposure, other indicators of the patient group were slightly higher than those of the control group, but not significantly higher.

3.3.2　Analysis of Catecholamine Trend during the Cold Air Event

As shown in Table 3, when comparing catecholamine levels before, during, and after cold air exposure patient groups, DA levels had declines of 3.5% and 91.03% compared with before cold air exposure groups and showed a negative trend; the smallest change was in E levels, representing increases of 0.17% and 0.51%; and the increases in NE levels were 93.3% and 128.93%; both NE and E showed a positive growth trend. During the cold air exposure, DA, E and NE levels in the control group showed varying degrees of elevation relative to the time before cold air exposure and the increases were 23.16%, 19.72% and 61.59%, respectively. After the cold air exposure, DA levels in the control group dropped to levels lower than those before and during cold air exposure, and declines were 81.47%, 84.95%, respectively. E and NE levels dropped but were higher than the levels before cold exposure.

Table 3 Average catecholamine levels in the patient and control groups during a cold air event
(mean±standard deviation, ng/L)

Time	Patient Group (Cardiovascular Disease Patients)			Control Group (Healthy People)		
	DA	NE	E	DA	NE	E
Before cold air exposure	716.6±72.1	158.7±23.3	77.3±9.6	345.0±28.4	172.9±18.4	67.9±8.6
During cold air exposure	691.5±58.7	306.9±32.2	78.7±8.7	424.9±23.7 *	279.4±25.1	81.3±10.7
After cold air exposure	64.2±11.5 *·#	363.4±38.5 *·#	81.3±10.9	64.0±7.7 *·#	267.7±21.7 *	78.0±5.7 *
Significant test (Mann-Whitney U)	$x^2=8.132$ $p=0.015$	$x^2=9.013$ $p=0.132$	$x^2=1.176$ $p=0.553$	$x^2=12.362$ $p=0.001$	$x^2=0.449$ $p=0.793$	$x^2=3.956$ $p=0.153$

* compared with the indicators before the cold air exposure, $p<0.05$; # compared with the indicators during the cold air exposure, $p<0.05$; DA: dopamine; E: epinephrine; NE: norepinephrine.

3.4 Analysis of the Myocardium and Vascular Protein Test Results

3.4.1 Mb Test Results Analysis

As shown in Figure 1, Mb levels in both the patient and control groups before, during, and after cold air exposure increased and differences were significant ($p<0.05$). Compared with Mb levels before cold air exposure, it respectively elevated by 124.5 ng/L and 644.1 ng/L in during and after cold air exposure in the patient groups while it respectively elevated

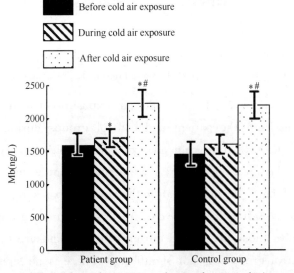

Figure 1   Average Mb levels in the patient and control groups during a cold air event.

(* compared with the indicators before the cold air exposure, $p<0.05$; # comparison with the indicators during the cold air exposure, $p<0.05$; Mb: myoglobin; Error bars: standard deviation)

by 163. 2 ng/L and 768. 3 ng/L during and after cold air exposure in the control group. Compared with Mb levels during cold air exposure, it elevated by 524. 6 ng/L and 605. 5 ng/L in the patient and control groups, respectively. Mb levels after cold air exposure in both the patient and control groups were significantly different compared to those before cold air exposure ($p < 0.05$). There is no significant difference in Mb levels during the same period of cold air exposure in both the patient and control groups.

3.4.2 Analysis of cTnI Test Results

As shown in Figure 2, cTnI levels in both the patient and control groups before and during cold air exposure increased slightly, but with no significant difference.

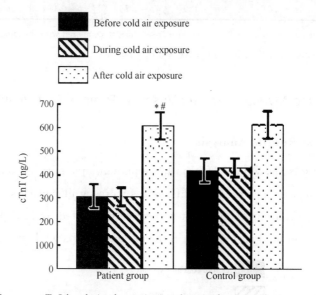

Figure 2   Average cTnI levels in the patient and control groups during a cold air event.
(* compared with the indicators before the cold air exposure, $p < 0.05$; # comparison with the indicators during the cold air exposure, $p < 0.05$; cTnI: cardiac troponin I; Error bars: standard deviation.)

Compared with cTnI levels before cold air exposure, it respectively elevated by 1. 2 ng/L and 4. 0 ng/L in the patient and control groups during cold air exposure. Compared with cTnI levels before cold air exposure, it elevated by 306. 5 ng/L and 305. 3 ng/L during and after cold air exposure in the patient group while it elevated by 199. 1 ng/L and 193. 1 ng/L during and after the cold air exposure in the control group, respectively. CTnI levels after cold air exposure in the patient group were significantly different compared with those before and during cold air exposure ($p < 0.05$), while the difference in the control group was not significant. There is no significant difference in cTnI levels during the same cold air exposure periods in both the patient and control groups.

3.4.3　Analysis of ET-1 Test Results

As shown in Figure 3, ET-1 levels in both the patient and control groups before, during, and after cold air exposure significantly changed ($p < 0.05$). Compared with ET-1 levels before cold air exposure, it elevated by 58 ng/L and 52.7 ng/L, respectively, in the patient and control groups during cold air exposure. ET-1 levels after cold air exposure decreased compared with levels before and during cold air exposure. In the patient group, it respectively decreased by 67.8 ng/L and 125.8 ng/L while in the control group, it respectively decreased by 69.4 ng/L and 122.1 ng/L. There are no significant changes to ET-1 levels displayed during the same cold air exposure periods in both the patient and control groups.

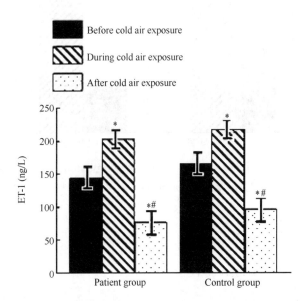

Figure 3　Average ET-1 levels in the patient and control groups during a cold air event.

(＊ compared with the indicators before the cold air exposure, $p < 0.05$；＃ comparison with the indicators during the cold air exposure, $p < 0.05$；ET-1：endothelin-1；Error bars：standard deviation.)

3.5　Analysis of ANG-II Test Results

As shown in Figure 4, ANG-II levels in both the patient and control groups before, during, and after cold air exposure increased compared with levels before the cold air exposure. ANG-II elevated by 39.1 ng/L and 46.7 ng/L during the cold air exposure in the patient and control groups, respectively; the difference was significant ($p < 0.001$). ANG-II levels in both the patient and control groups dropped significantly ($p < 0.005$). The levels lower than those observed during cold air exposure but they were still higher than those before cold air exposure (26. 1 ng/L and 34. 7 ng/L higher, respectively). There were no significant changes to ANG-II levels during the same cold air exposure periods in both the patient and control groups.

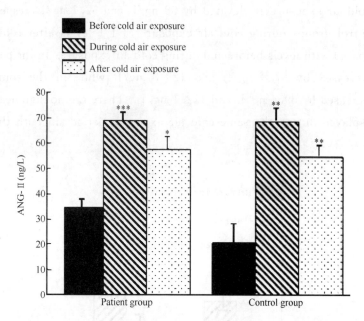

Figure 4　Average ANG-II levels in the patient and control groups during a cold air event.

(*** compared with the indicators before the cold air exposure, $p < 0.001$; * * compared with the indicators before the cold air exposure, $p < 0.001$; * compared with the indicators before the cold air exposure, $p < 0.005$; ANG-II: angiotensin. Error bars: standard deviation.)

3. 6　Analysis of Blood Pressure Test Results

As shown in Table 4 and Figure 5, systolic and diastolic blood pressure levels in both the patient and control groups increased during and after the cold air exposure compared with those before the cold air exposure. Both systolic and diastolic blood pressure levels reached the maximum value during cold air exposure. After cold air exposure, they dropped to levels lower than those during cold air exposure but still higher than those before cold air exposure. Both systolic and diastolic blood pressure levels during cold air exposure in the patient group significantly changed compared to the before cold air exposure group ($p < 0.05$); there was no significant difference in the control group.

Table 4　Average systolic blood pressure levels in the patient and control groups during a cold air event (mean±standard deviation, mmHg)

Groups	Age	Time		
		Before Cold Air Exposure	During Cold Air Exposure	After Cold Air Exposure
Patient group	40~49	121±3	132±5*	127±4
	50~59	124±5	137±6*	133±4
	60~70	129±4	140±7*	135±6
Control group	40~49	115±5	121±4	118±3
	50~59	118±4	127±6	124±4
	60~70	129±5	137±7	131±5

* compared with the indicators before the cold air exposure, $p < 0.05$.

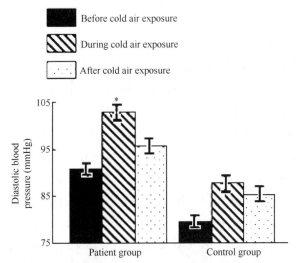

Figure 5　Average diastolic blood pressure levels in the patient and control groups during a cold air event. (* compared with the indicators before the cold air exposure, $p < 0.05$; Error bars: standard deviation.)

Both the systolic and diastolic blood pressure was lower among control subjects compared with patients before, during and after cold air exposure. These results show that the cold air exposure influences both the health and the cardiovascular and cerebrovascular patients; however, the impact on cardiovascular and cerebrovascular patients is more significant.

3.7　Discussion

Above results showed that cold air activity could cause a significant increasing metabolism and secretion of NE, Mb, cTnI and ET-1. Also NE, Mb, cTnI still maintained a higher level of concentrations at 1 hour after the end of the cold air exposure.

To study the effects of moderate strength cold air exposure on blood pressure and biochemical indicators among cardiovascular and cerebrovascular patients, we examined blood DA, E, NE, ANG-II, Mg, cTnI, and ET-1 plasma concentration levels in both patient and control groups. NE concentration in plasma showed a trend; in the patient group, the concentration was high during and after cold air exposure. After cold air exposure, blood pressure decreased slightly, but remained at a high level. However, in the control group, it was high during cold air exposure and recovered soon after the cold air exposure. Blood pressure in the control group recovered faster than in the patient group, which also indicates that the effects of cold air on blood pressure in the patient group were longer lasting than in the healthy control group.

Elevated NE and ANG-II plasma concentrations suggest that the sympathetic nervous system (SNS) and renin-angiotensin system (RAS) were activated, respectively. Activation of these two systems will inevitably lead to elevated blood pressure. NE and ANG-II are vasoconstrictors thus they narrow the blood vessel. The effect of these two substances likely caused systemic vasoconstriction, thereby elevating the blood pressure. Many studies have fully demonstrated that an increase in blood pressure following cold air stimulation is caused by activation of the SNS and RAS [27,28]. It is found that all studies till now had focused on short-term or long-term constant low temperature stimulation by comparing the literature [29~36], which do not represent the impact of temperature changes during actual cold air weather events on the cardiovascular system. In this study focused on a cold air weather event, temperature dropped gradually, which was stimulation and this also led to NE and ANG-II increases in plasma. Therefore, we concluded that the cold air that leads to a rise in blood pressure also excited the SNS and the RAS. In addition, we found that E plasma concentration which has a strong effect on the SNS did not change significantly before, during, and after cold air exposure. A strong cold stimulus is needed to activate E responses [37]; hence, it is understandable that there was not any response observed here in a moderate strength cold air exposure. Scriven et al. also found that NE increased in subject groups, and E did not change significantly after cold stimulation for 30 min at 4℃ [34]. In our experiment, we also showed that NE levels increased in plasma, and there was no significant change in E levels. This means that the NE in the plasma was not secreted by the adrenal medulla, but was released from the sympathetic nerve endings[37,38]; ANG-II can also promote this pathway to increase the release of NE[39]. Therefore, the increase in NE we demonstrated with the cold air exposure was due to an increase in ANG-II. As mentioned above, cold air activity led to an increase in blood pressure in both the patient and control groups. This was mainly due to the activation of the SNS, which caused

ANG-II increase and NE release, and stimulate the RAS. A combination of these two systems causes blood pressure to rise.

Mb and cTnI in serum are all indicators of myocardial injury. Mb is the only contractile protein in the myocardium, which has high sensitivity and specificity to myocardial necrosis or injury. There is a low Mb content in the blood and small amounts of myocardial necrosis will quickly elevate Mb levels [40,41]. CTnI has both a high specificity and sensitivity to myocardial injury, cTnI is currently the best marker, and is gradually becoming the standard for Acute Myocardial Infarction diagnostic criteria[42,43].

ET-1 in serum is an indicator of cerebral vascular injury. ET-1 is one of the most effective endogenous vasoconstrictive agents discovered and it has long lasting effects; it is endothelium-derived. ET-1 can induce intracellular calcium (Ca^{2+}) overload, promote the release of excitatory amino acid neurotransmitter through its strong vasoconstrictor activity, aggravate brain tissue edema around the hematoma, and cause ischemic injury[44]. Previous studies showed that ET-1 is a humoral factor, involved in many diseases including cerebrovascular diseases. Cerebrovascular is very sensitive to ET-1, when injury occurs in this area, ET-1 levels of plasma and cerebrospinal fluid increase significantly, the sensitivity of the cerebrovascular to ET is enhanced, and ET-1 content positively correlates with severity of diseases. When cerebral infarction occurs, ET-1 formation increases in the damaged area and promotes a variety of messenger pathways by endothelin receptor activation, and promotes the release of thromboxane A2. As a result, there is an influx of Ca^{2+} flow resulting in intracellular Ca^{2+} overload, which leads to severe cerebral circulatory disturbance eventually causing brain cell death.

The above results indicated that Mb, cTnI, and ET-1-three indicators of the patient group-had varying levels of change while Mb and ET-1 in the control group showed dramatic change during and after cold air exposure. Cold air affects these indicators in both patients with cardiovascular and cerebrovascular diseases and in healthy subjects, thus affecting health via multiple factors. Analysis of results above showed that ET-1 is the most sensitive indicator and has the greatest impact on cold air exposure that affects cardiovascular and cerebrovascular diseases.

Cold air exposure can affect Mb, cTnI, and ET-1 metabolism and secretion, seriously affecting the cardiovascular system. Our results showed that Mb levels increased during and after cold air exposure, and this increase was observed in patient and control groups. We suggest that unique meteorological conditions formed by cold air, especially when temperature and pressure change sharply in a short period, induced a stress response in the body thus increasing the blood flow in the heart and brain and blood circulation load. The increased load can damage to heart muscle cells, resulting in higher concentrations of Mb and cTnI, and this damage cannot be repaired quickly after cold air exposure. In our results, ET-1 concentration increased significantly during cold air exposure and dropped after cold air exposure to lower levels than what which was observed in before cold air exposure groups. Changes in ET-1 levels in the patient group were significant before, during, and after the cold air exposure. However, there were no significant differences in the control group before and during cold air exposure. Therefore, cold air exposure can affect ET-1 concentrations and thus affect the cerebral vascular system. Stress time, extent and results of climate environment formed by cold air activity vary by group (patients vs. vs. controls), so the corresponding serum indicators had varying results. Effect of cold air on the three serum indicators of the patient group was more obvious, indicating that effect of cold air on cardiovascular and cerebrovascular patients was greater than that of healthy people, probably because patients are more sensitive to cold weather. After exposure to cold air, various biochemical parameters in patients change in a short time frame, irritation conditions, and injuries specific to cardiovascular and cerebrovascular diseases conditions can easily occur. As for healthy people, there was little or no change to the serum indicators probably because the body's ability to adapt to environmental changes[45].

Due to study limitations, there were still three main factors that could not be controlled in this study. Firstly, volunteers participant in the experiment selected from residents living near the monitoring point, were required to keep local customary ways of life without any change, however, there were still lifestyle differences among different families, and there were also differences in their working conditions, so that it was difficult to achieve exactly the same exposure history. Secondly, although a daily questionnaire for each subject was conducted to investigate and remove various confounding factors affecting the experimental results, some of such factors might still exist. Thirdly, blood pressure measurement results might be confounded by large age span of the volunteers; in addition, the results were influenced by progresses of the diseases in different volunteers of patients group. More perfect experiments would be designed in future to reduce or avoid the uncertainties as much as possible.

4　Conclusions

Based on our results, we can draw the following conclusions: (1) Considering the influence of cold air exposure on cardiovascular and cerebrovascular diseases, ET-1, DA and, ANG-II are the most sensitive indices, and have the greatest impact. (2) The pathway that cold air exposure led to an increase in blood pressure in cardiovascular disease patients and healthy subjects is the activation of the SNS, which caused ANG-II increase and NE release, and stimulate the RAS. The combined effect of these systems led to a rise in blood pressure. The impact of cold air exposure on the change of blood pressure in cardiovascular patients was more significant than in healthy people, and the effect on the cardiovascular patients lasted longer. (3) Cold air can cause significant metabolism and secretion of Mb and cTnI; Mb and cTnI remained at relatively high levels at the end of the cold air exposure. This showed that the cold air exposure can cause damage to human heart cells, and the damage is not repaired quickly. (4) Metabolism and secretion of ET-1 increased significantly during cold air exposure, and dropped after cold air exposure to lower levels than that before cold air exposure. This indicated that the cold air exposure can cause damage to human brain cells, but the damage is repaired quickly.

Acknowledgments

This study was supported by the National Natural Science Foundation of China (No. 40975069), the Special Scientific Research Program for Public Welfare (Meteorology) of China (No. GYHY201106034) and the Scientific Research and Innovation Plan for College Graduates of Jiangsu Province, China (Nos. CXZZ13_0500 and CXZZ13_0521).

Author Contributions

Shuyu Zhang conceived the study idea and designed the experiments; Baojian Wang accumulated and provided the meteorological data; Shuyu Zhang organized the experiments and acquired data; Xiakun Zhang, Shuyu Zhang and Chunling Wang analyzed the data and wrote the manuscript; Pinwen Guo edited and revised the manuscript.

Conflicts of Interest

The authors declare no conflict of interest.

References

[1] Sotaniemi E, Vuopala U, Huhti E, et al. Effect of temperature on hospital admissions for myocardial infarction in a subarctic area. Brit. Med. J. 1970,4:150-151.

[2] Kunst A E, Looman C W N, Mackenbach J P. Outdoor air temperature and mortality in The Netherlands: A time-series analysis. Amer. J. Epidemiol. 1993,137:331-340.

[3] Marchant B R K, Stevenson R, Wilkinson P, et al. Circadian and seasonal factors in the pathogenesis of acute myocardial infarction: The influence of environmental temperature. Brit. Heart J. 1993,69: 385-387.

[4] Hong Y C，Rha J H，Lee J T，*et al*. Ischemic stroke associated with decrease in temperature. *Epidemiology* 2003，**14**：473-478.

[5] White G C. The partial thromboplastin time：defining an era in coagulation. *J. Thromb. Haemost.* 2003，**1**：2267-2270.

[6] Barnettl A G，Dobson A J，McElduff P，*et al*. Cold periods and coronary events：An analysis of populations worldwide. *J. Epidemiol. Community Health* 2005，**59**：551-557.

[7] Kendrovski V T. The impact of ambient temperature on mortality among the urban population in Skopje，Macedonia during the period 1996－2000. *BMC Public Health* 2006，**6**：doi：10. 1186/ 1471-2458-6-44.

[8] Analitis A，Katsouyanni K，Biggeri A，*et al*. Effects of cold weather on mortality：Results from 15 European cities within the PHEWE project. Amer. *J. Epidemiol.* 2008，**168**：1397-1408.

[9] Kysely J，Pokorna L，Kyncl J，*et al*. Excess cardiovascular mortality associated with cold spells in the Czech Republic. *BMC Public Health* 2009，**9**：doi：10. 1186/1471-2458-9-19.

[10] Wang X Y，Barnett A G，Hu W，*et al*. Temperature variation and emergency hospital admissions for stroke in Brisbane，Australia，1996—2005. *Int. J. Biometeorol.* 2009，**53**：535-541.

[11] Zhang S，Wang B，Xie J，*et al*. Study and analysis of relationship between CVD and weather conditions and the establishment of medical forecast in Jilin Province. *Meteorol. Mon.* 2010，**36**：115-119.

[12] Wilson T E，Crandall C G. Effect of thermal stress on cardiac function. *Exerc. Sport Sci. Rev.* 2011，**39**：12-17.

[13] Thorvaldsen P，Asplund K，Kuulasmaa K，*et al*. Stroke incidence，case fatality，and mortality in the WHO MONICA project：World Health Organization monitoring trends and determinants in cardiovascular diseases. *Stroke* 1995，**26**：361-367.

[14] Caicoya M，Rodríguez T，Lasheras C，*et al*. Stroke incidence in Austria，1990—1991. *Rev. Neurol.* 1996，**24**：806-811.

[15] Sheth T，Nair C，Muller J，*et al*. Increased winter mortality from acute myocardial infarction and stroke：The effect of age. *J. Amer. Coll. Cardiol.* 1999，**33**：1916-1919.

[16] Hata T，Ogihara T，Maruyama A，*et al*. The seasonal variation of blood pressure in patients with essential hypertension. *Clin. Exp. Hypertens. A-Theor.* 1982，**4**：341-354.

[17] Woodhouse P R，Khaw K T，Plummer M，*et al*. Seasonal variations of plasma fibrinogen and factor VII activity in the elderly：Winter infections and death from cardiovascular disease. *Lancet* 1994，**343**：435-439.

[18] Charach G，Rabinovich P D，Weintraub M. Seasonal changes in blood pressure and frequency of related complications in elderly Israeli patients with essential hypertension. *Gerontology* 2004，**50**：315-321.

[19] Isezuo S A. Seasonal variation in hospitalisation for hypertension-related morbidities in Sokoto，north-western Nigeria. *Int. J. Circumpolar Health* 2003，**62**：397-409.

[20] Sinha P，Taneja D K，Singh N P，*et al*. Seasonal variation in prevalence of hypertension：Implications for interpretation. *Indian J. Public Health* 2010，**54**：7-10.

［21］ Luo B，Zhang S，Ma S，*et al*. Effects of cold air on cardiovascular disease risk factors in rat. *Int. J. Environ. Res. Public Health* 2012，**9**：2312-2325.

［22］ Luo B，Zhang S，Ma S，*et al*. Artificial cold air increases the cardiovascular risks in spontaneously hypertensive rats. *Int. J. Environ. Res. Public Health* 2012，**9**：3197-3208.

［23］ Luo B，Zhang S，Ma S，*et al*. Effects of different cold-air exposure intensities on the risk of cardiovascular disease in healthy and hypertensive rats. *Int. J. Biometeorol.* 2013，doi：10.1007/s00484－013－0641－3.

［24］ Nastos P T，Giaouzaki K N，Kampanis N A，*et al*. Acute coronary syndromes related to bio-climate in a Mediterranean area. The case of Ierapetra，Crete Island，Greece. *Int. J. Environ. Health Res.* 2013，**23**：76-90.

［25］ Liang W M，Liu W P，Chou S Y，*et al*. Ambient temperature and emergency room admissions for acute coronary syndrome in Taiwan. *Int. J. Biometeorol.* 2008，**52**：223-229.

［26］ National Meteorological Center（Central Meteorological Observatory）. *Cold Air Level*，1st ed.；Standards Press of China：Beijing，China，2008，89.

［27］ Arjamaa O，M kinen T，Turunen L，*et al*. Are the blood pressure and endocrine responses of healthy subjects exposed to cold stress altered by an acutely increased sodium intake? *Eur. J. Appl. Physiol.* 2001，**84**：48-53.

［28］ Sun Z，Cade R，Zhang Z，*et al*. Angiotensinogen gene knockout delays and attenuates cold-induced hypertension. *Hypertension* 2003，**41**：322-327.

［29］ Yu W，Hu W，Mengersen K，*et al*. Time course of temperature effects on cardiovascular mortality in Brisbane，Australia. *Heart* 2011，**97**：1089-1093.

［30］ Fregly M J，Schechtman O. Direct blood pressure measurements in rats during abrupt exposure to，and removal from，cold air. *Proc. Soc. Exp. Biol. Med.* 1994，**205**：119-123.

［31］ Korhonen I. Blood pressure and heart rate responses in men exposed to arm and leg cold pressor tests and whole-body cold exposure. *Int. J. Circumpolar Health* 2006，**65**：178-184.

［32］ Qian Z M，Koon H W. Area postrema is essential for the maintenance of normal blood pressure under cold stress in rats. *Exp. Brain Res.* 1998，**121**：186-190.

［33］ Raven P B，Niki I，Dahms T E，*et al*. Compensatory cardiovascular responses during an environmental cold stress，5 degrees C. *J. Appl. Physiol.* 1970，**29**：417-421.

［34］ Scriven A J，Brown M J，Murphy M B，*et al*. Changes in blood pressure and plasma catecholamines caused by tyramine and cold exposure. *J. Cardiovasc. Pharmacol.* 1984，**6**：954-960.

［35］ Stocks J M，Taylor N A，Tipton M J，*et al*. Human physiological responses to cold exposure. *Aviat. Space Environ. Med.* 2004，**75**：444-457.

［36］ Muller M D，Ryan E J，Kim C H，*et al*. Reliability of the measurement of stroke volume using impedance cardiography during acute cold exposure. *Aviat. Space Environ. Med.* 2010，**81**：120-124.

［37］ Leppäluoto J，Pääkkönen，Korhonen I. Pituitary and autonomic responses to cold exposures in man. *Acta. Physiol. Scand.* 2005，**184**：255-264.

［38］ Pääkkönen T，Lepp luoto J. Cold exposure and hormonal secretion：A review. *Int. J. Circumpolar Health* 2002，**61**：265-276.

[39] Dzau VJ，Re R. Tissue angiotensin system in cardiovascular medicine. A paradigm shift? *Circulation* 1994，**89**：493-498.

[40] Yang Z，Yang L. Impact of meteorological factors on blood pressure in elderly hypertension. *World J. Integr. Tradit. West. Med.* 2009，**4**：418-419.

[41] Xiang G，Liu L，Du C，*et al.* Diagnostic value of point-of-care detection of myocardial markers for acute myocardial infarction. *Int. J. Lab. Med.* 2011，**32**：1932-1933.

[42] Michielsen E C，Diris J H，Kleijnen V W，*et al.* Investigation of release and degradation of cardiac troponin T in patients with acute myocardial infarction. *Clin. Biochem.* 2007，**40**：1851-1855.

[43] Giannitsis E，Steen H，Kurz K，*et al.* Cardiac magnetic resonance imaging study for quantification of infarct size comparing directly serial vs. single time point measurements of cardiac troponin T. *J. Amer. Coll. Cardiol.* 2008，**51**：307-314.

[44] Xu A，Zhuang X，Dong Y. Development of ET-1. *Foreign Med.* 2004，31，198－230.

[45] Crandall C G，Wilson T E，Kregel K C. Mechanisms and modulators of temperature regulation. *J. Appl. Physiol.* 2010，**109**：1219-1220.

第13卷 第22期 2013年8月
1671-1815 (2013) 22-6564-05

科学技术与工程
Science Technology and Engineering

Vol. 13 No. 22 Aug. 2013
© 2013 Sci. Tech. Engrg.

医药卫生

热浪对小鼠体温的影响及四氢生物蝶呤的保护作用

田　颖[1,2]　张书余[2]　朱卫浩[3]　罗　斌[1]　王宝鉴[4]

(1. 南京信息工程大学应用气象学院,南京　210044;
2. 中国气象局兰州干旱气象研究所,甘肃省干旱气候变化与减灾重点实验室,兰州　730020;
3. 河北省气候中心,石家庄　050022;4. 兰州中心气象台,兰州　730020)

摘　要：通过给予小鼠热浪刺激,检测热浪过程前后健康小鼠与 ApoE 小鼠血浆 ET-1、NO 及体温的变化。探讨热浪对小鼠体温的影响及 BH4 在热浪过程中对小鼠的保护机制。利用气象环境模拟箱模拟一次南京市 2001 年 7 月的热浪过程,将雄性健康、ApoE 小鼠各 18 只分为对照组,热浪组,热浪 BH4 组,并将 2 实验组放入气候箱,每日测量小鼠体重、肛温,并于模拟结束后,检测血管 ET-1 和 NO 的含量。结果是热浪刺激使得小鼠体温升高($p < 0.01$),NO 水平上升($p < 0.01$);ApoE 小鼠的体温普遍略高于健康小鼠,NO 水平更低($p < 0.01$),体温上升更加明显($p < 0.01$)。BH4 组小鼠体温变化较对照组没有统计学意义($p > 0.05$),而血浆 NO 水平高于未给予 BH4 的热浪组小鼠。说明热浪刺激使得小鼠 NO/ET-1 平衡偏向于血管扩张因素,体温上升。ApoE 小鼠更易受到热浪的影响,是高温热浪易致冠心病人中暑的可能机制之一。BH4 可增加机体散热效率,保护小鼠不易受到热浪影响,对 ApoE 小鼠的作用尤为显著。

关键词：热浪,冠心病,ApoE 小鼠,体温,BH4
中图法分类号：R122.21　　**文献标志码**：B

资助项目:公益性行业(气象)专项(GYHY201106034)资助

作者简介:田颖(1989—),女,河北易县人,硕士研究生,研究方向:健康气象。Email:yngtian@ 163.com

Effects of Heat Wave on Body Temperature in Mice and the Protection of BH4

TIAN Ying[1,2]   ZHANG Shuyu[2]   ZHU Weihao[3]

LUO Bin[1]   WANG Baojian[4]

(1. *School of Applied Meteorology*, *Nanjing University of Information Science &*

Technologyl, *Nanjing* 210044, *P. R. China*;

2. *Institute of Arid Meteorology*, *CMA*, *Key Laboratory of Arid Climatic Changing and*

Reducing Disaster of Gansu Province Lanzhou 730020, *P. R. China*;

3. *Hebei Climate Center*, *Shijiazhuang* 050022, *P. R. China*;

4. *Lanzhou Central Meteorological Observatory*, *Lanzhou* 730020, *P. R. China*)

Abstract: To explore the effects of heat wave on mice and the role of BH4 by comparing the variations of ET-I, NO and body temperature between C57BL/6/J mice and ApoE mice after an artificial heat wave. Methods A heat wave occurred in July 2001 was simulated by climate simulator. 18 male ApoE mice and 18 male healthy mice were divided into the control, heat wave, BH4 group respectively. The groups of heat wave and BH4 were exposed to the simulated heat wave, while the body weight and rectal temperature were measured every day. The content of ET-I and NO were detected after simulation. Results The NO level and the body temperature were rising obviously($p < 0.01$) during the heat wave. ApoE mice had a higher body temperature which rose significantly($p < 0.01$) during the simulation and lower NO level($p < 0.01$). There was no obvious difference of body temperature between BH4 group and control group($p > 0.05$), but a higher NO level was detected in BH4 group. Conclusion The vascellums of mice tended to expand during heat which led to high body temperature. ApoE mice were more vulnerable when suffering the heat wave, which might be one of the reasons why coronary artery disease patients were more vulnera-ble to high temperature. BH4 may protect mice from high environmental temperature by improving the efficiency of dissipating heat, especially for ApoE mice.

Key words: heat wave, coronary artery heart diseases, ApoE mice, body temperature, BH4

引言

热浪是指具有一定持续性的高温天气,我国一般把连续 3 d 以上的日最高气温≥35 ℃ 的高温天气称为高温热浪。南京市是我国三大"火炉"之一,高温热浪频发,仅 2000—2010 年就有 20 余次热浪灾害发生。相关研究认为,随着气候变暖,全球及该地区热浪发生的频率、强度将会继续增加[1~3]。冠状动脉性心脏病(coronary artery heart disease, CHD),简称冠心病,是由冠状动脉狭窄导致的供血不足,引起的心脏功能损伤与病变,在中国的平均患病率达 6.4g‰,并有上升趋势[4]。世界多地研究显示,高温热浪期间,冠心病等心脑血管疾病发病、死亡率增加,而冠心病等心血管疾病患者受热浪影响风险更大[3,5~8]。内皮素(Endothelin-I,ET-1)与一氧化氮(Nitric oxide,NO)作为动物体内血管收缩平衡,调节心血管功能的重要因子[9],其变化与体温关系紧密,能很好地反应热浪刺激下动物血管活动情况,对研究热浪对冠心病的影响有重要意义。四氢生物蝶呤(Tetrahydrobiopterin,BH4)作为 NO 合成酶之一,与血管内皮功能相关,其含量可能与机体散热能力相关。本文通过模拟一次南京的实际热浪过程,探讨热浪对 ApoE 小鼠和健康小鼠体温的影响及 BH4 在热浪过程中对小鼠的保护机制,从 ET-I、NO 角度分析热浪对机体的影响,为探讨热浪增加冠心病发病风险的病理分析奠定基础。

1　材料与方法

1.1　试验仪器

　　TEM1880 气象环境模拟箱,可以提供温湿压联合试验环境,温度可控于-30~120℃,波动范围±0.5℃,湿度可控范围为 30%～98%,波动度为±3% RH(≥75% RH),+0.5%RH(<75%RH),同时保证实验过程中有新鲜空气补入。TH212 专用测温仪,范围在-30~50℃,精度和分辨率为±0.2℃、0.1℃。天平,酶联免疫分析仪。

1.2　动物饲养及分组

　　实验共采用 SPF 级小鼠 36 只,其中 C57BL/6/J 健康、ApoE 小鼠各 18 只,鼠龄 8周。ApoE 小鼠采用高脂膳食饲养[10],健康小鼠给予正常饲料,在噪音 60 dB(A)以下,光暗节律 12/12 h,温度 27℃(此温度为 10 年间南京夏季的平均温度)环境下饲养 8周。每种小鼠按照体重分为 6 个区组,每个区组的 3 只小鼠随机分配至对照组、热浪组以及热浪 BH4 组中。实验小鼠购自北京维通利华实验动物技术有限公司,许可证编号SCXK(京)2006-0008。

1.3　热浪模型的建立

　　收集南京观象台(站号:58238)2001—2010 年 6—8 月份的逐时温度数据。根据中国气象局规定及华东地区相关研究拟定的热浪标准,选取一次热浪过程(2001 年 7 月 9—11 日)进行模拟,模拟曲线如图 1。

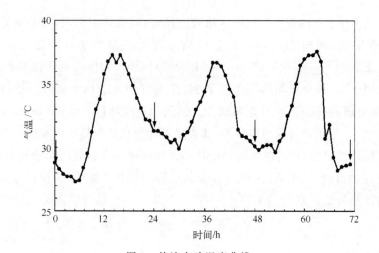

图 1　热浪实验温度曲线

注:箭头所指为实验模拟组小鼠体温和体重采样点。(对照组采样为同时间点)

1.4　实验过程

BH4 组于实验前 1 d 进行 10 mg/kg 剂量的 BH4 药物灌胃。将热浪组、热浪 BH4 组放入气候模拟箱进行热浪刺激,对照组于实验室条件下饲养。实验期间,定时对各小鼠的体重及体温进行测定记录,并给予 BH4 组小鼠药物灌胃。热浪结束后,对实验组小鼠进行采血,离心 3 000 r/min,15 min 后分离血浆储存,检测 ET-I、NO 含量。同期对照组小鼠处理步骤与实验组相同。

1.5　统计分析

采用 SPSS19.0 软件对数据进行统计学分析,数据以均数±标准差($\bar{x}±5$)表示,同一鼠种间采用 ANOVA 检验,组间进行独立样本 t 检验。

2　结果

2.1　体重与肛温

由两种小鼠体重、肛温测量结果可见,图 2 所示实验前后,各组小鼠体重均无统计学差异变化($p>0.05$);与各自对照组相比,热浪组健康、ApoE 小鼠在环境温度变化的刺激下,体温上升($P<0.05,P<0.01$),随着热浪过程的进行,上升更加明显($p<0.01,P<0.01$);同期同处理条件下,ApoE 小鼠的体温高于健康小鼠;而热浪 BH4 组小鼠体温变化与对照组不存在显著差异($p>0.05$),同时显著低于热浪组小鼠($p<0.01$),说明 BH4 有保护小鼠体温免受高温刺激的作用,这种保护作用对 ApoE 小鼠更突出。

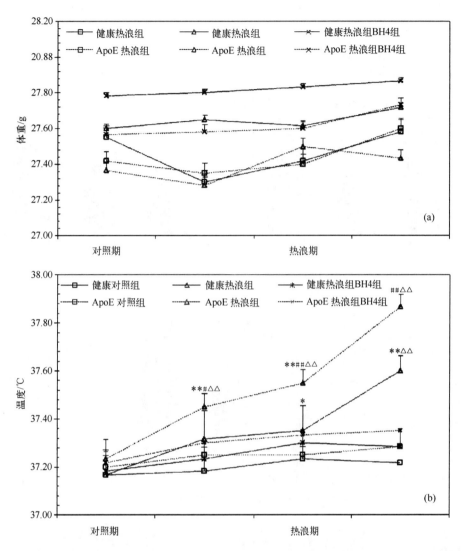

图 2　健康小鼠和 ApoE 小鼠体重(a)、肛温(b)的变化

（＊P＜0.05，＊＊ p ＜0.01与对照组相比；♯P＜0.05，♯♯♯ p ＜0.01与同期健康小鼠相比；△△ p ＜0.01与同期热浪 BH4 组相比）

2.2　ET-1、NO 及 NOZET-1

通过对各组小鼠体内 ET-I 和 NO 测定结果分析可知，健康小鼠与同期 ApoE 小鼠相比，ET-I 水平整体较低（ p ＜0.01），NO 水平较高（ p ＜0.01），仅热浪 BH4 组间差异未达显著水平。热浪刺激下，健康和 ApoE 两种小鼠生理指标的变化趋势相似，实验前后，两种小鼠各组的血浆 ET-I 水平均无显著变化变化（ p ＞0.01），而热浪组和热浪 BH4 组的 NO 水平较对照组有显著增加（ p ＜0.01），其中热浪 BH4 组显著高于热浪组（ p ＜0.01）。健康小鼠热浪组与热浪 BH4 组的 NO/ET-I 比值较对照组显著增加（ p ＜0.01），BH4 组与热浪组两组间的差异不具有统计学意义（ p ＞0.05）；ApoE 热浪 BH4 组小鼠的比值显著高于对照组和

热浪组($p<0.01$),热浪组与对照组的差异没有统计意义($p>0.05$);同时,ApoE 小鼠比值整体低于健康小鼠($p<0.01$),如图 3 所示。

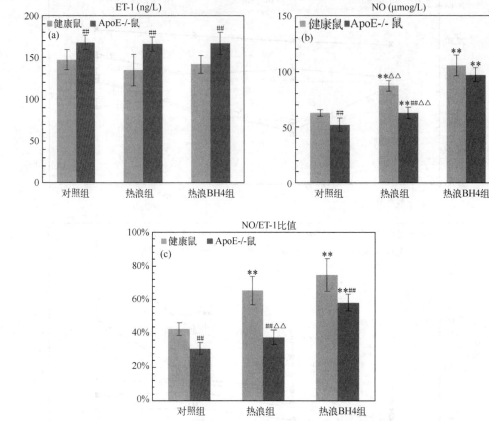

图 3　健康小鼠与 ApoE－/－小鼠 ET-1(a)、NO(b)以及 N07ET-1 比值(C)的结果比较

(＊P<0.05,＊＊p<0.01 与对照组相比;♯p<0.05,♯♯p<0.01 与同期健康小鼠相比;△△p<0.01 与同期热浪 BH4 组相比)

3　讨论

　　载脂蛋白 E(ApoE)与脂质代谢的过程联系密切,缺少 ApoE 时会造成脂质清除障碍,从而易引发动脉粥样硬化,增加患冠心病的风险[11]。ApoE 小鼠,是剔除 ApoE 基因的小鼠,其病变特点与人类接近[12],是较多使用的动脉粥样硬化研究模型鼠,通过 ApoE 小鼠与 C57BL/6/J 健康小鼠对比研究,可以更好地探讨热浪对冠心病的影响机制。实验所用的热浪模型选取为一次南京 2001 年 7 月份的实际案例,持续时间为 3d,日最高温度分别达到 37.3℃、36.7℃、37.6℃,平均气温为 30.6℃,日高温持续时间平均为 6 h/d。

　　本文结果分析显示,热浪过程的刺激并未对小鼠机体 ET-I 水平有明显影响,而主要通过刺激内皮释放 NO 因子,改变血管扩张能力,使得 NO 与 ET-1 维持的血管张力平衡侧重于血管扩张因素,使得皮肤散热增加。同时,ApoE 小鼠受到热浪影响后,体温上升较健康小鼠更加明显,这与小鼠体内检测到的 NO 含量变化情况一致,这可能是由于 ApoE 小鼠内皮功能障碍,合成 NO 水平较正常小鼠低所致。而 ApoE 小鼠 NO/ET-I 比值的水平更低,说明其调节血管扩张的能力更弱,从而推测,冠心病患者等血管功能异常者更易受高温刺激的影响。

BH4 是 NO 合酶(nitric oxide synthase,NOS)的重要辅助因子,已有研究表明[13],当 BH4 水平降低时,NOS 则会产生超氧阴离子而不再是 NO,使得 NO 的体内含量降低,导致血管内皮功能异常,使血管正常扩张受到限制,机体比正常情况下散热差,在高温下更易受影响,发生一系列的热应激反应,严重时导致中暑、热休克等。提供外源性的 BH4 能够明显改善内皮细胞功能[14],提高机体 NO 水平,恢复血管扩张,增加散热,增强机体对热的适应。本实验发现,给予 BH4 的实验组小鼠体内的 NO 含量显著高于热浪组小鼠,BH4 的这种影响对于 ApoE 小鼠更加明显,BH4 组实验鼠 NO 水平大幅上升,使得小鼠体温与对照组无显著性差异。说明外源性补充 BH4 能够明显诱导小鼠体内 NO 合成,达到促进血管扩张的作用,以弥补内皮功能的缺陷,提高机体散热效率,降低高温热浪的危害。所以,热浪发生时,补充一定量的 BH4 等促进血管扩张药物,可以降低冠心病患者等高危人群的发病风险。

综上所述,热浪过程对小鼠机体 ET-I 水平影响不大,会提高 NO 水平,促进体温上升。ApoE 小鼠比健康小鼠更易受到热的影响,发生一系列的热应激反应。而 BH4 作为一种 NOS 合酶,可以通过提高体内 NO 水平,增强机体散热效率,降低热浪危害。

参考文献

[1] Luber G,McGeehin M. Climate change and extreme heat events. A-merican Journal of Preventive Medicine,2008,**35**(5):429-435.

[2] 郑有飞,丁雪松,吴荣军,等.近50年江苏省夏季高温热浪的时空分布特征分析.自然灾害学报,2012,**21**(2):43-50.

[3] 许遐祯,郑有飞,尹继福,等.南京市高温热浪特征及其对人体健康的影响.生态学杂志,2011,**30**(12):2815-2820.

[4] 叶殿秀,杨贤为,吴桂贤.北京地区冠心病发病率的气象评估模型.气象科技,2005,**33**(6):565-569.

[5] 刘建军,郑有飞,吴荣军.热浪灾害对人体健康的影响及其方法研究.自然灾害学报,2008,**17**(1):151-156.

[6] Semenza J C,McCullough J E,Flanders W D,et al. Excess hospitaladmissions during the July 1995 heat wave in Chicago. American Jour-nal of Preventive Medicine,1999,**16**(4):269-277.

[7] Cheng X,Su H. Effects of climatic temperature stress on cardiovascu-lar diseases. European Journal of Internal Medicine,2010,**21**(3):164-167.

[8] Mastrangelo G,Hajat S,Fadda E ,et al. Contrasting patterns of hospi-tal admissions and mortality during heat waves:Are deaths from circu-latory disease a real excess or an artifact. Medical hypotheses,2006,**66**(5):1025-1028.

[9] 李振乾,赵安成.冠心病患者血浆中 CNP. ET. NO 水平变化的临床研究.实用医技杂志,2008(08):976-977.

［10］白慧称，李军，刘敬浩，等.高脂膳食对小鼠生化及病理形态的影响.实验动物与药理学、毒理学研究学术交流会，中国安徽合肥，2009，72.

［11］刘金凤，马洪胜，李峰.ApoE 基因多态性与脂质代谢的相关性.中国老年学杂志，2012，**32**（9）：1802-1804.

［12］李新梅，毛炜，吴焕林，等.邓老冠心胶囊对动脉粥样硬化斑块影响的实验研究.实用药物与临床，2012（10）：616-617.

［13］朱宝亮，四氢生物蝶呤生物利用度及其心血管效应.医学综述，2009(04)：511-513.

［14］郑杰胜，林丽，陈丰原.四氢生物蝶呤与血管内皮功能异常.生理科学进展，2004(02)：155-158.

第 13 卷　第 35 期　2013 年 12 月
1671—1815(2013) 35-10600-04

科 学 技 术 与 工 程
Science Technology and Engineering

Vol. 13　No. 35 Dec. 2013
© 2013 Sci. Tech. Engrg.

医药卫生

热浪对 ApoE 基因缺陷小鼠
超氧化物歧化酶的影响

田　颖[1,2]　张书余[2*]　朱卫浩[3]　罗　斌[1]　王宝鉴[4]

(1. 南京信息工程大学应用气象学院,南京 210044;

2. 中国气象局兰州干旱气象研究所,甘肃省干旱气候变化与减灾重点实验室,兰州 730020;

3. 河北省气候中心,石家庄 050022;4. 兰州中心气象台,兰州 730020)

摘　要:利用气象环境模拟箱模拟一次南京市 2001 年 7 月热浪的温度变化过程。给予 ApoE-/- 小鼠热刺激,以此探讨热浪过程对小鼠 SOD 的影响。将 18 只雄性 ApoE-/- 小鼠分为对照组、热浪组、热浪 BH4 组,并将 2 实验组放入气候箱,每日测量小鼠体重、肛温,给 BH4 组小鼠灌胃,并于模拟结束后采集心脏组织液测量 SOD 活力。结果发现,热浪组小鼠与对照组、热浪 BH4 组小鼠相比,肛温有明显上升($p<0.01$),心脏 SOD 活力显著下降($p<0.01$);BH4 组与对照组间差异不具有统计学意义,各组小鼠体重变化不大。可见,热浪后心脏 SOD 活性下降,可能引起机体氧化损伤、脂质代谢紊乱,形成动脉粥样硬化,SOD 系统可能是一个重要的内源性抑制冠心病发生机制。BH4 有提高身体散热效率及缓解热浪对 SOD 影响的作用,可减少高温热浪天气的危害。

关键词:热浪,超氧化物歧化酶,冠心病,四氢生物蝶呤

中图法分类号:R135.3　　**文献标志码:**A

资助项目:国家公益行业专项(GYHY201106034)资助

作者简介:田颖(1989—),女,汉族,河北易县人,硕士研究生,研究方向:健康气象。E -mail:yngtian@ 163. com

通信作者:张书余。E-mail:zhangsy@coa.gov.cn

第13卷 第35期 2013年12月
1671—1815(2013)35-10600-04

科 学 技 术 与 工 程
Science Technology and Engineering

Vol. 13 No. 35 Dec. 2013
© 2013 Sci. Tech. Engrg.

Effects of Heat Wave on Superoxide Dismutase in ApoE-deficient Mice

TIAN Ying[1,2]   ZHANG Shuyu[2]*   ZHU Weihao[3]   LUO Bin[1]   WANG Baojian[4]

(1. *School of Applied Meteorology*, *Nanjing University of Information Science &*
Technologyl, *Nanjing* 210044, *P. R. China*;

2. *Institute of Arid Meteorology*, *CMA*, *Key Laboratory of Arid Climatic Changing and*
Reducing Disaster of Gansu Province, *Lanzhou* 730020, *P. R. China*;

3. *Hebei Climate Center*, *Shijiazhuang* 050022, *P. R. China*;

4. *Lanzhou Central Meteorological Observatory*, *Lanzhou* 730020, *P. R. China*)

Abstract: 18 male ApoE-/-mice were divided into the control, heat wave, BH4 group respectively to explore the effects of temperature rising process in heatwaves on SOD in ApoE-/-mice. The groups of heat wave and BH4 were exposed to the simulated heatwave process which is collected from Nanjing City in July of 2001. The body weight and rectal temperature of every mouse were measured every day. Cardiac tissue fluids were collected for SOD activity measurement after the end of the simulation. Compared with the control and BH4 groups, mice' rectal tem-perature of the heat wave group increased while the activity of SOD decreased significantly($p < 0.01$). No signifi-cant difference was found between the control group and BH4 group while weight in all groups had no significant change. SOD activity in heart decreased after heat wave. It could cause oxidative damages and lipid metabolism disorders which may lead to the formation of atherosclerosis. So the SOD system may be an important endogenous inhibitory mechanism of coronary heart disease. BH4 can improve the cooling efficiency and SOD activity in the body so that it may reduce the hazards caused by heatwave weather.

Key words: heat wave, superoxide dismutase, coronary heart disease, tetrahydrobiopterin

引言

　　热浪作为一种极端天气对人类健康的影响不容忽[1]。冠状动脉粥样硬化性心脏病,简称冠心病,此疾病的形成及发展与气象条件等多种环境因素有关,在我国平均患病率高达6.49%,并有上升趋势,大量研究证明,高温天气能引起冠心病发病和死亡的增加[2~5]。超氧化物歧化酶(superoxidedismutase,SOD)作为心脏病诊断的一个敏感指标,它的性征在许多心脑血管疾病发病早期就产生变化,与冠心病密切相关[6,7],是探讨热浪对冠心病影响研究的重要生理指标之一。南京是我国三大火炉之一,高温及热浪天气发生频繁,同时,该地区冠心病等心脏疾病在高温热浪期间被诱发的效果十分明显[8,9]。本文利用气候箱模拟一次南京的热浪实例,研究热浪对 ApoE-/-小鼠体温、SOD 的影响,从 SOD 角度初探热浪对冠心病的影响,为进一步研究热浪对冠心病发病的机制奠定基础,改善当前国内缺乏用动物实验进行热浪影响相关机制研究的现状。

1　材料与方法

1.1　试验仪器

TEM1880 气象环境模拟箱,可以提供温湿压联合试验环境,温度可控于$-30\sim120℃$,波动范围$\pm0.5℃$;湿度可控范围为 $30\%\sim98\%$,波动度为 $\pm30\%$ RH($\geqslant75\%$ RH),$\pm0.5\%$ RH($<75\%$RH),同时保证实验过程中有新鲜空气补人。TH212 专用测温仪,范围在$-30\sim50℃$,精度和分辨率为$\pm0.2℃$、$0.1℃$。天平,酶联免疫分析仪。

1.2　动物建模及分组

实验对象选用 18 只 8 周龄雄性 SPF 级 ApoE-/-小鼠,该鼠由 C57BL/6/J 小鼠敲除 ApoE 基因培育所得。因其发病特征与人类相近,是比较公认的动脉粥样硬化模型鼠,广泛应用于相关心血管疾病的研究中。小鼠通过高脂膳食适应饲养 8 周建模[10],饲养环境噪音控制在 60 dB(A)以下,每日光照 12 h,实验室温度 27℃,此温度为 10 年间南京夏季的平均温度。实验小鼠由北京维通利华实验动物技术有限公司提供,许可证编号 SCXK(京)2011-0012,高脂饲料购白北京科澳协力有限公司。

依据体重将小鼠分为对照,热浪,热浪四氢生物蝶呤(tetrahydrobiopterin,BH4)3 组,每组 6 只。BH4 是一种抗自由基药物[11],同时作为稳定的内皮源信使,利于冠状动脉血管的病理学扩张,而 SOD 是氧自由基清除剂,添加 BH4 可以缓解体内 SOD 消耗,有助于探讨热浪对动物 SOD 的影响及冠心病的发生机制。

1.3　热浪模型的建立

收集南京观象台(站号:58238) 2001—2010 年 6—8 月份的逐时温度数据。热浪的标准根据中国气象局规定及华东地区相关研究拟定,将日最高温度$\geqslant35℃$称为高温日,连续 3 d 及以上的高温天气称为热浪。许遐祯等对南京热浪研究发现,热浪的持续时间对人体的影响很小[9],另外考虑到动物的耐热性,本文选择时长为 3 d 的热浪过程以做探讨,模型选择为 2001 年 7 月 9—11 日的热浪过程,模拟曲线如图1。

1.4　实验过程

实验前 l d 对 BH4 组小鼠进行 10 mg/kg 剂量的 BH4 药物灌胃。依照热浪模型手动设置气象环境模拟箱内的温度变化过程,将热浪组及热浪 BH4 组放入气象环境模拟箱,接受高温刺激。逐日测量小鼠体重、肛温,对热浪 BH4 组进行灌胃。模拟过程结束后,摘取小鼠心脏，取心尖部称重，并加入 9 倍 0.9％生理盐水进行匀浆，于 3000 r/min 离心 15 min，取上清液于－20℃存储待检。将心脏组织液复溶后测定 SOD 活力，试剂盒由南京建成生物医学工程所提供。同时对照组饲养条件同适应期，检测步骤与实验组相同。

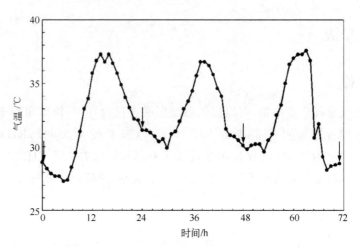

图 1　热浪实验温度曲线

注：箭头所指为实验模拟组小鼠体温和体重采样点。（对照组采样为同时间点）

1.5　统计分析方法

采用 SPSS19 软件进行统计分析，经 ANOVA 检验，$P < 0.05$ 认为有统计学差异。

2　结果分析

2.1　体重与肛温

逐日监测实验小鼠体重、肛温变化得出，各组小鼠在实验前后体重无明显差异（$p > 0.05$）；随着热浪过程的发生发展，热浪组小鼠肛温上升，与对照组和热浪 BH4 组相比，上升显著（$p < 0.01$），热浪 BH4 组小鼠体温较对照组略高，但不具有统计学差异（$p > 0.05$），如图 2 所示。

2.2　SOD

由图 3 可见，与对照组相比，热浪组小鼠心肌组织中的 SOD 活性明显下降（$p < 0.01$），热浪 BH4 组 SOD 活力也有所减低，但是差异不具有统计学意义（$p > 0.05$）；热浪组相比 BH4 组 SOD 活性降低，差异显著（$p < 0.01$）。说明热浪刺激可使动物体内 SOD 活力下降，而 BH4 对热浪的影响有缓解作用。

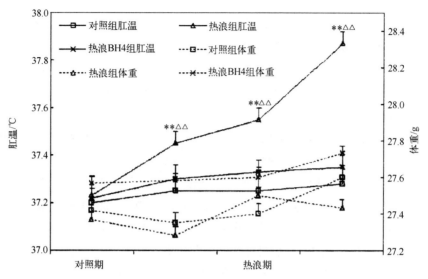

图 2 对照组、热浪组、热浪 BH4 组小鼠体重及肛温的变化

(** $p < 0.01$ 与对照组相比;△△$p < 0.01$ 与同期热浪 BH4 组相比)

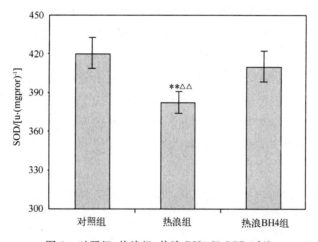

图 3 对照组、热浪组、热浪 BH4 组 SOD 对比

(** $p < 0.01$ 与对照组相比;△△$p < 0.01$ 与热浪 BH4 组相比)

3 讨论

载脂蛋白 E(ApoE)与脂质代谢过程密切相关,缺少 ApoE 会造成血浆中脂质清除障碍,脂质堆积,引起动脉粥样硬化,增加冠心病风险,敲除 ApoE 基因的小鼠可作为动脉粥样硬化的模型试验动物,因其病变特点接近人类[12,13],适合于研究热浪对冠心病的影响机制。流行病学研究指出,热浪期间冠心病发病增加,而高温刺激会使动物体内 SOD 减少[14~16],提示热浪对冠心病发病的影响可能与动物体温及 SOD 等指标变化有关。

本文利用 ApoE-/-小鼠实验发现,热浪刺激使得小鼠肛温显著上升,而 BH4 组小鼠肛温却无显著变化,可见 BH4 可以提高身体的散热效率,这可能是因为 BH4 参与动物体内多种酶的合成,并通过促进 NO 合成影响内皮依赖性血管舒张所致。SOD 是一类抗氧化生物酶,在细胞内外均可清除脂质过氧化产生的过氧自由基,维持氧化与抗氧化平衡,保护生物体不受自由基损害[17,18]。实验说明热浪刺激使得 SOD 活力下降,这可能是因为高温导致体温上升,组织细胞损伤,基因表达合成 SOD 下降,同时,作为一种蛋白质,体温上升使其易遭到破坏、活性下降,也可能是由细胞酸中毒或膜内脂肪酸含量增加导致[19]。SOD 活力下降,导致此时心脏组织氧自由基过多,脂质过氧化反应加剧,造成内皮细胞和心功能损伤,引起心肌缺血;同时,产生的大量活性氧(ROS)会直接损伤血管内皮细胞,使得 NO 灭活,加重内皮依赖性舒张功能失调[20],并氧化血液中的脂蛋白,使胆固醇沉积在血管壁上,形成动脉粥样硬化[21]。所以氧化损伤是冠状动脉硬化形成的一个重要机制,SOD 减少越多说明氧化损伤越严重,脂质代谢越紊乱,SOD 系统可能是一个重要的内源性抗动脉粥样硬化机制[18,22]。

业已证实 BH4 是一种抗自由基药物,当 BH4 含量不足时,NOS 转而阻碍氧与 L-精氨酸间氧化还原作用,增加活性氧数量,而补充 BH4 会使各种氧自由基减少[11],减少其对 SOD 的消耗。另一方面,BH4 是 NO 合酶,一定量的 NO 也是自由基清除剂[11],而且 NO 与超氧阴离子的相互作用还与内皮依赖性血管舒张有关[23],所以外源性补充 BH4 可以升高 SOD、NO 含量,减少氧自由基,降低脂质过氧化程度,对血管内皮细胞起保护作用,从而抑制动脉粥样硬化病变[11,22],缓解高温对机体的影响。

综上所述,SOD 是维持体内氧化平衡及血管内皮功能的重要指标。在神经系统调节下,高热环境会使动物体温上升,机体心脏 SOD 活性下降,从而造成机体氧化损伤、脂质代谢紊乱,导致冠心病的发生发展。本文发现 BH4 有提高身体散热效率及缓解热浪对 SOD 影响的作用,减少高温热浪天气的危害,外源性补充 BH4.SOD 等措施利于防治动脉粥样硬化发生及发展。

参考文献

[1] 张书余.医疗气象预报.北京:气象出版社,2010.

[2] 叶殿秀,杨贤为,吴桂贤.北京地区冠心病发病率的气象评估模型.气象科技,2005,**33**(6):565-569.

[3] 张书余,王宝鉴,谢静芳,等.吉林省心脑血管疾病与气象条件关系分析和预报研究.气象,2010,**36**(9):106-110.

[4] 刘玲,张金良.气温热浪与居民心脑血管疾病死亡关系的病例交叉研究.中华流行病学杂志,2010,**31**(2):179-184.

[5] 陆晨,李青春.北京 2002 年夏季高温天气心脑血管疾病调查报告.中国气象学会 2003 年年会,2003,227.

[6] 王凯元,王印坤,曾朝晖,等.测定超氧化物歧化酶和过氧化脂质对心脏病人的临床意义.湖南医学,1995,**12**(3):129-130.

［7］吴洁,石磊.冠心病患者中医病理因素与现代化指标相关性研究的探讨.北方药学,2011,**8**(3):38-39.

［8］郑有飞,丁雪松,吴荣军,等.近50年江苏省夏季高温热浪的时空分布特征分析.自然灾害学报,2012,**21**(2):43-50.

［9］许遐祯,郑有飞,尹继福,等.南京市高温热浪特征及其对人体健康的影响.生态学杂志,2011,**30**(12):2815-2820.

［10］白慧称,李军,刘敬浩,等.高脂膳食对小鼠生化及病理形态的影响.实验动物与药理学、毒理学研究学术交流会,中国安徽合肥,2009,72.

［11］张华,王峰,陆伟,等.叶酸与四氢生物喋呤对高脂血症兔内皮功能的影响.实用医药杂志,2005,**22**(11):997-999.

［12］刘金凤,马洪胜,李峰.ApoE-/-基因多态性与脂质代谢的相关性.中国老年学杂志,2012,**32**(9):1802-1804.

［13］李新梅,毛炜,吴焕林,等.邓老冠心胶囊对动脉粥样硬化斑块影响的实验研究.实用药物与临床,2012(10):616-617.

［14］李继红,朱国标.高热与SOD和LPO的关系.现代预防医学,1993,**20**(2):97-98,126.

［15］李继红,朱国标,丛桦,等.高温对机体LDH和SOD的影响.中华劳动卫生职业病杂志,1993,**11**(6):358-359.

［16］刘忠,黄元伟,但青宏.冠心病患者血浆SOD和LPO变化研究.浙江医学,1995(6):330-331.

［17］杨洪波,曲霞,陈桂荣.慢性心功能不全与脂质过氧化关系的临床研究.华南国防医学杂志,2004,**18**(1):9-11.

［18］傅蕾,李良晨,贾陆,等.一氧化氮和抗氧化酶活性与动脉粥样硬化关系的研究.河南医学研究,2001,**10**(4):301-305.

［19］甘韶雨,朱国标,辛火,等.高热与皮质醇、泌乳素、LPO及SOD的关系.中国公共卫生学报,1994,**13**(4):218-219.

［20］李卫萍,孙明,周宏研.高血压病患者血管内皮依赖性舒张功能与血清一氧化氮和超氧化物歧化酶的关系.中国动脉硬化杂志,2003,**11**(2):155-158.

［21］胡平,吴耿伟,夏青,等.SOD模拟及其抗氧化和抗炎症功能的研究进展.化学进展,2009,**5**(5):873-879.

［22］陈瑗,周玫.氧化应激炎症在动脉粥样硬化发生发展中作用研究的新进展.中国动脉硬化杂志,2008,**16**(10):757-762.

［23］马向红,黄体钢,杨万松,等.四氢生物喋呤对内皮细胞产生一氧化氮和超氧阴离子的影响.高血压杂志,2005,**13**(11):706-710.

第 13 卷 第 16 期   2013 年 6 月
1671—1815(2013)16-4626-05

科 学 技 术 与 工 程
Science Technology and Engineering

Vol. 13   No. 16 Jun. 2013
© 2013 Sci. Tech. Engrg.

医药卫生

热浪对 ApoE 基因缺陷小鼠 ET-1、NO 及体温的影响

朱卫浩[1,2]   张书余[2]   田 颖[1]   罗 斌[1]   王宝鉴[3]

(1. 南京信息工程大学应用气象学院,南京   210044;

2. 中国气象局兰州干旱气象研究所,甘肃省干旱气候变化与减灾重点实验室,兰州   730020;

3. 兰州中心气象台,兰州   730020)

摘   要：对比热浪过程前后健康小鼠与 ApoE-7-小鼠 ET-1、NO 及体温的变化,探讨热浪对 ApoE-/-小鼠体温的影响机制。选取南京 2001—2010 年一次实际热浪天气过程,运用气象环境模拟箱模拟,将健康小鼠与 ApoE-/-小鼠分为对照组和热浪组($n=6$),测定其热浪前后血管内皮素-1(ET-1)和一氧化氮(NO)的含量以及体温的变化。结果显示热浪刺激后,ApoE-/-小鼠的体温、NO 含量上升明显,体重、ET-1 水平及 NO/ET-1 比值变化不大,体温变化、NO 含量及 NO/ET-1 比值相对于健康小鼠差异显著。研究结果 ApoE-/-小鼠在热浪过程中更易受到热浪的影响,是冠心病患者更易受高温热浪影响的可能机制之一。

关键词：热浪,冠心病,ApoE-/-小鼠,体温

中图法分类号：R541.4   **文献标志码**：A

Effects of Heat Wave on ET-1，NO and Body Temperature in ApoE-deficient Mice

ZHU Weihao[1,2]   ZHANG Shuyu[2]   TIAN Ying[1]   LUO Bin[1]，WANG Baojian[3]

(1. *School of Applied Meteorology*，*Nanjing University of Information Science & Technology*，*Nanjing* 210044，*P. R. China*；

2. *Key Laboratory of Arid Climatic Changing and Reducing Disaster of Gansu Province*，*Institute of Arid Meteorology*，*CMA*，*Lanzhou* 730020，*P. R. China*；

3. *Lanzhou Central Meteorological Observatory*，*Lanzhou* 730020，*P. R. China*)

Abstract   The effects of heat wave on ApoE-/- mice by comparing the variations of ET-1，NO and body temperature between C57BL/6/J mice and ApoE-/- mice are observed. A heat wave weather process during 2001 to 2010 was simulated by climate simulator. The content of ET-1

资助项目：中国气象局公益性行业专项 (GYHY201106034)资助

作者简介：朱卫浩(1988—),男,江苏启东人,硕士研究生,研究方向：医疗气象学。E-mail:whzhu@ hotmail. com and NO and the body temperature of mice，which were divided into 2 groups（$n=6$）：control group and heat-wave group，were detected during the heat wave. The results indicated that，when suffering the heat wave，the NO level and the body temperature were rising obviously，but the weight，the ET-1 content and the ratio between NO and ET-1 were not changing much. At the meantime，the variations of NO，the ratio and the body temperature of ApoE-/- mice were more significant than C57BL/6/J mice. ApoE-/- mice were more vulnerable when suffering the heat wave，which might be one of the mechanisms of the phenomenon that coronary artery disease patients are more vulnerable to heat wave weather.

Key words：heat wave，coronary artery heart diseases，ApoE-/- mice，body temperature

引言

中国目前约有 2.3 亿人患冠心病、脑卒中、心力衰竭和高血压等心血管病，城乡居民的心血管病发病率和死亡率较之以往仍呈增长趋势[1]。同时，既有研究表明[2]，心脑血管疾病的发生发展有着极其明显的季节性特征，而夏季高温则是冠心病的高发期。IPCC 第四次全球气候变化评估报告指出，全球变暖已成为不争的事实[3]。在全球变暖的大背景以及城市热岛等局地气候影响下，热浪已成为中国乃至世界范围内夏季频发的极端天气灾害事件。全球天气气候的异常变化已经在不同程度上直接或间接地对人类健康乃至生存产生了重要影响，高温热浪对人体的影响尤为显著[4~6]。素有"火炉"之称的南京，其夏季气温逐年上升之势也异常显著，升温速率高于全国平均，夏季的高温使得健康人群感觉极不舒适，对冠心病等心脑血管病患者的影响则更加严重[7,8]。

载脂蛋白 E（ApoE）是一种与脂质代谢关系密切的物质，其缺乏可造成血浆中脂质清除障碍，引起脂质物质堆积与动脉粥样硬化，增加患冠心病的危险。ApoE-/-小鼠，即 ApoE 基因缺陷小鼠，由于其与人类相似的病变特点，因而常作为研究动脉粥样硬化的试验动物[9~11]。以往研究对于热浪影响的人群流行病学分析较多[12~14]，而究其根本机制尚缺乏充分的实验证明和深入探讨。本研究结合南京当地气象资料，模拟一次实际热浪过程，对比过程前后 C57BL/6/J 健康小鼠和 ApoE-/-小鼠 ET-1、NO 及体温的变化，分析热浪对 ApoE-/-小鼠体温的影响变化因素，为进一步探讨热浪对冠心病发病的影响机制奠定基础。

1　材料与方法

1.1　热浪气象数据的获取

实验所用气象数据来源为南京市 2001—2010 年夏季 6—8 月份逐时气象要素资料（温度、湿度、降水等）。实验模拟曲线的绘制：根据中国气象局对热浪的定义——日最高气温≥

35℃为高温日且高温持续时间≥3 d。选取南京 10 年间夏季日最高气温≥35℃、持续天数≥3 d 的一次热浪实际天气过程作为实验模拟曲线(图 1)。对照组实验温度选取为此 10 年间南京夏季的平均气温 27℃。

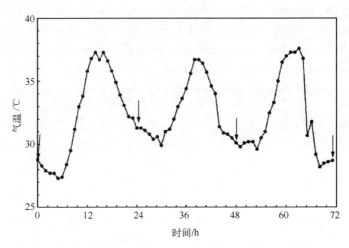

图 1　热浪实验温度曲线

(箭头所指为实验模拟组小鼠体温和体重采样点,对照组采样为同时间点)

1.2　仪器

1.2.1　气象环境模拟箱

采用 TEM1880 气象环境模拟箱(GDJS-500L,Pulingte. co,China)模拟温度、气压和湿度随时间变化。温度可控范围为 −30～120℃,波动范围为 ±0.5℃;气压变化可控范围为 ±1 000 hPa,波动度为 ±50 hPa;湿度可控范围为 30%～98%,波动度为 ±3%RH(≥75% RH),+0.5%RH(<75%RH)。根据试验需求和基本功能,试验箱能提供高温的试验环境,同时还能保证实验过程有新鲜的空气(氧气)补入,满足实验动物呼吸生理需求。

1.2.2　TH212 专用测温仪

由北京鸿鸥成运科技有限公司生产,用于测量小鼠肛温。测温范围:−30～50℃,精度:±0.2℃,分辨率:0.1℃,标准传感器规格:Q2×10 mm。

1.3　动物饲养及分组

将 24 只 8 周龄雄性 SPF 级小鼠(ApoE-/-小鼠和 C57BL/6/J 健康仆鼠各 12 只)饲养 8 周(昼夜节律 12 h/12 h,每日光照开始于 8 点结束于 20 点,湿度 45%,环境温度 27℃),ApoE-/-小鼠给予高脂饲料(10%猪油、10%胆固醇、2%胆盐,其余为基础饲料),健康小鼠给予正常基础饲料。将 12 只健康小鼠按照体重大小分配成 6 个区组,每个区组 2 只,2 只小鼠随机分配到对照组和热浪组中。热浪组小鼠暴露于一个完整的热浪天气温度变化过程中;

对照组饲养条件同适应期。ApoE-/-小鼠实验分组同健康小鼠处理。所有实验小鼠均购自北京维通利华实验动物技术有限公司,许可证编号 SCXK(京)2006-0008。

1.4 实验方案

分组后,将所有小鼠进行空白对照饲养一周,饲养条件同适应期,然后将实验组小鼠放入气象环境模拟箱进行热浪刺激。实验期间及前后,对各组小鼠的体重及体温进行测定记录。当经过 3 天的热浪刺激后,立即取出实验组小鼠,对实验组小鼠实施麻醉(7% 水合氯醛,0.3 mL/100 g)并进行断头采血。采血 1 mL 左右于离心管中,离心 3 000 r/min,15 min 后分离血浆并储存于低温冰箱(−80℃)中待检内皮素(Endothelin-1,ET-1)和一氧化氮(nitricoxide,NO)含量。ET-1 含量的测量方法为 ELISA 法,试剂盒购自武汉 EIAAB 科技有限公司;NO 含量的测定方法为硝酸还原酶法,试剂购自南京建成生物工程研究所。同期对照组进行与实验组相同的步骤。

1.5 统计分析

采用 SPSS19.0 软件对数据进行统计学分析,数据以均数±标准差($\bar{x}\pm S$)表示,不同处理组之间的均值比较方法为独立样本 t 检验。

2 结果

2.1 体重、肛温的变化

体重体温是小鼠的基本生理指标,热浪期间小鼠体温的波动能够反映出不同小鼠对热刺激的直接反映。从图 2(a)曲线可以看到小鼠体重在实验前后没有显著差异,极值差异仅在 0.49 以内,不具有统计学意义($p>0.05$)。分析图 2(b)的肛温数据,可以发现,整体上,同期同处理条件下,ApoE-/-小鼠的体温和肛温均高于健康小鼠。实验前各组小鼠的体温差异不明显($p>0.05$),实验过程中,对照组两周小鼠的体温变化也未见较大波动($p>0.05$),不具有统计学意义。而热浪组的体温整体上升趋势较为明显,其中健康组小鼠在热浪模拟第二天后体温较实验前上升较为显著($P<0.05$),热浪刺激结束后,上升更为明显($p<0.01$),具有统计学意义。而热浪刺激模拟期间,ApoE-/-小鼠的体温上升情况与对照组相比则更为明显($p<0.01$,$p<0.01$,$p<0.01$),与同期健康小鼠相比差异亦显著($p<0.05$,$p<0.01$,$p<0.01$),均具有统计学意义。

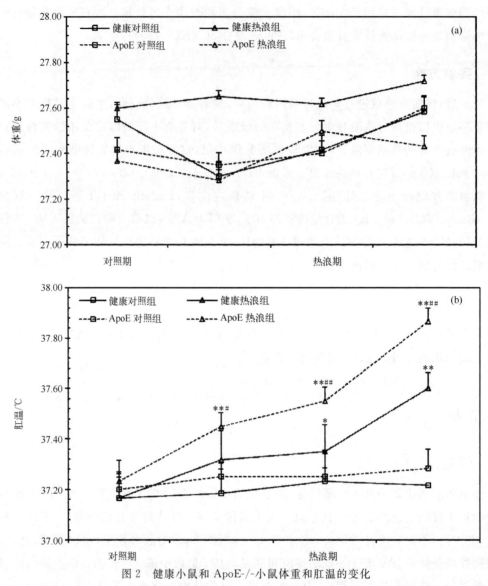

图2　健康小鼠和 ApoE-/-小鼠体重和肛温的变化

（＊$p<0.05$，＊＊$p<0.01$ 与对照组相比；♯$p<0.05$，♯♯$p<0.01$ 与同期健康鼠相比）

2.2　ET-1、NO 及 ET-1ZNO 的变化

表1为两种小鼠体内热浪前后 ET-1、NO 以及两者比值的变化情况。由表1中数据分析可以看到，健康小鼠和 ApoE-/-小鼠在实验前后体内 ET-1 水平变化幅度不大，不具有统计学差异（$p>0.05$），而不同鼠种间 ET-1 含量有所区别，ApoE-/-小鼠体内的 ET-1 水平整体比同期健康小鼠要高（$p<0.01$）。小鼠受到热刺激以后，血管内皮就会释放血管舒张因子——NO，实验前后，同一鼠种体内的 NO 含量显著升高（$p<0.01$），ApoE-/-小鼠体内的 NO 水平整体低于同期健康小鼠（$p<0.01$）。NO 与 ET-1 之间的比值考虑的是两因子的综合情况，可以看到，键康小鼠实验前后，比值显著上升（$p<0.01$），而 ApoE-/-小鼠上升幅度较

小,不具有显著性差异($p>0.05$),ApoE-/-小鼠其比值相对于健康小鼠整体偏小,具有统计学意义($p<0.01$)。

表1 健康小鼠与 ApoE-/-小鼠 ET-1、NO 以及 NO/ET-1 比值的结果比较

		对照组	热浪组
ET-1/(ng·L^{-1})	健康鼠	147.06 +11.99	135.01+18.99
	ApoE-/-鼠	167.84 +8.59 ##	165.82+8.77 ##
NO/(μmol·L^{-1})	健康鼠	62.51+2.98	87.17 +4.70 **
	ApoE-/-鼠	52.17 +5.92 ##	62.53±5.07 ** ##
NO/ET-1/%	健康鼠	42.72 +3.73	65.51 +8.47 **
	ApoE-/-鼠	31.13+3.57 ##	37.84 +4.22 ##

* P<0.05,** P<0.01 与对照组相比;## P<0.01 与同期健康鼠相比。

3 讨论

冠心病是冠状动脉性心脏病(coronary artery heart disease,CHD)的简称,是指因冠状动脉狭窄、供血不足而引起的心肌机能障碍和(或)器质性病变,故又称缺血性心肌病(IHD)。中国每年死于心脑血管疾病的人数约为三百万,全球每年每三个死亡人中就有一人死于该病[1]。实验中所模拟的热浪过程,其持续时间为 3 d,日最高温度分别为 37.3℃、36.7℃、37.6℃,平均气温为 30.6℃,高温持续时间分别为 7 h、5 h、6 h,高温平均持续时间为 6 h/d。2001—2010 年期间南京共遭遇了 20 余次热浪袭击,近年来更有增长的趋势[15,16],频发的热浪灾害天气对居民尤其是心脑血管等此类天气敏感性患病人群的健康会产生一定的影响。

ET-1 与 NO 是一对调节心血管功能的重要因子,其两者的作用截然相反,ET-1 是迄今所知最强的缩血管物质,而 NO 主要起血管舒张的作用,两者之间的平衡对维持心血管系统稳态起着重要作用,所以一直备受研究者重视[12,14,17]。然而以往研究仅仅将两因素局限于冠心病的危险因素来进行分析,而热浪期间,其对机体最直接的影响则是体温,故本研究就着重于体温,辅以 ET-1 与 NO 的变化分析热浪过程对于 ApoE-/-小鼠的影响,进而推测其对冠心病的影响关系。

研究结果显示,热浪前后,两种小鼠体内的 ET-1 水平均未显著变化,说明热浪刺激对于 ET-1 含量的影响甚微,其主要通过内皮释放 NO 因子来控制血管扩张,使得 NO/ET-1 平衡偏向于血管扩张因子一方,增加机体的散热。人体在高温天气的持续刺激下,机体体温会有明显的反应和变化。实验结果显示,在经历了一次热浪过程后,小鼠的体温亦呈上升趋势,其中,ApoE-/-小鼠上升趋势更为明显,这与体内 NO 水平的变化相一致。热浪刺激后,小鼠体内的 NO 水平上升,使得血管扩张以增加机体散热来维持体温正常,而由于 ApoE-/-小鼠内皮功能异常,导致 NO 上升水平明显低于同期健康小鼠,以致 ApoE-/-小鼠体温显著高于同期健康小鼠。以此可以推断,热浪期间,冠心病等血管功能异常的患者更易受到高温天气的影响,从而加重冠心病患者的病情。此次模拟实验进行的是 3 d 的热浪天气刺激,可以看

到两种小鼠均在此期间发生了较明显的体温上升现象。由此推断,当热浪天气大于 3 d 或者持续时间更长时,小鼠的热应激反应将更强烈,有可能出现中暑等反应。所以当经历长时间的热浪天气时,冠心病患者受高温刺激的影响将更为严重。

综上所述,ApoE-/-小鼠在热浪天气过程中相对于健康小鼠更易受到高温的影响,体温上升明显,以此可以推测在高温期间,冠心病患者更易受到热浪的影响,从而增加了冠心病发生和发展的危险,所以热浪期间,冠心病患者更需做好防护工作。

参考文献

[1] 中国血管病报告 2010. 北京:中国卫生部心血管病防治研究中心,2010.

[2] 刘方,张金良,陆晨. 我国气象因素与心脑血管疾病研究现状. 气象科技,2004(06):425-428.

[3] IPCC. Climate Change 2007: The Physical Science Basis. Cambridge, UK: Cambridge Unversity Press, 2007.

[4] 张书余,王宝鉴,谢静芳,等.吉林省心脑血管疾病与气象条件关系分析和预报研究.气象,2010(09):106-110.

[5] 徐锁兆,孙立勇,任军.热浪对炎热地区居民死亡率的影响.气象,1994(9):54-57.

[6] 刘建军,郑有飞,吴荣军.热浪灾害对人体健康的影响及其方法研究.自然灾害学报,2008(01):151-156.

[7] 张国存,查良松.南京近 50 年来气候变化及未来趋势分析.安徽师范大学学报(自然科学版),2008(06):580-584.

[8] 许遐祯,郑有飞,尹继福,等.南京市高温热浪特征及其对人体健康的影响.生态学杂志,2011(12):2815-2820.

[9] 潘永瑜,胡洁,李东霞,等.ApoE 基因多态性与血脂水平及冠心病的关系.临床内科杂志,2001(04):267-269.

[10] 刘金凤,马洪胜,李峰. ApoE 基因多态性与脂质代谢的相关性. 中国老年学杂志,2012(09):1802-1804.

[11] 程军,李金平,田卓,等. ApoE 基因敲除小鼠和 C57BL/6J 小鼠血脂及主动脉组织病理学的对比观察.实验动物科学,2008(02):4-6.

[12] Elliot A J, Vo LT, Grossman VL, et al. Endothelin-induced vasoconstriction in isolated perfused liver preparations from normal and cirrhotic rats. *Journal of Gastroenterology and Hepatology*. 1997, **4** (12):314-318.

[13] Remuzzi G, Benigni A. Endothelins in the control of cardiovascular and renal function. *The Lancet*, 1993, **342**(8871):589-593.

[14] 甘富东,黄照河. ET、NO 和 TNF-a 在冠心病发病中的关系探讨. 现代中西医结合杂志,2010(18):2223-2224.

[15] 靳宁,景元书,武永利.南京市区不同下垫面对人体舒适度的影响分析.气候与环境研究,2009(4):445-450.

[16] 柏秦凤,霍治国,贺楠,等.中国 20 座旅游城市人体舒适度指数分析[J].生态学杂志,2009(8):1607-1612.

[17] Yanagisawa M, Kurihara H, Kimura S, et al. A novel potent vasoconstrictor peptide produced by vasular endothelial cells. *NATURE*, 1988, **332**(31):411-415.

医药卫生

热浪对人体健康影响的研究进展

田　颖[1,2]　张书余[2,3]　罗　斌[1]　马守存[1]　周　骥[1]

(1. 南京信息工程大学应用气象学院,南京 210044;

2. 中国气象局兰州干旱气象研究所,兰州 730020;

3. 甘肃省干旱气候变化与减灾重点实验室,兰州 730020)

摘　要:热浪对人体健康影响显著,随着全球变暖,其发生频率、强度还会继续增加。通过对国内外研究的概述,发现热浪期间发热、中暑、心脑血管疾病、呼吸道疾病、精神病、部分传染病等疾病发病率、热相关死亡率增加,老年人、儿童及一些慢性病患者更易受影响;影响程度与热浪特征、社会因素、行为因素及空气污染有关,并存在"滞后效应"和"收获效应"。另外,简要介绍了主要的热浪研究方法。目前,对热浪研究主要集中于统计学方法,动物实验和人群实验研究比较少,对此,今后应更注重通过实验方法研究热浪对人体各类疾病的影响。

关键词:热浪,疾病,死亡率,流行病学特征　　　DOI:10.3969/j.issn.2095-1973.2013.02.006

Research Progress in Impact of Heat Wave on Human Health

Tian Ying[1,2]　Zhang Shuyu[2,3]　Luo Bin[1]　Ma Shoucun[1]　Zhou Ji[1]

(1. *College of Applied Meteorology, Nanjing University of Information Science and Technology, Nanjing* 210044;

2. *Lanzhou Institute of Arid Meteorological, China Meteorological Administration, Lanzhou* 730020;

3. *Key Laboratories of Arid Climatic Change and Reducing Disaster of Gansu Province, Lanzhou* 730020)

Abstract: Heat wave has a significant impact on human health. The on-going climate change is predicted to yield a growing number of heat waves which will be aggravated in both intensity and frequency. In this paper, the increasing incidence of mortality and morbidity of many diseases such as fever, heat stroke, cardiovascular diseases, respiratory diseases, mental illness, some infectious diseases and others during heat wave was reviewed, especially the elderly, children and patients with some chronic diseases. This effect was also related with heat wave itself, socioeconomic factors, behavioral factors and air pollution. In addition, there were "lag effects and harvesting". The study methods were also summarized briefly. Most of the study methods focused on

资助项目:公益性行业(气象)科研专项(GYHY201106034)

作者简介:田颖(1989—),Email:yngtian@163.com

statistical methods, but animal experiments and crowd experimental studies were few, so more attention should be paid to influences that heat wave makes on various types of human diseases by experimental methods.

Key words：heat wave, disease, mortality, epidemiological characteristic

引言

　　热浪是具有一定持续性的高温天气(日最高温度超过一定界限的天气过程)，可造成多种疾病发病率和死亡率增加。热浪并没有统一而明确的定义，各国家和地区按自身情况依据夜间最低气温或日最高气温的持续时段和(或)强度定义热浪，或根据热浪持续指数等对其定义及研究[1]。世界气象组织建议最高气温高于 32℃，持续 3 d 以上的天气过程为热浪。荷兰皇家气象研究所定义热浪为最高温度高于 25℃ 并持续 5 d 以上，其间至少 3 d 高于 30℃ 的天气。中国一般把日最高气温达到或超过 35℃ 称为高温天气，连续 3d 以上的高温天气过程称为高温热浪，国内相关研究也大多以此标准定义热浪。同时，中国气象局建议各省(自治区、直辖市)气象局也可根据各自气候确定界限温度，如甘肃省气象局规定，河西地区和河东地区高温天气的界限温度分别为 34℃ 和 32℃。孙立勇等[2]通过研究安徽地区热浪对居民死亡率影响，建议将热浪警戒温度限值为日平均气温 32℃，最高气温 36℃。

　　大量研究表明，高温热浪能够造成严重的健康事件，甚至死亡。早在 1743 年，北京热浪造成近 11000 人死亡。20 世纪 90 年代以来，夏季高温酷热天气频发。印度继 1998 年 2500余人在热浪中丧生后，2002 年又造成 1200 人死亡；2003 年，欧洲热浪造成人群超额死亡数达到 20000 人，法国甚至引发政治冲突；2004—2006 年，中国广州和西南地区、南非及欧美又遭受热浪袭击，造成大量人员死亡[3~5]。一般初夏发生的热浪及热浪前几日更易造成死亡率增加，中高纬度地区更明显，这可能与人体对热浪的适应性有关[3,6~9]。持续时间长、强度大的热浪危害也越大，危害程度不仅与个体心理身体素质有关，也与环境条件联系：一般经济条件差、居住条件差、独居的人风险大，且城市热岛会加重热浪的影响，使城市及人口稠密地区更易受影响，夜间尤其明显[10~12]。神经紊乱、体弱、认知能力受损的人，精神病人及患有慢性疾病的人群风险大，其中，黑人比白人更易受影响。服用利尿剂、一些神经类药物、麻醉毒品等药物，酒醉及进行大量体力劳动也会增大风险[13,14]。对此，相关机构表示[13]，随着全球气候变暖的发展，热浪发生频率将继续增加，且发生程度更严重、持续时间更长、范围更广，与其相关的死亡率相应增加。另外，随着城市化和人口老龄化，各国对热浪与人体健康关系的研究越来越重视，本文对这些研究进行综述，为推进热浪对人体健康影响的研究提供科学基础。

1　热浪对相关疾病发病率的影响

　　热浪对相关疾病发病率影响的研究比热相关死亡率少很多,且因资料等方面的限制和多种混杂因素的存在,结果不如后者精确[15,16]。研究发现,热浪期间急救车出车量、医院就诊量、入院人数都会增加,主要针对中暑、热中风、传染病、慢性病(如心脑血管疾病、呼吸道疾病)等疾病,少数人还可能出现严重昏迷、器官衰竭,但增幅不如死亡率明显[17,18]。行动受限的人(孕妇,瘫痪等)、老年人和慢性疾病患者的风险更大[9,19]。同时,高温导致大气污染物和过敏物含量增加,对人体有显著影响[20]。

1.1　发热和中暑

　　热浪期间,环境温湿变化超出人体热平衡可调节适应范围,使体温升高,导致生理功能紊乱,造成气促、发热、热痉挛,甚至中暑死亡[21,22]。王长来等[23]在南京发现连续高温高湿天气可引发大量人群中暑,Semenza 等[24]指出,1995 年芝加哥热浪主要引发的疾病为脱水、中暑、热衰竭。另外,热浪期间的医院死者中大都伴有发热、中暑现象[25,26]。因发热中暑为多器官多系统疾病,能进一步对人体其他系统造成影响,可造成大量死亡,故应注意及时有效的防治。

1.2　心脑血管疾病

　　统计表明,高温期间,心脑血管疾病发病率仍在增加。高温刺激神经调节循环系统,使人体大量出汗,血液黏稠度和胆固醇水平增高,血管扩张、血液循环加速,心跳过速,血压变化,内脏供血不足[21,27]。同时,环境低气压使得人体氧分压低,血氧含量不足,引起心脏、大脑反射性痉挛,诱发心肌梗死、冠心病、缺血性脑卒等急性心脑血管疾病,环境湿度大时,发病更明显[28,29]。另外,热浪期间人体心肌蛋白增加,过多时,可迫害心脏[30]。热浪引起的大气颗粒物浓度增多也可引发急性心肌梗死等疾病[31]。

　　心脑血管疾病是研究热浪对人体发病率影响中最重要的疾病之一,相关研究全面,众多统计分析研究已取得初步结果。20 世纪 60—70 年代,美、英热浪期间心脑血管疾病发病率、死亡率增加,相似结果在 20 世纪 90 年代费城和芝加哥等地热浪期间得到证实[24,32]。部分研究者通过实验小鼠和志愿者的研究证明,高温利于冠心病和脑血管疾病发生,对心血管疾病比脑血管疾病影响更严重[29]。有研究指出,心脑血管疾病的发病风险还与年龄有关,老人更易受影响。Mastrangelo 等[33]认为,这可能是因为老人身体水分更少、血管扩张能力差[29];而 Loughnan 等[34]研究发现,对于某些心脏类疾病,65 岁以下人群发病率也明显增加。在已有结果基础上,研究者们近来开始关注相关机制研究,这也对今后其他类疾病的研究方法有所启示。

1.3　呼吸道疾病

　　热浪可刺激人体呼吸系统,增加呼吸道疾病的发病率与死亡率。Huang 等[35]指出,热浪使肺气肿、急性呼吸道感染等呼吸系统疾病发病死亡数增加。也有研究表明,呼吸道疾病对高温致死最敏感[36]。同时,热浪发生时,花粉、孢子、霉菌等更活跃,易引发过敏性呼吸道疾病;臭氧增多,易引发呼吸道疾病,尤其是慢性阻塞性气管疾病和哮喘;空气污染加重,可吸入颗粒物、二氧化硫、二氧化氮等会增强支气管敏感度,影响肺功能,损害呼吸系统,加大对人体慢性呼吸道疾病影响,这在实验性研究和流行病学研究中都得到了证实[37]。另外,Robine 等[38]、Mastrangelo 等[33]发现,64 岁以上和 74 岁以上的老人更易受影响。所以,热浪期间,心肺功能不好的人群、老人和过敏人群应更加注意防治,并保持良好的生活习惯。

1.4 神经系统疾病和精神病

干热天气下,太阳辐射中红外线可穿透颅骨,导致脑组织温度骤然升高,大脑皮层调节中枢的兴奋性增加,中枢神经系统运动功能受抑制,脑神经功能受损,使得反应功能迟钝、头昏、失眠、烦躁[21,39]。另外,高温中暑可以引起帕金森和小脑共济失调综合症,对所有脑区有不同程度的损伤,易于神经系统紊乱和癫痫等发病,老年人风险更大[24,40]。

高温热浪对精神疾病影响研究相对较少,意见不一,但大多研究认为热浪促发精神类疾病。Bark 等[41]研究得出,怀孕期间第 2 至 6 个月和 8 至 9 个月时发生热浪会分别增大新生男婴和女婴患精神分裂的可能性。Naughton 等[42]指出,热浪期间精神病发病增加,且年轻人更多,不过,也研究则显示,65～74 岁老人更明显。少数学者如 Nitschke[17]等则并未发现热浪对精神类疾病发病率产生明显影响。近 10 年来,环境危险因素与人群精神类疾病发病率和死亡率的相关研究也越来越被重视。

1.5 消化系统疾病和泌尿系统疾病

热浪期间,人体皮肤血管扩张,同时,在神经系统影响下,腹腔内脏血管收缩,胃液分泌减少,胃蠕动减弱,会引起食欲不振,消化力下降及其他肠胃疾病,且耗营养多,长时间会营养缺乏,体重减轻,乏力[21,22]。另外,高温可以直接作用于肝脏,同时受到缺氧、缺血、弥漫性血管内凝血、代谢性中毒的影响,出现肝细胞损伤、肝衰竭[40]。

若不适当补水,会使尿液浓缩,加重肾脏负担,湿度高时,还会抑制出汗,若再进行体力劳动,可导致肾脏等脏器衰竭[22,28]。美国一项研究证实,高温会诱发肾结石[43]。Josseran 等[44]、Nitschke 等[8,17]通过统计分析得出,热浪期间肾绞痛、肾衰竭等发病率上升,老年人更明显,而且,肾脏疾病在热浪中的发病率有上升趋势。对此,随着热浪的多发与研究的深入,此类疾病的热相关性研究应该引起研究者注意。

1.6 皮肤病和传染病

热浪期间,多汗易出现痱子破坏皮肤保护层,同时,高环境温度利于细菌繁殖、传播,空气污染和臭氧、紫外线的增加也不利于皮肤调节平衡,促进一些皮肤病(化脓性皮肤病、霉菌病、皮炎、皮肤癌等)的传播发生[45]。婴幼儿汗腺发育不全,抵抗力弱,更易受影响。

高温加快媒介昆虫的生长繁殖及细菌疾病的传播,并使昆虫体内病原体的致病力增强而利于某些传染病的流行[4]。有学者指出,最高温度、平均气压和蒸发量与乙脑的传播有关。近年,不断有学者提出,气候变化可能引起疟疾、登革热、腹泻、血吸虫病、黄热病、日本脑炎等传染病频发[5]。热浪出现时,应加强传染性疾病的预防。

1.7 其他

不同研究表明,热浪期间,人体肌肉张力、反应能力下降,易疲劳,甚至全身乏力,并且高温会抑制免疫系统,随高热时间延长,细胞免疫及液体免疫功能会受影响,同时高温加重肾脏负担,使机体对化学物质毒性作用的耐受度、免疫降低,抗病能力下降[21,22,40]。高温热浪间接引起的空气污染还可影响生殖系统,甚至致癌[46]。另有统计显示,全球高温天气增多使两性自杀率都有提高[47]。

2 热浪对相关死亡率的影响

自 20 世纪六七十年代,一些国家地区开始对热浪与死亡率关系进行研究[32,48]。除少数研究者外,大多研究者认为热浪期间,人群总死亡率增加,日死亡人数与每日温度呈非线性相关,并存在地域性[5]。此非线性关系一般是"V"或"U"型,也有研究得出是"J"形,当温度高于一定界限之后,死亡率随温度的上升而上升,并在较高温度有一个陡峭的变化[49,50]。Matzarakis 等[51]、孙立勇等[2]、Páldy 等[52]分别对 1987 年雅典热浪、1987—1989 年安徽热浪和 1970—2000 年布达佩斯热浪进行研究,结果表明热浪期间人群总死亡率明显上升,死亡高峰与高温曲线峰值相吻合。也有研究者指出,因相关的统计学定义难以确定,热相关死亡率应更高[27]。

热浪可诱发多种疾病而导致死亡,对健康的影响也与个体有关,中老年人、体弱及患有心脑疾病等慢性疾病人群风险更大。对不同时期亚洲、大洋洲、欧洲一些城市发生的热浪的分析表明,呼吸系统疾病、心脑血管病是热浪期间主要致死疾病,热诱导败血症、消化系统疾病等的死亡率也与热浪有关[2,8,53~55]。2003 年,Simón 等[56]在欧洲多国发现,热浪期间死亡率或超额死亡率上升,且多数为老人。而且,发生在夜间或常年气候较冷地区的高温,易引起更高的死亡率,但不同强度的高温主要引发的疾病有所不同[4,49,57],所以在热浪相关研究中,确定合理的界限温度是一个难点问题。

大气污染因素与气象因素的交互作用对人体健康的影响不容忽视。20 世纪 90 年代中期开始,国内外流行病学研究者们用不同模型对污染物与温度的关系进行探讨,证实可吸入颗粒物、臭氧、一氧化碳、二氧化硫、光化学烟雾等污染物常在高温条件下与死亡率有关,可引发心血管疾病、心肺疾病等疾病,颗粒物浓度越高,颗粒越细小,热相关死亡率越大,并存在地区差异[27,31,46,55,58~60]。另外,克罗地亚、法国、澳大利亚的相关研究显示,热浪期间臭氧含量和高温协同使死亡率增加,尤其对老年人和心血管疾病等慢性病患者人群影响更大[4,55,58]。近年来,随着气候和环境问题的突出,将热浪等天气现象与空气污染联合研究逐渐成为一个新的热点。

3 热浪对人体健康影响的流行病学特征

3.1 年龄特征

人体受热浪影响程度与年龄有关,尽管 Vaneckova 等[55]认为不同人群风险接近,Nitschke 等[17]发现 15~64 岁的人群受影响更明显,但大多研究表明,老年人和婴幼儿热调节功能较差,对热应力及相关的空气污染更敏感,所以易受影响[19,31,61]。众多研究者对近 30 年美国、中国、日本、欧洲的不同城市热浪研究证实,随年龄增长,热浪相关死亡率增长,64 岁以上人群增加最显著[5,25,36,57,62,63]。Weisskopf 等[64]还指出,64 岁以上人群中随年龄增长,受热浪影响程度增长更迅速,且主要引发的疾病也在变化[32]。另有研究者分别研究得出 15 岁以下儿童、5 岁及以下儿童、0~1 岁婴儿更易受热浪影响[27,48]。

3.2 性别特征

国内外有关热浪对性别影响的观点尚存在分歧,不能确定男、女性对热应力敏感性有差异。Yu 等[65]认为热应力对女性影响更大,Trigo 等[66]研究得出这种性别差别在一定年龄以上的人群中才体现。也有结果显示,在受热浪影响较大人群(65 岁以上)中,男女死亡率均等,但在其余人群中,男性死亡比例几乎是女性的 5 倍[3]。Fouillet 等[26]对 2003 年热浪研究表明,在 0~1 岁及 35~44 岁人群中,仅男性受到明显影响。Conti 等一些研究者则表示热浪对男女影响差异不大[35,67,68]。对此,有关热浪对人体影响的性别因素仍需进行系统的研究。

3.3 "滞后效应"和"收获效应"

大多数研究证实,热浪期间人群死亡率存在"滞后效应",即温度不仅影响当日的死亡人数,还可能影响其后几天的死亡人数,说明了热浪持续天数的累积作用[5]。许多研究发现热浪对死亡率的影响有 0~1 d 的滞后,还有研究者认为滞后可达 1~3 d 或 5 d,且对心脑血管疾病影响更久,老年人尤甚[16,69,70]。

高温热浪及空气污染与流行病学死亡率或发病率的"收获效应"已被研究证实,即热浪期间死亡人数的增加可以被随后期间内死亡人数的暂时减少而得到补偿,使一些最易感的人群提前几天死亡,所以又称"死亡位移"[27]。

4 研究方法简介

热浪研究方法有多种,截至 20 世纪末,各国研究者对热浪研究方法较为简单,通常是将医学资料与气象资料进行相关分析,建立气象条件与人类疾病的统计学关系[71]。具体采用的方法因所选用资料的类型而异。

（1）指标法。包括仅考虑温度的单因素指标，一般以最低气温、最高气温、平均气温为依据；考虑温湿的双因素指标及综合温度、湿度、风、云量、降水、辐射、空气状况、热连续天数、人体热量平衡等因素的多因素指标。通过指标值分析热浪对人体影响程度，各地需按局地条件选用适宜的指标。

（2）天气分型法。由 Sheridan 等综合考虑多项气象因素而首次提出，即对某地逐日天气进行分类，确定对人类健康有负面影响的高危险天气类型；Kalkstein 等进一步对此法进行开发，首先对天气分类，再把当日天气从资料库中选取天气类型进行相似性比较，从而确定天气类型，进行预报[3]。

（3）多元回归分析法（多种因子建立回归方程）。将逐日天气特点和逐日死亡率资料比较用于分析，常用来研究热浪与超额死亡率的关系。根据不同的研究要求和各地的气候特点，又常采用不同的方法。近年来，许多研究者采用的时间序列方法、病例交叉研究等均用此法进行相关分析。

5　小结

（1）国内外很多研究表明，热浪对健康影响显著，已有研究主要针对热浪对死亡率及发热、心脑血管疾病、呼吸道疾病的发病率的影响，对其他相关疾病发病率缺少系统的研究。同时，各研究对从热浪的定义到热相关死亡率的统计学定义等方面观点尚不统一。

（2）总体来讲，热浪期间人群总死亡率明显上升，死亡高峰与高温曲线峰值相吻合，主要造成发热中暑、心脑血管疾病、呼吸道疾病发病率增加，同时引起神经系统疾病、精神病、消化系统疾病、泌尿系统疾病、传染病等多种疾病发病增加，影响程度不仅与热浪发生特征及地理位置有关，还受社会因素影响。

（3）热浪对婴儿儿童、老年人和本身患病人群更易造成影响，但性别因素的影响仍需进行系统研究。而且，值得注意的是，年龄和性别因素对于不同的疾病的影响程度可能不同，甚至相反，对此，应在研究热浪时详细地针对不同种疾病分别作相关研究才更有说服力。

（4）高温热浪加剧空气污染，可对人体健康产生不利影响，尤其易引发心血管疾病和呼吸道疾病。近些年，热浪及其引发的空气污染的协同作用对人体的间接影响也吸引更多研究者做深入的研究，但相关研究大多集中于对可吸入颗粒物、臭氧、紫外线的影响，且多为统计学研究。今后，应结合流行病学研究和毒理学研究方法探讨其他污染成分在高温条件下对人体的影响。

（5）热浪对人体的影响存在"收获效应"和短暂的"滞后效应"，一般可滞后 0～1 d、1～3 d 或 5 d 不等，不同地区的滞后天数还有待进一步研究。了解其滞后效应对预防热浪的危害具有实际指导意义。

（6）热浪的相关研究方法过于简单，一般为指标法、天气分型法、多元回归分析法，集中于使用气象资料和医疗资料相关分析，并且由于缺少界定标准，资料统计可能存在误差。研究热浪与健康的关系时,应综合考虑热浪发生的多气象要素特征、地理位置及其他社会因素、行为因素,运用气象学与流行病学、毒理学结合的方法,利用人群和动物实验进一步进行机制研究。对此,需进一步加强气象学和医学相关人员的合作。

参考文献

[1] Unkašević M, Tošić I. An analysis of heat waves in Serbia. *Global and Planetary Change*, 2009, **65**(1-2):17-26.

[2] 孙立勇,任军,徐锁兆. 热浪对炎热地区居民死亡率的影响. 气象,1994,**20**(9):54-57.

[3] 刘建军,郑有飞,吴荣军. 热浪灾害对人体健康的影响及其方法研究. 自然灾害学报,2008,**17**(1):151-156.

[4] 余兰英,刘达伟. 高温干旱对人群健康影响的研究进展. 现代预防医学,2008,**35**(4):756-757.

[5] 李芙蓉,李丽萍. 热浪对城市居民健康影响的流行病学研究进展. 环境与健康杂志,2008,**25**(12):1119-1121.

[6] Kalkstein L S, Sheridan S C, Kalkstein A J. Heat/health warning systems: Development, implementation, and intervention activities. *Biometeorology for Adaptation to Climate Variability and Change*, 2009, **1**(I):33-48.

[7] Muthers S, Matzarakis A, Koch E. Summer climate and mortality in Vienna-a human-biometeorological approach of heat-related mortality during the heat waves in 2003. Wiener Klinische Wochenschrift, 2010, **122**(17-18):525-531.

[8] Nitschke M, Tucker G R, Bi P. Morbidity and mortality during heatwaves in metropolitan Adelaide. *Medical Journal of Australia*, 2007, **187**(11-12):662-665.

[9] Nicholls N, Skinner C, Loughnan M, *et al*. A simple heat alert system for Melbourne, Australia. *International Journal of Biometeorology*, 2008, **52**(5):375-384.

[10] D'Ippoliti D, Michelozzi P, Marino C, *et al*. The impact of heat waves on mortality in 9 European cities: Results from the Euro HEAT project. *Environmental Health*, 2010, **9**:37.

[11] 张书余. 医疗气象预报. 北京:气象出版社,2010.

[12] Gabriel K M, Endlicher W R. Urban and rural mortality rates during heat waves in Berlin and Brandenburg, Germany. *Environmental Pollution*, 2011, **159**(8-9):2044-2050.

[13] Luber G, McGeehin M. Climate change and extreme heat events. *American Journal of Preventive Medicine*, 2008, **35**(5):429-435.

[14] Hajat S, O'Connor M, Kosatsky T. Health effects of hot weather from awareness of risk factors to effective health protection. *The Lancet*, 2010, **375**(9717):856-863.

[15] Xun W W, Khan A E, Michael E, *et al*. Climate change epidemiology: methodological challenges. *International Journal of Public Health*, 2010, **55**(2):85-96.

[16] Åström D O, Forsberg B, Rocklöv J. Heat wave impact on morbidity and mortality in the elderly population: a review of recent studies. *Maturitas*, 2011, **69**(2):99-105.

[17] Nitschke M, Tucker G R, Hansen A L, *et al*. Impact of two recent extreme heat episodes on morbidity and mortality in Adelaide, South Australia: a case-series analysis. *Environmental Health*, 2011, **10**:42.

[18] Kovats R S, Hajat S, Wilkinson P. Contrasting patterns of mortality and hospital admissions during hot weather and heat waves in Greater London, UK. *Occupational and Environmental Medicine*, 2004, **61** (11): 893-898.

[19] 袁晓瑛, 秦文卓, 戚平. 浅谈高温热浪及其健康影响. 中国科技博览, 2010, **27**: 99.

[20] 廖妙婵, 孙雅坤. 论极端气候事件及其影响. 重庆科技学院学报(社会科学版), 2011(3): 59-60, 66.

[21] 刘云红. 高温影响人体健康的生理机理及营养素的补充. 辽宁师专学报, 2006, **8**(2): 66-67.

[22] 徐井芳. 暑热高温对人体的危害. 中国气功, 2002, **8**: 11.

[23] 王长来, 茅志成, 程极壮. 气象因素与中暑发生关系的探讨. 气候与环境研究, 1999, **4**(1): 40-43.

[24] Semenza J C, McCullough J E, Flanders W D, *et al*. Excess hospital admissions during the July 1995 heat wave in Chicago. *American Journal of Preventive Medicine*, 1999, **16**(4): 269-277.

[25] Henschel A, Burton L L, Margolies L, *et al*. An analysis of the heat deaths in St. Louis during July, 1966. *American Journal of Public Health Nations Health*, 1969, **59**(12): 2232-2242.

[26] Fouillet A, Rey G, Laurent F, *et al*. Excess mortality related to the August 2003 heat wave in France. *Int Arch Occup Enciron Health*, 2006, **80**(1): 16-24.

[27] Basu R. High ambient temperature and mortality: a review of epidemiologic studies from 2001 to 2008. *Environ Health*, 2009, **8**(40): 11.

[28] 王安来. 热浪袭来伤"心"损"脑". 医药保健杂志, 2003, **08A**: 13.

[29] Cheng X, Su H. Effects of climatic temperature stress on cardiovascular diseases. *European Journal of Internal Medicine*, 2010, **21**(3): 164-167.

[30] Hausfater P, Doumenc B, Chopin S, *et al*. Elevation of cardiac troponin I during non-exertional heat-related illnesses in the context of a heatwave. *Critical Care*, 2010, **14**(3): R99.

[31] Li G, Zhou M, Cai Y, *et al*. Does temperature enhance acute mortality effects of ambient particle pollution in Tianjin City, China. *Science of the Total Environment*. 2011, **409**(10): 1811-1817.

[32] Mastrangelo G, Hajat S, Fadda E, *et al*. Contrasting patterns of hospital admissions and mortality during heat waves: Are deaths from circulatory disease a real excess or an artifact. *Medical Hypotheses*, 2006, **66**(5): 1025-1028.

[33] Mastrangelo G, Fedeli U, Visentin C, *et al*. Pattern and determinants of hospitalization during heat waves: an ecologic study. *BMC Public Health*, 2007, **7**: 200.

[34] Loughnan M E, Nicholls N, Tapper N J. When the heat is on: Threshold temperatures for AMI admissions to hospital in Melbourne Australia. *Applied Geography*, 2010, **30**(1): 63-69.

[35] Huang W, Kan H, Kovats S. The impact of the 2003 heat wave on mortality in Shanghai, China. *Science of the Total Environment*, 2010, **408**(2): 2418-2420.

[36] Ishigami A, Hajat S, Kovats R S, *et al*. An ecological time-series study of heat-related mortality in three European cities. *Environ Health*, 2008, **7**: 5.

[37] Curson P. Climate and chronic respiratory disease in Sydney-The case of asthma. *Climatic Change*, 1993, **25**(3-4): 405-420.

[38] Robine J M, Cheung S L, Le Roy S, *et al*. Death toll exceeded 70,000 in Europe during the summer of 2003. *Comptes Rendus Biologies*, 2008, **331**(2): 171-178.

[39] 谈建国, 黄家鑫. 热浪对人体健康的影响及其研究方法. 气候与环境研究, 2004, **9**(4): 680-686.

[40] 陈忠,朱剑琴.高温中暑的病理生理学研究进展.国外医学:生理病理科学与临床分册,1997,**17**(4):373-375.

[41] Bark N M,Krivelevich I. Heatwaves during pregnancy as a risk factor for schizophrenia. *Schizophrenia Research*,1996,**18**(2):105.

[42] Naughton M P,Henderson A,Mirabelli M C,*et al*. Heat-related mortality during a 1999 heat wave in Chicago. *American Journal of Preventive Medicine*,2002,**22**(4):221-227.

[43] 钱颖骏,李石柱,王强,等.气候变化对人体健康影响的研究进展.气候变化研究进展,2010,**6**(4):241-247.

[44] Josseran L,Caillère N,Brun-Ney D,*et al*. Syndromic surveillance and heat wave morbidity:a pilot study based on emergency departments in France. *BMC Medical Informatics and Decision Making*,2009,**9**(1):14.

[45] Llamas-Velasco M,García-Díez A. Climatic change and skin diagnostic and therapeutic challenges. *Actas Dermo-Sifiliográficas*(*English Edition*),2010,**101**(5):401-410.

[46] 车瑞俊,袁杨森.大气颗粒物致突变性及对人体健康的危害.资源与产业,2006,**8**(1):105-109.

[47] Preti A,lentini G,Maugeri M. Global warming possibly linked to an enhanced risk of suicide data from Italy,1974-2003. *Journal of Affective Disorders*,2007,**102**(1-3):19-25.

[48] Schuman S H. Patterns of urban heat-wave deaths and implications for prevention:Data from New York and St. Louis During July,1996. *Enviromental Reseach*,1972,**5**(1):59-75.

[49] 杨晓峰,郑有飞,温兴平,等.热浪对人体健康的影响及应对措施[OL]. 2008,http://www. paper. edu. cn(中国科技论文在线):1-6.

[50] Patz J A,Campbell-Lendrum D,Holloway T,*et al*. Impact of regional climate change on human health. *Nature*,2005,**438**(7066):310-317.

[51] Matzarakis A,Mayer H. The extreme heat wave in Athens in July 1987 from the point of view of human biometeorology. *Atmospheric Environment*,1991,**25**(2):203-211.

[52] Páldy A,Bobvos J,Vámos A,*et al*. The effect of temperature and heat waves on daily mortality in Budapest,Hungary,1970—2000. *Extreme Weather Events and Public Health Responses*,2005,part2:99-107.

[53] Liu L,Breitner S,Pan X,*et al*. Associations between air temperature and cardio-respiratory mortality in the urban area of Beijing,China:a time-series analysis. *Environmental Health*,2011,**10**:51.

[54] Flynn A,McGreevy C,Mulkerrin E C. Why do older patients die in a heat wave? *QJM*,2005,**98**(3):227-229.

[55] Vaneckova P,Beggs P J,de Dear R J,*et al*. Effect of temperature on mortality during the six warmer months in Sydney,Australia,between 1993 and 2004. *Environmental Research*,2008,**108**(3):361-369.

[56] Simón F,Lopez-Abente G,Ballester E,*et al*. Mortality in Spain during the heat waves of summer 2003. *Euro Surveillance*,2005,**10**(7):156-161.

[57] 何权,何租安,郑有清.炎热地区热浪对人群健康影响的调查.环境与健康杂志,1990,**7**(5):206-211.

[58] Alebić-Juretić A,Cvitaš T,Kezele N,*et al*. Atmospheric particulate matter and ozone under heat-wave conditions:do they cause an increase of mortality in Croatia? *Bulletin Environmental Contamination Toxicology*,2007,**79**(4):468-471.

[59] Francis X V, Chemel C, Sokhi R S, *et al*. Mechanisms responsible for the build-up of ozone over south east England during the August 2003 heatwave. *Atmospheric Environment*, 2011, **45**：6880-6890.

[60] 周家斌,徐永福,王喜全,等. 关于气象与人体健康研究的几个问题. 气候与环境研究, 2010, **15**(1)：106-112.

[61] Ebi K L, Paulson J A. Climate change and child health in the United States. *Current Problems in Pediatric and Adolescent Health Care*, 2010, **40**(1)：2-18.

[62] Hutter H P, Moshammer H, Wallner P, *et al*. Heatwaves in Vienna：effects on mortality. *Wien Klin Wochenschr*, 2007, **119**(7-8)：223-227.

[63] Nakai S, Itoh T, Morimoto T. Deaths from heat stroke in Japan：1968—1994. *International Journal of Biometeorology*, 1999, **43**(3)：124-127.

[64] Weisskopf M G, Anderson H A, Foldy S, *et al*. Heat wave morbidity and mortality, Milwaukee, Wis, 1999 vs 1995：an improved response? *American Journal of Public Health*, 2002, **92**(5)：830-833.

[65] Yu W, Vaneckova P, Mengersen K, *et al*. Is the association between temperature and mortality modified by age, gender and socio-economic status? *Science of the Total Environment*, 2010, **408**(17)：3513-3518.

[66] Trigo R M, Ramos A M, Nogueirac P J, *et al*. Evaluating the impact of extreme temperature based indices in the 2003 heatwave excessive mortality in Portugal. *Environmental Dcience and Policy*, 2009, **12**(7)：844-854.

[67] Conti S, Meli P, Minelli G, *et al*. Epidemiologic study of mortality during the Summer 2003 heat wave in Italy. *Environmental Research*, 2005, **98**(3)：390-399.

[68] 李永红,陈晓东,林萍. 高温对南京市某城区人口死亡的影响. 环境与健康杂志, 2005, **22**(1)：6-8.

[69] Tobías A, de Olalla P G, Linares C, *et al*. Short-term effects of extreme hot summer temperatures on total daily mortality in Barcelona, Spain. *International Journal of Biometeorology*, 2010, **54**(2)：115-117.

[70] Ha J, Shin Y, Kim H. Distributed lag effects in the relationship between temperature and mortality in three major cities in South Korea. *Science of the Total Environment*, 2011, **409**(18)：3274-3280.

[71] 郑有飞. 气象与人类健康及其研究. 气象科学, 1999, **19**(4)：424-428.

国际生物气象学研究的新动态

——第十九届国际生物气象学年会综述

张书余[1]　罗　斌[2]

(1. 中国气象局兰州干旱气象研究所,甘肃省干旱气候变化与减灾重点实验室,兰州 730020;
2. 兰州大学,兰州 730000)

摘　要:着重介绍国际生物气象学会第十九届年会人类生物气象学研讨的主要内容,包括冷、热极端天气导致人类产生疾病,甚至死亡的统计流行病学及机制,环境气象指数及评估,气象条件与健康及适应,气源性过敏源与过敏性疾病等研究成果。对植物、动物生物气象学代表性报告做了一些介绍,对人类生物气象学发展进行了展望。

关键词:生物气象学,冷暖空气,环境气象指数,死亡率,评价

DOI:10.3969/j.issn.2095-1973.2014.01.006

Recent Trends in International Biometeorology Study
——19th International Congress Summarization of Biometeorology

Zhang Shuyu[1]　Luo Bin[2]

(1. *Key Laboratories of Arid climatic Change and Reducing Disaster of Gansu Province*, *Lanzhou Institute of Arid Meteorology*, *CMA*, *Lanzhou* 730020;2. *Lanzhou University*, *Lanzhou* 730000)

Abstract:The International Society of Biometeorology that hosts an international congress of biometeorology every 3 years was set up about 60 years ago. This paper introduced the major content of the 19th congress of biometeorology-human biometeorology. In that congress, human biometeorologists mainly discussed the epidemiological results and impacting mechanism of extreme cold and hot weather on human diseases and death, environmental meteorological indexes and their assessment, the relationship between meteorological condition and human health and

资助项目:公益性行业(气象)科研专项(GYHY06034)

作者简介:张书余(1958—),Email:zhangsy@cma.gov.cn

weather adaption, air-borne allergens and allergic diseases, and so on. In addition, this paper also made a simple introduction of representative reports on plant and animal biometeorology. In the end, the development of human biometeorology was prospected.

Key words：biometeorology, cold air and hot wave, environmental meteorological index, mortality, assessment

引言

第 19 届国际生物气象学年会于 2011 年 12 月 4—8 日在新西兰奥克兰大学举行,由国际生物气象学会、世界气象组织、奥克兰理事会、Springer、新西兰国家农业气象中心及奥克兰大学主办和协办,有超过 200 位来自于全球 40 多个国家的科学家参加并提交了 218 份研究论文。会议主题为"气候与社会",主要由 3 个专题研讨会(生物气候学、气候变化与适应;炎热气候中气候对职业人群的影响;气候变化、气源性致敏原与人类健康)和若干个涵括许多生物气象学范畴的墙报交流组成,包括了全体参加及分会的形式组成。论文主要包括了天气气候、气候变化对人类、动物及植物的影响研究。本文着重介绍年会中人类生物气象学的研讨内容。会议以澳大利亚国立大学教授 Tony McMichael 关于两个科学"能或者应该,两者相遇?"的故事开幕。McMichael 教授也是 2011 年 IPCC 极端事件特别报告的首要作者,他谈及了生物气象学的发展领域及前景。

1 往届国际生物气象学年会简介

1955 年,Tromp 博士在荷兰建立了生物气象研究中心[1],同年 Tromp 博士发起,并于 1956 年 1 月正式成立了国际生物气象学会,并获得国际上从事这门学科的 100 多位科学家的支持。目前,国际生物气象学会涵盖了 5 个专业委员会,分别是人类生物气象学、动物生物气象学、植物生物气象学、古生物气象学和宇宙生物气象学。每 3 年举行 1 次年会。1957 年,在维也纳召开了第一届国际生物气象年会,主要研讨了生物气候人才培训方法,生物气候学、生物气象学的试验与研究方法,人对热的适应及气候医疗等方面的问题。1960 年,在伦敦召开了第二届国际生物气象年会,主要讨论了高山生物气候学,高山对人体的影响,热带生物气候学,皮肤、血管及心脏对热的反应,世界疾病的流行分布与生物气候分类的关系,人类生物气候区划及医疗气象预报等。第三届生物气象学年会是 1963 年在法国举行的,中心议题是生物气象学的近代进展及将来的研究方向,生物节奏和周期分析方法的探讨;第四届会议于 1966 年在美国召开,会议主要讨论了大气环境对人体的影响,包括空气负离子,大气电磁及磁场对人类的生物效应;1969 年,在瑞士召开了第五届会议,会议讨论了特殊气象条件的防护,气象条件对生殖的影响,人类对气象应激反应耐受的种族差异,老年人对气象的应激反应等;第六届会议 1972 年在荷兰召开,在会上报告了环境舒适度的改善对工作能力的影响,城市大气气候、大气污染对人类行为的影响,重力场及地球外电磁和微粒辐射对人类生物效应的影响,自然及人工负离子的生物作用等;第七届会议于1975年在美国举行,讨论了热浪与死亡及发病的关系,生物气象学的系统分析,天气气候与人体健康及药物反应的关系,干热环境对人的影响等;第八届会议于1978年在以色列召开,讨论了未来天气气候变迁对人的影响,干热环境对人的影响等;1981年,在西德召开了第九届会议,内容有疗养地及气候治疗,离子及带电颗粒的生物效应,城市生物气象学等;1984年,在日本召开了第10届会议,研讨了医疗气象预报、进展及将来的业务开展形式等问题;1987年,在美国召开了第11届会议,就气压对人类生育的影响及生育的季节变化,气温对人体免疫系统、天气对呼吸系统疾病、远红外线对睡眠影响的动物试验以及动量平衡模型在预测人体舒适方面的运用等方面进行了研讨;1990年,第12届会议在奥地利召开,多方位地探讨了气象与生命现象的奥秘;1993年,在加拿大举行了第13届国际生物气象学年会,重点讨论了高温热浪对人类的影响;1996年,第14届年会在斯洛文尼亚召开,探讨了人类生物气象发展方向,对气象指数应用的适宜性进行了分析;1999年,在澳大利亚悉尼举行了第15届国际生物气象学会议,会议探讨了高温天气干燥、噪音对人体健康的影响及冷刺激对人体生理特征和心血管疾病死亡的影响;2002年,在美国举行了第16届会议,重点关注了热环境对人类的影响;2005年,在德国召开了第17届国际生物气象学年会,会议重点探讨了气候变化对人类健康的影响;2008年,在日本东京举行第18届会议,会议概括了近年来生物气象研究的进展与动向,探讨了人类生物气象学领域的热浪与健康预警系统、医疗气象、室外工作热环境评价及医疗天气预报的研究与应用。

地区性讨论会在英国、美国、联邦德国、荷兰、罗马尼亚、捷克、意大利、波兰等国家都先后举行过。一些国家也举行定期学术会议,如德国自1953年起,每3年举行一次,日本自1961年开始每年召开一次,美国自1969年开始,每3年召开一次,随后瑞典、澳大利亚也召开了学术研讨会。中国气象学会2008年成立了医疗气象专业委员会,每年召开一次学术会议。

在美国,19所大学设有生物气象课程,其中10所可授予硕士学位。有些国家还成立了独立的研究所,这些极大地推动了生物气象这门学科的迅速发展。原德意志联邦共和国自1952年起至今,每周星期一到星期五发布全国医疗气象预报,匈牙利于1958年也开始了这方面工作,日本、苏联也做过这方面的试验,医疗气象预报在国际上虽是一个古老学科,但亟待开垦。

20世纪70年代以来,国外人类生物气象学研究主要包括以下一些内容:(1)气象与生理,研究气象对人体的影响,关键是研究气象要素引起人体的生理变化。目前,研究方法有两种,一是直接观察对人体的影响,另一个是以动物进行试验研究。随着科学的发展,试验方法的进步,在研究中也采用了一些新的手段,着重研究了气象要素对人的内分泌、血液理化状态、大脑皮层活动、心血管、电解质平衡、生殖及肝、脾、胰脏生理功能的影响,还研究了气象要素与免疫学的关系,老年人对气象的适应等。(2)气象与疾病,近年来气象病的研究较多地集中于哮喘、感冒、冠心病、关节炎、传染病、眼病、高山病、牙病、糖尿病、胃溃疡、老年病等,初步建立了医疗气象预报方法。

2　天气气候对人的影响

2.1　热与人的健康

由于气候变暖不断加剧,所以本届年会有13篇报告集中探讨热对人的影响。许多研究发现热能使死亡率增加。Hondula[2]分析了热致死亡率在美国7大城市的时空分布。Hartz[3]认为全球变暖将会增加热浪的发生频率,从而导致热致死亡率的增加。Bambrick[4]研究了澳大利亚老年人对热的适应性和易感性。Zanninovic[5]研究了克罗地亚气候变化和热致死亡率,预测该地区温度的升高将会增加热致死的趋势。Tonouchi[6]也发现老年人对热更为敏感,尤其是短期的热浪。澳大利亚研究者Lynch[7]也做了气候变化对热致死未来变化趋势的研究。Honda[8]研究发现日本儿童在炎热天气里的死亡更多。Gosling[9]用气候模式评估了气候变化对热相关死亡率中的不确定因素。Muthers[10]利用气候数据和局地气候模式分析了热生物气候和死亡率,当生理平衡温度≥41℃时,这种影响更加明显。Tawatsupa[11]研究指出在高温环境作业与作业人群中肾脏疾病发病率明显增加。澳大利亚Vaneckova[12]发现热能使医院入院人群增加,尤其是老年人因呼吸道疾病更易增加。Ono等[13]报告了日本夏季老年人中暑有较高的发病率(图1),不论什么年龄段的老年人,中暑发病率均随时间的变化呈上升趋势。

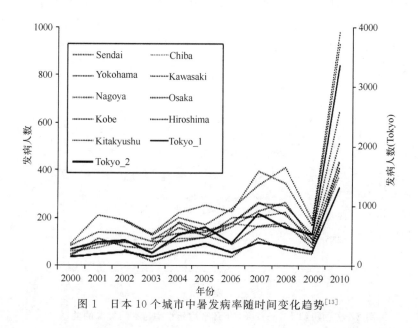

图1　日本10个城市中暑发病率随时间变化趋势[13]

2.2 冷空气对人体健康的影响

本届年会,仅有两篇报告关注了冷空气对人体健康的影响。Allen[14]比较了美国5大城市冬季高死亡日的气象条件,发现与高死亡日之前相比,高死亡日的温度更高、气压更低、降雨机会更多。Zhang[15]指出日平均气温和极端气温下降、气压上升时,对脑出血、脑梗塞不利,发病人数明显增加。

2.3 冷热空气对健康影响的综合研究

会上有9个报告综合研究了冷暖空气对人体健康的影响。Sedorovich[16]研究了纽约市天气类型对慢性支气管炎入院率的影响。Davis[17]研究了美国城市中人死亡的空间和时间分布。Bryce[18]利用天气空间尺度做了天气型分类研究,1860—2000年天气类型与死亡的关系研究发现,死亡更易发生在极干和极湿的天气类型条件下。Kysely[19]研究指出捷克寒潮和热浪都明显增加了心血管疾病死亡。Li[20]研究发现奥克兰气候变化使得气温增加,使得由寒潮引起的死亡减少。Wanka[21]利用时间序列分析,发现1995—2009年奥地利格拉茨气象因子急剧变化与急诊数量增加有明显的关系,他还报告了德国慕尼黑气象参数和空气质量对呼吸道疾病和呼吸困难有显著的影响。

以美国Davis[17]的研究为例做介绍,他系统研究了主要城市平均气温与死亡率的关系,给出了它们之间的时空分布。其中,纽约、波士顿、华盛顿、芝加哥、明尼阿波斯等多循环分布,如图2是纽约的多循环分布图;休斯顿、西雅图、菲尼克斯等为单循环分布;仅有洛杉矶一个城市为线性分布。总体分析,表明美国冬季死亡率大于夏季,其中纽约、华盛顿、芝加哥、明尼阿波斯等城市秋季死亡率大于春季,波士顿、休斯顿、西雅图、菲尼克斯等城市春季死亡率大于秋季。

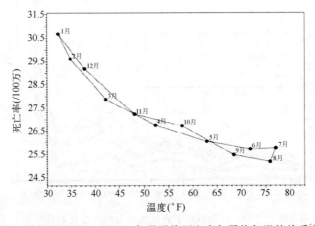

图2 美国纽约1975—2001年月平均死亡率与平均气温的关系[17]

2.4　机制研究

本次会议机制研究的报告仅有 4 篇。Kakitsuba[22]发现人体中心温度在早上有升高的趋势(图 3),随着环境温度的上升,人体中心温度也随之上升,人体更易在午后发生中暑。Vanos[23]研究了人在热房间内和室外热环境中的出汗率和能量收支。Park 等[24]评估了韩国高温对人体皮肤温度和心率的影响。Zhang 等[25]指出低温天气能够引起心血管疾病发生的增加,并随着气温的降低而增加的幅度加大,低温刺激能够引起交感神经系统等兴奋造成血压升高等心血管系统反应,并探讨了低温过程导致的心血管疾病危险及相关机制。

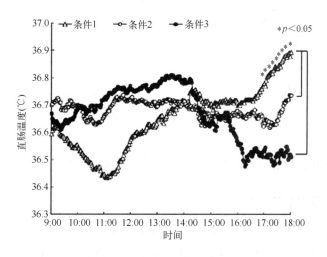

图 3　日间直肠温度在 3 种条件下的变化[22]

(条件 1:环境温度从 26℃上升到 30℃;条件 2:环境温度保持在 26℃;条件 3:环境温度从 30℃下降到 26℃)

2.5　环境气象指数

Bakhtiari[26]报告了伊朗克尔曼省旅游气候指数(TCI)的分类。Mader[27]综述了人综合舒适指数(CCIH)的使用结果,并指出涵盖了综合气候指数(CCI)的算法,包括了热指数、温湿指数和风寒指数。Lemke 等[28]研究认为综合温热指数(WBGT)在众多包含温度、湿度、风速及太阳辐射在内的指数中更能评价热暴露对热作业人群生产效率的影响。Otto 等[29]介绍了一个能利用来自美国国家海洋和大气局收集的全球 18500 个气象站数据的软件,它能计算普遍热气候指数(UTCI)和 WBGT 两种指数,能更快更准确地分析各气象站数据信息。Pascal[30]介绍了法国热浪预警系统的生物气象阈值。Jendritzky 等[31]介绍了 UTCI(图 4),它包含了风、辐射、湿度和气温等参数,能够较好的评价人体对气象环境的舒适度,但考虑到不同区域生物气象的差异,其应用还应该做一定的修正。Segnalini 等[32]研究了温湿指数(THI)在地中海盆地的变化,认为 THI 在地中海的变化可能会增加热天气对动物行为、健康及生存的影响。韩国研究者 Lee[33]报告了热天气健康预警系统(HHWS)的运用,评估发现它能基于城市具体的气候和弱点为最易受影响的人群提供可靠的信息。基于这个系统,目前他们正在为两个大城市研发寒冷健康预警系统。Petit[34]介绍了医学天气预报在美国的应用及评估。

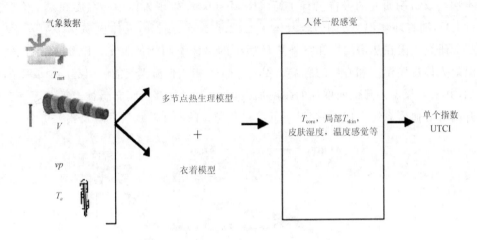

图 4 UTCI 指数[31]

（其中，T_{mrt} 代表平均辐射温度；V 代表风速；

vp 代表湿度；T_a 代表大气温度；T_{core} 代表中心温度；T_{skin} 代表皮肤温度）

2.6 环境与健康、适应

Hanna[35]介绍了一种自我评价的方法,让热暴露工人利用 MultiStix（尿液测定试纸）测定他们的尿液并评估脱水水平,这种自我评价的方法得到了良好的作用,使得研究对象参与率增加。Kim 等[36]介绍了首尔热健康预警系统,利用市区区域的气象资料,这种预警系统预测能够精细达到街区水平。Martinez[37]研究了温暖亚湿地区带空调办公室内的平均温度和热舒适温度,发现其平均温度为 24.2℃,而舒适温度为 22.3~25.8℃。Tanaka[38]评估了日本东北区域福岛房屋内热环境,发现在冬季时温度较低,指出建房时应考虑到气温和湿度。墨西哥研究者研究了在湿热天气中人的适应行为。Balogun[39]认为为适应气候变化导致的气温上升,应增加绿化面积,尤其是种树能大大降低热的负面影响。改变城市规模、增加绿色空间、减少能源使用和空气污染都能减少城市热岛效应。Unger[40]研究了对城市公共空间热环境的主观感受,发现市民对风速和太阳光的变化最为敏感。极差的房屋质量能使儿童暴露于更高的温湿变化中,导致更差的热舒适。Yamamoto[41]报告了用含 CO_2 丰富的水沐浴能够改善人体身体灵活性和肌肉僵硬。Lee 等发现雾桑拿能使皮肤血量增加氧合血红蛋白含量从而更能缓解疲劳。Kurazumi[42]发现有树、草丛等绿色植被的空间可以增加人体舒适度。

2.7 气源性过敏源与过敏性疾病

过敏花粉分布与气象条件密切相关。Newnham[43]论述了在新西兰监测空气传播花粉的必要性。城市热岛的作用使市区花期在每年会早于郊区,不断的气候变化将会影响过敏花粉对人群健康的影响。Sheffield[44]研究了纽约花粉浓度高峰与花粉过敏治疗药物销售的关系,发现高峰后花粉过敏治疗药物销售增加。Holt[45]介绍了一种气源性致敏原自动计数和分类系统,这更能加强气源性致敏原分析。为了适应气候变化对气源致敏原及过敏性呼吸疾病的影响,除了加强对气源过敏原的监测和预报,还应加强其对人体健康影响的宣传及医疗设施的改善等。Bambrick[46]研究了厄尔尼诺现象与急性哮喘发病的关系。

3 植物生物气象学

Schwartz[47]介绍了生物气候学在美国的发展,美国国家生物气候学网络(USA-NPN)在过去的 5 年里成型,这对于生物气候学研究在美国的发展起着很重要的推动作用。Chen[48]介绍了树生物气候在中国温带的温度空间模型,发现冬春季节的气候变暖可能会增加春季生物气候对气温的空间敏感性。Chambers[49]以新西兰和澳大利亚南部温带物候为例,认为由于降水量等的差异,物候在南半球和北半球对气候变化的反应会不一样。Min[50]介绍了气象因素对加拿大一枝黄花在中国短距离散布的影响。Tripathi[51]报告了气候变化对印度东部作物产量的影响,气候变化导致干旱、洪水等自然灾害的发生频率增加,致使作物产量减少。Bernard 研究了多瑙河低地冬小麦和春大麦产量在气候变化背景下的空间变化。Cornelius[52]研究了草本植物对高度梯度的物候反应,没有发现其对全花期有明显的影响。

4 动物生物气象学

Davis[53]指出天气和气候对非洲大象移动的规律有影响,在干旱季节中移动的速率高,与雷暴也有一定的关系。Khalifa[54]研究了兔性激素的季节变化及其与生殖活动的关系,发现冬季孕酮水平较高,这促进了兔的生殖效率,使得冬季的存活率高于夏季。此外,他还研究了鸡的体温调节机制。Maia[55]介绍了半干旱地区山羊的体温调节机制,通过增加皮肤散热和减少体内产热来适应高温高辐射的半干旱气候。Mac Lean[56]研究了日夜间补光对Jersy 小牛和杂交 Jersy 小牛饮水和摄食的影响。

5 总结与展望

生物气象学作为研究天气气候对生物界影响的一门学科,正越来越受到人们的重视。气候对人健康影响的关注已有许多年的历史,这也是本届会议的主要内容。随着气候变化,全球气温上升,更多的研究者关注了热对人群造成的不利影响。为了减少这些影响,各国学者也在不断尝试利用各种方法,例如,各种指数对人热暴露的评估及各种热预警系统的使用,来减少热暴露对人群健康的影响。虽然热暴露会引起许多不利的影响,但是寒冷天气对人体健康的影响也不容忽视。冬季,高发的呼吸道和心血管疾病发病率和死亡率,更需要这方面的研究尤其是机制的研究。参会的所有研究中,大部分以统计流行病学研究为主,对于气候天气影响人体健康的机制方面,仍还需进一步研究。

在中国,生物气象研究也有一定的发展,本届会议也有少数的研究者参加,但与美国、澳大利亚、日本等国家相比,仍然处于初步阶段,尤其是在医疗气象预报方面仍然还需要大量的研究和投入。目前我国人类生物气象学发展主要存在 7 个方面的问题:首先是生物气象专业人才短缺,国内设置应用气象学专业的院校只有 10 所左右,而生物气象学这个专业设置还没有;其次是生物气象观测资料欠缺,极大地影响了生物气象研究及业务开展,疾病发病情况资料由卫生系统掌握,而气象资料为气象部门所有,实现两方面的资料共享十分困难,实际工作中存在着严重的信息不对称性和不完全性;三是从当前研究的情况看,应用技术研究多,基础理论研究少,经验总结多,机理分析少,这在一定程度上影响了生物气象学研究的水平,目前全国只有甘肃省气象局和上海市浦东新区气象局成立了人类生物气象实验室,专门投入人力、物力开展多项研究,获得了较好的成果;四是气象对人体健康的影响研究本身具有不确定性。由于人体是一个有机整体,气象条件并不是对人体健康产生影响的唯一因素,其他诸如遗传、自身素质、饮食、地域、生活习惯等因素均会对人体健康产生影响。因此,在进行健康气象学研究中,关键在于从影响健康的诸多其他因素中分离出气象因素的影响。另一方面,人类疾病的发病原因往往十分复杂,很多疾病至今发病机理尚未搞清。这些都会给检测和定量评估气象因素对人类健康的影响带来一定的困难和不确定性;五是人类生物气象的研究存在着空间和时间跨度的局限性。如研究气候变暖这种环境问题,时间和空间尺度都需要扩大,但研究这种大尺度问题对人体健康的影响目前比较困难。在今后的研究中,应尽可能采用长时间、大样本的资料,以使研究结果更为可信;六是动物暴露试验研究致病机理的标准还不规范,表征受试物的生物学毒性效应,尚存在一些需要解决的问题,如关于环境污染物的允许浓度的测定,各种污染物之间可能存在的协同、拮抗、加和作用,不同剂量下的毒理作用机制,动物试验结果与污染物对人体影响的关系等;七是人类生物气象学研究成果的实际应用还需要进一步加强。目前中国的人类生物气象学研究大多仍然停留在理论阶段,实际应用还远远不够。全国仅有上海、广西、甘肃、吉林等少数几个省(自治区、直辖市)开展了健康气象服务系统的开发与研制。人体疾病与天气之间的联系还没能引起全社会足够的重视。有关生物气象的研究还远远没有深入展开,更没有在实际生活中进行更好地应用。

未来生物气象学研究发展方向主要集中在 4 个方面:首先,侧重于天气、气候变化对人体影响的机制研究,从生理学和病理学方面入手,加大实验室研究的力度,以推动天气气候与多种疾病发生机制的研究向纵深发展;二是应用数值模式开展天气气候与健康研究,这在国外发展较快,我国这方面的研究刚刚开始,是一个非常重要的研究方向,是开展天气气候与各种疾病发生机制研究的重要方式,也是疾病预测研究的重要方面,需要引起更多关注;三是开展疾病预测和预警研究,此项研究与机制研究是相辅相成的两个方面,中国虽已开展,但仍与发达国家有一定差距,需要大力发展。这项研究也是把已有科研成果用于实际的重要途径。加快尝试开展医疗气象预报服务,开发天气气候诱发疾病预警系统。通过预报使人类在日常活动中避开不良气象条件的影响,利用有利的大气环境来增强体质,预防疾病,合理开展生产活动,提高工作效率;四是开展气象条件对人体健康有利的方面研究。目前人们更多地关注了气象条件对健康的负面影响,而对某些气象条件(如山区、海滨、森林、瀑布等)对健康益处的研究不够深入。加强此项研究对促进气象疗养、气象保健、老年医学的发展将会很有益。

参考文献

[1] 张书余. 医疗气象预报. 北京:气象出版社,2010.

[2] Hondula D M. Geographic dimensions of high-resolution heat-related mortality in seven United States cities. 19th ICB Papers,102.

[3] Hartz D A. Heat, morbidity, and adaptation:A case study of Chicago, Lllinois and Phoenix, Arizona, USA. 19th ICB Papers,245.

[4] Bambrick H. Resilience and vulnerability among older Australians:adaptive responses to heat. 19th ICB Papers,119.

[5] Zanninovic K. Climate change and heat related mortality in Croatia. 19th ICB Papers,148.

[6] Tonouchi M. Heat stroke in Japan,2010. 19th ICB Papers,279.

[7] Lynch K. The impact of climate Monash Uinversity Australia. 19th ICB Papers,138.

[8] Honda Y. Relation between ambient temperature and mortality among children in Tokyo,Japan. 19th ICB Papers,264.

[9] Gosling S N. Quantifying climate model uncertainty in estimates of the impact of climate change on heat-related mortality. 19th ICB Papers,154.

[10] Muthers S. Analysis of thermal bioclimate and mortality based on climate data and regional climate models. 19th ICB Papers,31.

[11] Tawatsupa B. The association between workplace heat stress and kidney disease among more than 30000 men and women in the Thai Cohort Study (TCS). 19th ICB Papers,196.

[12] Vaneckova P. The effects of high environmental temperature on hospital admissions in Sydney, Australia. 19th ICB Papers,260.

[13] Ono M,Tonouchi M. Hest stroke in Japan,2010. 19th ICB Papers,318.

[14] Allen M J. High-mortality days during the winter season:Comparing meteorological conditions across five USA cities. 19th ICB Papers,80.

[15] Zhang S Y. Study and analysis of relationship between CVD and weather conditions and the establishment of medical forecast in Jilin Provinc. 19th ICB Papers,335.

[16] Sedorovich A. Chronic bronchitis hospital admissions in New York State. 19th ICB Papers,82.

[17] Davis R E. Seasonal mortality:Temporal and spatial patterns of human mortality in U. S. cities. 19th ICB Papers,94.

[18] Bryce E K. A model of the relationship between synoptic weather type and timing of death in Gibraltar,1860-2000. 19th ICB Papers,235.

[19] Kysely J. Comparison of the effects of hot and cold spells on cardiovascular mortality in individual population groups. 19th ICB Papers,83.

［20］Li N. Associations between synoptic weather types and winter mortality in Auckland and speculation of future climate influence on mortality. 19th ICB Papers，266.

［21］Wanka E R. Significant association between the daily number of emergency calls in Graz（Austria）and meteorological parameters-a time series analysis of a broad panel of disorders from 1995 to 2009. 19th ICB Papers，276.

［22］Kakitsuba N. Optimal thermal conditions during daytime in consideration of circadian rhythm of core temperature. 19th ICB Papers，38.

［23］Vanos J K. Validation of predictive sweat rate and core temperature equations during intense exercise through application of the COMFA outdoor energy budget model. 19th ICB Papers，76.

［24］Park J K，Jung W S. Study on the evaluation of the impact of high temperatures on skin temperatures and heart rate among Korean. 19th ICB Papers，193.

［25］Zhang S Y，Luo B. Cold air models of Northwestern China and their impacts on blood pressure，whole blood viscosity and other thrombin factors in SHR rats. 19th ICB Papers，336.

［26］Bakhtiari B. Classification of tourism climate index in Kerman Province. 19th ICB Papers，14.

［27］Mader T L. Comprehensive comfort index for humans. 19th ICB Papers，33.

［28］Lemke B，Tord K. The estimated global and regional impact of climate change on occupational heat stress and related work capacity and productivity effects. 19th ICB Papers，258.

［29］Otto M，Lemke B. A software tool to estimate heat exposures from weather station date. 19th ICB Papers，339.

［30］Pascal M. Evaluating the biometeorological thresholds for the heatwave alert system in France. 19th ICB Papers，20.

［31］Jendritzky G，Dear R. The universal thermal climate index（UTCI）-achievements of the ISB Commission 6. 19th ICB Papers，184.

［32］Segnalini M，Vitali A. Temperature humidity index welfare categories in the Mediterranean basin：A scenario approach. 19th ICB Papers，181.

［33］Lee D G. The development of heat-health warning systems for Seoul：is it feasible to divide the city into partitions? 19th ICB Papers，212.

［34］Petit N J. Med-weather：a follow-up report on user response to how weather affects your health. 19th ICB Papers，323.

［35］Hanna L. Sslf-assessment：a methodological tool to measure and minimize health harm from occupational heat exposure. 19th ICB Papers，204.

［36］Kim K R，Lee D G. Implementation of synoptic-based heat health warning systems for seven large cities in South Korea. 19th ICB Papers，211.

［37］Martinez K. Neutral temperature and thermal comfort ranges for air conditioned offices in a warm sub-humid climate. 19th ICB Papers，286.

［38］Tanaka M. Thermal Environments in a house in winter in Fukushima，in the North-East region of Japan. 19th ICB Papers，317.

［39］Balogun A A. Towards adapting the federal university of technology，Akure campus to climate change. 19th ICB Papers，372.

［40］Unger J. Visitors' subjective estimations on thermal environment in public. 19th ICB Papers，368.

［41］Yamamoto N. Bathing with CO2-rich water improved physical flexibility and muscle stiffness in male college students. 19th ICB Papers，141.

［42］Kurazumi Y. Influence of the combined environment of the landscape stimuli upon the human responses in outdoor spaces. 19th ICB Papers，108.

［43］Newnham R M. The end of a trend to earlier birch pollen seasons in the UK? 19th ICB Papers，166.

［44］Sheffield P. The association of tree pollen concentration peaks and allergy medication sales in New York City：2003-2008. 19th ICB Papers，325.

［45］Holt K. Routine airborne pollen monitoring in New Zealand：Do we need it? 19th ICB Papers，319.

［46］Bambrick H. Can El Nio predict acute asthma morbidity? Ambulance call-outs in New South Wales，Australia. 19th ICB Papers，118.

［47］Schwartz M. Phenological research in the USA：National-scale to stand-level and back. 19th ICB Papers，103.

［48］Chen X Q. Temperature-based spatial modeling of tree phenology in China's temperate zone. 19th ICB Papers，39.

［49］Chambers L E. Southern temperate phenology. 19th ICB Papers，34.

［50］Min Z. Weather factors to influence the short distance dispersal of Solidago canadensis seeds in China. 19th ICB Papers，346.

［51］Tripathi P. Climatic variability and its impact on crop production in Eastern India. 19th ICB Papers，377.

［52］Cornelius C. Phenological response of herbs to manipulative experiments along an altitudinal gradient. 19th ICB Papers，146.

［53］Davis R E. Weather and climate influences on the movement patterns of the African elephant (Looxodonta Africana)and the role of infrasound. 19th ICB Papers，93.

［54］Khalifa H. Seasonal variation in sex hormones and its relation to the reproductive and productive activities in rabbits. 19th ICB Papers，220.

［55］Maia A S C. Thermoregulation in goats managed in semiarid region：a study of production，gain and loss of heat. 19th ICB Papers，237.

［56］Mac-Lean P. Influence of lighting supplement program in concentrate and water feeding intake of suckling calves. 19th ICB Papers，343.

第14卷第4期 2014年2月
1671-1815(2014)04-0022-04

科 学 技 术 与 工 程
Science Technology and Engineering

Vol. 14　No. 4　Feb. 2014
© 2014　Sci. Tech. Engrg.

医药卫生

热浪对 ApoE 基因敲除小鼠 sICAM-1 的影响研究

刘昊辰[1,2]　张书余[2,3]　田　颖[1,2]　周妍妍[1,2]　况正中[1,2]

(1. 南京信息工程大学应用气象学院,南京 210044;

2. 中国气象局兰州干旱气象研究所,兰州 730020;

3. 甘肃省干旱气候变化与减灾重点实验室,兰州 730020)

摘　要:模拟热浪过程,对比热浪前后 ApoE-/-小鼠血液样本中 sICAM-1 含量、体重、体温变化,探讨热浪对 sICAM-1 的影响,为进一步探讨热浪对心脑血管疾病的影响奠定基础。通过分析南京市实际气象要素资料,选取一次典型热浪过程;并利用气象环境模拟箱模拟,将 ApoE-/-小鼠分为热浪组、热浪 BH4 组和对照组,每组 6 只每日测量体重、体温,采用 ELISA 法测定热浪后小鼠 sICAM-1 含量变化。结果对比小鼠 sICAM-1 含量可明显看出,热浪后热浪组 ApoE-/-小鼠 sICAM-1 含量均高于热浪 BH4 组和对照组,且实验结果具有统计学差异。说明热浪过程对 ApoE-/-小鼠 sICAM-1 含量变化存在影响,可以推断血管功能异常的患者会受到热浪天气的影响,加重心脑血管疾病患者的病情。同时 BH4 作为一种抗自由基药物,可以增加散热,减缓热浪的影响。

关键词:热浪,sICAM-1 小鼠,sICAM-1,BH4,心脑血管疾病

中图分类号:R331.36　　　**文献标识码**:A

Research on Influence of Heat Wave on sICAM-1 of ApoE Knockout Mice

LIU Hao-chen[1,2]　ZHANG Shu-yu[1,2*]　TIAN Ying[1,2]

ZHOU Yan-yan[1,2]　KUANG Zhengzhong[1,2]

(1. *College of Applied Meteorology*, *Nanjing University of Information Science and Technology*, *Nanjing* 210044, *P. R. China*; 2. *Lanzhou Institute of Arid Meteorological*, *China Meteorological Administration*, *Lanzhou* 730020, *P. R. China*; 3. *Key Laboratories of Arid Climatic Change and Reducing Disaster of Gansu Province*[3], *Lanzhou* 730020, *P. R. China*)

Abstract: Simulated the process of heat wave and compared ApoE-/- mice' sICAM-1 levels. body weight and rectal temperature, explore the effect of heat wave on sICAM-I. in order to further investigate the impact of heat wave on cardiovascular disease, Eighteen ApoE Knockout Mice were divided into the heat wave group, BH4 and control group. The body weight and rectal temperature of every mouse were measured every day. Used of mete-orological environment simulation box to simulate the process of heat wave. and determinates sICAM-1 of ApoE Knockout Mice after heat wave. measured by enzyme linked immunosorbent assay (ELISA). The results ware the sICAM-1 and rectal temperature of ApoE Knockout Mice in group of heat wave were much higher than that in BH4 and control group. There were statistically significance among control group BH4 and heat wave group (P <0.05). It is Concluded that influence of heat wave on sICAM-1 of ApoE Knockout Mice indeed exists. The patients can be deduced who have vascular dysfunction can be influent by the process of heat wave. What's more, BH4 may reduce the hazards caused by heat wave weather.

Key words：heat wave, ApoE Knockout Mice, sICAM-1, BH4, cardiovascular disease

心脑血管疾病是一类严重损害人类健康的疾病,它具有发病率高、致残率高、死亡率高等特点,其中冠心病、心肌梗死、脑卒中对健康威胁最为严重。而且,这类疾病的发生和人员的死亡与气象条件的剧烈变化存在着非常密切的关系[1]。在全球气候变暖的大背景下,热浪在国内外众多地区的发生频次和强度都有所增加,高温可导致中暑、热衰竭、热痉挛等多种疾病,对人体健康的影响尤为显著,每年因高温热浪直接或间接致死的人数以千计[2]。在众多热浪引发的健康事件中,心脑血管疾病发生和死亡占有很大的比例。

已有研究表明,细胞黏附分子(intercellular adhesion molecule, ICAM)可以作为心血管危险性评估标志物,它与冠心病的发生发展密切相关[3]。Van Hove C 的研究表明,血清可溶性细胞间黏附分子-1(solubility intercellular adhesion molecule-1, sICAM-1)在促进炎性反应和血栓形成过程中的作用尤为显著,因此 sICAM-1 水平可作为动脉粥样硬化冠心病发生的一个分子标志[4]。

四氢生物蝶呤(tetrahydrobiopterin, BH4)是 NO 合酶(NOS)的必要辅助因子,影响 NO 和氧自由基生成。当 BH4 水平降低时,NOS 则会产生超氧阴离子而不再产生一氧化氮(nitric oxide, NO),从而 NO 的体内含量降低,导致血管内皮功能的异常,使血管正常扩张受到限制,机体比正常情况下散热差,提供外源性的 BH4 能够明显改善内皮细胞功能异常,提高机体 NO 水平,恢复血管扩张,增加散热,增强机体对热的适应。利用南京市实际气象资料,模拟一次典型热浪过程对 ApoE-/-小鼠进行热刺激,分析热浪对 ApoE-/-小鼠 sICAM-1 的影响。为研究热浪对心血管疾病的影响提供一个参考。

1 材料与方法

1.1 气象数据获取

本次实验所使用的气象数据为江苏省南京市(2001—2010)年(6—8)月份逐时气象要素资料,资料包括气温、气压、水汽压、相对湿度、风向、风速。在本次研究中采用气温这一单一要素。热浪的定义采用中国气象局制定的标准,即日最高气温≥35℃为高温且高温持续时间≥3 d。因而选取南京市(2001—2010)年间夏季日最高气温≥35℃且持续天数≥3 d 的一次热浪的实际天气过程数据进行模拟。对照组实验温度选取方法为此 10 年间南京市夏季的平均气温 27℃从而得到实验过程温度曲线和对照组实验曲线，见图 1。

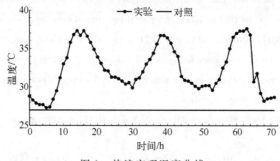

图 1　热浪实现温度曲线

1.2　实验动物选取

实验动物选用的是购自北京维通利华实验动物技术有限公司，许可证编号 SCXK（京）2006-0008。SPF 级 8 周龄 ApoE 基因敲除小鼠。ApoE 基因敲除小鼠无论正常或高脂饮食，由于富含胆固醇的脂蛋白清除障碍，均可形成高脂血症，从而使得血浆胆固醇水平较高[5]。Nakashima 等的研究表明，动脉粥样硬化各阶段的病理表现均存在于 ApoE 基因敲除小鼠中，而且它能够在所有胸腹动脉中形成广泛的粥样硬化病变，认为 ApoE 基因敲除小鼠的动脉粥样硬化病变的发展同人类极其相似[6]。近年来，ApoE 基因敲除小鼠已成为研究动脉粥样硬化发病机制以及抗动脉粥样硬化药理学研究等方面最重要的动物模型之一[7]。

1.3　仪器设备

TEM1880 气象环境模拟试验箱。由天津普林特环境试验设备有限公司提供，用于模拟热浪温度随时间变化，并将实验 ApoE-/-小鼠放入其中使其受到热刺激。通过试验箱主控板，可以设定热浪过程中温压值、温压变化斜率、程序运行方式（定值或程式）、程式段数、循环设置、预约设置以及设置温度（PID 区间）的境界值等，且该设备能保证实验过程中有新鲜的空气进入，满足实验动物呼吸生理需求。

离心机，TDZ4-W，长沙平凡仪器仪表有限公司生产，实验时离心 3000r/min，15min 后分离血浆并储存于−80℃低温冰箱中待检。

小鼠细胞间黏性分子 1(sICAM-1)酶联免疫分析测定试剂盒，购于武汉 EIAAB 科技有限公司。

1.4　动物饲养及分组

实验采用 8 周龄 SPF 级 ApoE-/-小鼠 18 只，体重为 24.5～30.2 g，进行标准西方饮食饲养 8 周，严格控制昼夜节律，每日光照开始于 8 时，结束于 20 时，室内湿度保持在 45% 左右，环境温度控制在 27℃。然后将 18 只小鼠按照体重配对并分为热浪组，热浪 BH4 组和对照组,每组 6 只。热浪组和热浪 BH4 组小鼠放入气象环境模拟试验箱,暴露于一个完整的热浪天气温度变化过程中,而对照组则继续按照适应期条件饲养。

1.5　实验方案

对进行实验的小鼠进行分组后,首先按照适应期条件进行空白对照饲养一周,测量小鼠体重并记录。实验前一天对热浪 BH4 组小鼠进行 10 mg/kg 剂量的 BH4 药物灌胃。然后将 12 只热浪组、热浪 BH4 组 ApoE-/-小鼠放入气象环境模拟试验箱中按照实验温度设好程序,对小鼠进行热刺激。逐日测量小鼠体重、肛温。待热浪刺激结束后,取出小鼠测量体重,并采用 7% 的水合氯醛按照体重 0.3 mL/100 g 计量立即进行麻醉。麻醉后采用断头采血法采取小鼠血液,将采集的血液置于离心机中,3000 r/min,15 min 后分离血浆并储存于 -80℃ 低温冰箱中待检。最后,采用 ELISA 法,利用小鼠细胞间黏性分子-1(sICAM-1)酶联免疫分析测定试剂盒测定血液样本中 sICAM-1 水平。

1.6　统计分析

数据采用 SOSS19.0 软件进行分析处理,采用独立样本的 t 检验(independet-sample t test)及 ANO 检验,认为组别 sICAM-1 水平具有统计学差异(P<0.01)。

2　实验结果

在实验过程中,在 0h、24h、48h 和 72h 四个取样点分别监测小鼠体温体重变化。体重、体温是小鼠的基本生理指标,在模拟热浪期间,小鼠体温的波动能够直接体现小鼠对热刺激的反映。图 2 所示为各小组小鼠体重变化情况,经统计检验发现各组小鼠在实验前后体重无明显差异(P>0.05);图 3 为各小组小鼠肛温的变化情况,可以明显看出热浪组小鼠肛温在热浪期具有显著的上升趋势,且与对照组和热浪 BH$_4$ 组相比具有统计学差异(P<0.01);热浪 BH$_4$ 组小鼠比对照组肛温略高,但是经统计分析发现其并不具有统计学差异(P>0.05)。

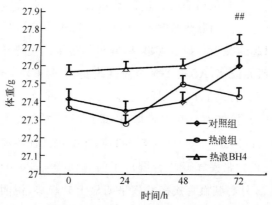

图 2　对照组、热浪组、热浪 BH$_4$ 组小鼠体重变化

(## P<0.01 与热浪 BH$_4$ 组相比)

图 4 显示的是此次实验得到的对照组、热浪组和热浪组 BH4 和 18 只小鼠经过不同气象条件刺激后 sICAM-1 含量对比情况。通过本次实验结果可以明确看出，按照实际气象资料模拟的热浪过程确实对 ApoE-/-小鼠 sICAM-1 水平具有一定影响。热浪组的 ApoE-/-小鼠 sICAM-1 水平均在对照组 ApoE-/-小鼠之上，并且通过统计分析也证明了两组实验结果具有统计学差异（$P<0.05$）。四氢生物蝶呤（BH_4）作为一种抗自由基药物，已有动物研究表明，外源性补充 BH_4 可减少各种氧自由基的产生，降低脂质过氧化的水平，从而延缓并减少心脑血管疾病的发生及进展[8]。实验结果也显示，热浪 BH4 组小鼠 sICAM-1 含量明显低于热浪组，且结果具有统计学差异（$P<0.05$）。

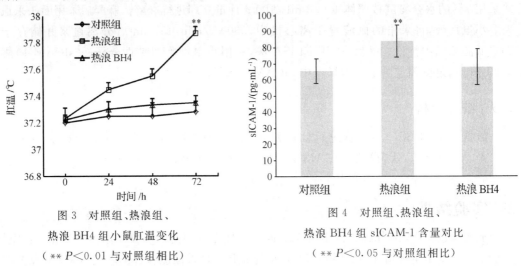

图 3 对照组、热浪组、
热浪 BH4 组小鼠肛温变化
（** $P<0.01$ 与对照组相比）

图 4 对照组、热浪组、
热浪 BH4 组 sICAM-1 含量对比
（** $P<0.05$ 与对照组相比）

3 讨论

心血管疾病（又称为循环系统疾病），是一系列涉及循环系统的疾病。循环系统指人体内运送血液的组织和器官，主要包括心脏、血管（动脉、静脉、微血管），可以细分为急性和慢性，一般都是与动脉硬化有关。动脉粥样硬化（atherosclerosis，As）是一种严重威胁人类健康的疾病，特别是由此引起的关于心脑血管事件，在世界范围内是导致中老年人死亡最主要的原因。过去几十年的研究证实，AS 是一种全身性改变，主要累及大中型动脉，包括冠状动脉、脑动脉、颈动脉、主动脉、肾动脉以及四肢动脉。以上所涉及的血管具有相同的病理过程，即从内皮功能损害开始，发展到血管内膜增厚，最后形成粥样硬化斑块。而高血脂是引起心脑血管疾病的最重要的因素[9,10]。气象要素的剧烈变化往往容易产生和加重心脑血管疾病，甚至导致人员的死亡。张大辉等[11]曾统计了河北（1998—2010）年心脑血管年发病例数年际变化。其中 7 月、8 月心脑血管疾病发病呈明显上升趋势，说明热刺激对心血管疾病确有影响。并认为心脑血管病发病与短期天气变化密切相关。当日温差≥12℃时，未来 2~4d 心脑血管疾病发病例数明显增多。心脑血管发病例数与前 3 天日最高气温关系密切，当日最高气温大于 33℃时，未来 2~4d 发病人数明显增多。本次实验中所模拟的热浪过程，其持续时间为 3d 日最高温度分别为,37.3℃、36.7℃、37.6℃,平均气温为 30.6℃高温持续时间分别为 7h、5h 和 6h,高温平均持续时间为 6h/d。

sICAM-1 属免疫球蛋白超家族类,正常情况下表达水平较低或不表达,当内皮细胞因炎症损伤等因素激活后其表达增强,血清中可溶性 CIAM-1(sICAM-1)是其胞外区脱落至血循环中的片段,其水平与体内血管内皮细胞表面 ICAM-1 的表达水平相一致。sICAM-1 可以作为存在动脉粥样斑块的独立相关因子。心脑血管疾病患者体内 sICAM-1 均有明显的高表达[12]。

BH4 可通过多种途径对人体血管内皮功能产生影响。大量的研究也已经证明了 BH_4 与心血管疾病存在密切的关系[13]。从实验结果中也能够看出,给予 BH_4 的小鼠体温与对照组无显著差异,且明显低于热浪组。说明 BH4 能够达到协助扩张血管的作用,以此来弥补内皮功能缺陷,使得 sICAM-1 水平较热浪组有明显的降低,并有效增加机体的散热,维持正常体温,以免受高温热浪的危害。

本次的实验结果显示了:热浪后 ApoE 基因敲除小鼠内 sICAM-1 含量明显高于对照组,由于 ApoE-/-小鼠本身富含胆固醇的脂蛋白清除障碍,均可形成高脂血症,从而使得血浆胆固醇水平较高,经过适应性饲养认为 ApoE 基因敲除小鼠已存在动脉粥样硬化病变。经过高温热刺激的高温组小鼠 sICAM-1 水平又有明显升高,可认为热浪会加重动脉粥样硬化病变,即加大了患冠状动脉性心脏病等心脑血管疾病的风险。有研究表明热刺激使得交感神经兴奋,促进儿茶酚胺激素释放使血小板数目增多,黏附聚集力增强,血黏度升高,造成组织血液流动缓慢,甚至瘀滞,使组织缺血,易于形成血栓[14]。热刺激使原已受损的系统负荷增加,是促成死亡的重要外因之一。以此可以推断,热浪期间,动脉粥样硬化、冠心病等血管功能异常的患者受到高温热浪天气的影响,会加重心脑血管疾病患者的病情。而 BH4 具有减缓热刺激对机体的影响,对机体散热、降低 sICAM-1 水平具有积极意义。因此,在高温热浪之前和期间有必要做好防范举措,采用外源性补充 BH4 等措施有助于尽可能减轻高温热浪对人体的损害。

参考文献

[1] 高霞,李素芹,张大辉.心脑血管病与气象条件关系分析研究.第 28 届中国气象学会年会—S14 气候环境变化与人体健康.北京:气象出版社,2011,135-141.

[2] 刘建军,郑有飞,吴荣军.热浪灾害对人体健康的影响及其方法研究.自然灾害学报,2008,**17**(1):151-156.

[3] 李云波,杨丽霞,郭瑞威.血清可溶性细胞间黏附因子-1 在冠心病中的发病学意义.中国医疗前沿,2013(6):4-5.

[4] C Van Hove, Fabienne C B, Joseph G, et al. Long-term treatment with the NO-donor molsidomine reduces circulating ICAM-1 levels in patients with stable angina. Atherosclerosis, 2005, **180**(2):399-405.

[5] 张晓明,杨继红.ApoE 与动脉粥样硬化的关系及 ApoE 基因敲除小鼠在动脉粥样硬化研究中的应用.

昆明医学院学报,2012(Z1):169-172.

[6] Szmitko P E, Verma S. C-reactive protein and the metabolic syndrome: useful addition to the cardiovassular risk profile? Journal of the cardiometabolic syndrome,2006,**1**(1):66-69.

[7] Alain T, Ziad M. Cytokines in atherosclerosis: pathogenic and regulatory pathways. Physiological Reviews,2006,**86**(2):515-581.

[8] 张华,王峰,陆伟,等. 叶酸与四氢生物喋呤对高脂血症兔内皮功能的影响. 实用医药杂志(山东). 2005,**22**(11):997-999.

[9] 李秀清. 心脑血管疾病的危险因素及预防方法分析. 亚太传统医药,2012,**8**(1):179-181.

[10] 张君怡. 老年人外周动脉狭窄与心脑血管事件的相关性研究. 北京:协和医学院,2008.

[11] 张大辉,高霞. 心脑血管疾病与气象条件关系分析. 河北医学,2012,**18**(2):161-163.

[12] 严丽荣. 细胞黏附分子及 C 反应蛋白等与老年心脑血管疾病相关性的临床研究. 苏州:苏州大学,2004.

[13] 吴磊,李晓强,曹凤宏,等. 四氢生物蝶呤代谢紊乱导致血管内皮功能障碍分子机制的研究进展. 华北煤炭医学院学报,2013,**15**(2):189-191.

[14] 张书余. 医疗气象预报. 北京:气象出版社,2010:38-39.